神经外科常见疾病诊疗质控管理精要

●主编 李 俊

SHENJING WAIKE CHANGJIAN JIBING
ZHENLIAO ZHIKONG GUANLI JINGYAO

長江出版傳媒
Changjiang Publishing & Media
湖北科学技术出版社
HUBEI SCIENCE & TECHNOLOGY PRESS

图书在版编目（CIP）数据

神经外科常见疾病诊疗质控管理精要 / 李俊主编 .—武汉：湖北科学技术出版社，2021.12

ISBN 978-7-5706-0941-3

Ⅰ . ①神… Ⅱ . ①李… Ⅲ . ①神经外科学－常见病－诊疗－手册 Ⅳ . ① R651-62

中国版本图书馆 CIP 数据核字 (2020) 第 233455 号

责任编辑：黄国香　　封面设计：喻　杨

出版发行：湖北科学技术出版社　　电话：027-87679468

地　　址：武汉市雄楚大街 268 号　　邮编：430070

（湖北出版文化城 B 座 13-14 层）

网　　址：http://www.hbstp.com.cn

印　　刷：武汉精一佳印刷有限公司　　邮编：430070

787×1092　　1/16　　20 印张　　300 千字

2021 年 12 月第 1 版　　2021 年 12 月第 1 次印刷

定价：128.00 元

《神经外科常见疾病诊疗质控管理精要》

编委会

主　　编：李　俊

特聘顾问：雷　霆　赵洪洋　陈谦学　陈劲草　徐国政

编　　委：（按姓氏笔画数）

马　钊　马　杰　尹　江　王代旭　王文斌　王国波　王　潞

王　雷　叶　青　冯世波　刘　羽　李　敏　余小祥　邸　方

吴　俊　吴志敏　何　苗　谷速杰　张　涛　张　章　陈　文

陈　宇　陈西亚　陈汉平　幸　标　范明波　周赤忠　段发亮

钟　海　胡　飞　胡　玲　曹　敏　徐　浩　黄　伟　梁　健

寇　林　彭一鹏　韩书清　蔡　伦　熊左隽　潘震华

编　　审：姬绍先　王代旭

秘　　书：徐　浩　李梦珠

序　　一

随着医学科技的发展与应用，医学技术不断创新，疾病的诊疗水平也不断提高。神经外科学也从过去的医学“禁区”变为“无孔不入”，尤其显微和介入等技术的进步加快了神经外科的发展。近年来武汉市各个医院神经外科也得到了快速的发展和长足的进步，2016 年，在武汉市卫生健康委员会的指导下，武汉市神经外科外科质量控制中心成立，在中枢神经系统损伤、肿瘤、脑血管病、功能神经外科等方面开展了系统化与规范化的培训、学术交流、技能比武和质量控制等方面的工作，推动了武汉市神经外科的蓬勃发展，提升了武汉市整体的神经外科疾病的诊疗能力，可喜可贺！

但医学科技还在不断进步，新技术、新业务层出不穷，技术的应用需要普及和规范，武汉市神经外科质控中心在李俊主任的带领下，集众家之智慧，编写了《神经外科常见疾病诊疗质控管理精要》，为武汉市神经外科临床规范化诊疗提供了标准，期待在此规范基础上更好地开展临床救治工作，并不断修订和完善指南编写，为神经外科疾病的诊疗和学科发展提供指导，进一步提升武汉市神经外科疾病的救治能力，为更多的病人享受公平的、优质的医疗服务。

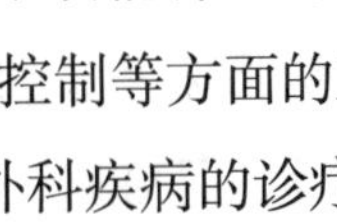

教授、主任医师、博士生导师

武汉市卫生健康委员会副主任（前）

序　二

近十年来，随着各医疗中心设备和条件不断改善、观念不断更新，神经外科技术也得到快速提高，诊疗水平显著提升。如何又好又快发展神经外科，尤其促进年轻医师规范开展神经外科诊疗，质量控制和保障显得更加重要。

由华中科技大学同济医学院附属武汉市中心医院神经外科主任李俊教授牵头撰写的《神经外科常见疾病诊疗质控管理精要》一书，从神经外科实际工作出发，结合各自的临床经验和教训总结，对标国内外先进质控标准，使该书达到了实用性和可操作性，是临床一线医师提升医疗水平保证质量的一本好书。

教授、主任医师、博士生导师

华中科技大学同济医学院附属同济医院神经外科主任

序　三

治病救人是医生的职责，如何看好病做好手术是每一位外科医生时时刻刻必须思考且要认真对待的事情。为了做到这一点，除了有高尚的医德，精湛的技术，优良的设备之外，对疾病的医疗质量的管理和控制也应该有相应的要求和规定，是医疗工作中必不可少的一个重要环节。因此，我国各级医疗政府部门及机构均制定了相应的规章制度，但涉及临床各个学科具体的规章有待细化、完善和提高。为此，由武汉市神经外科质量控制中心、武汉市中心医院神经外科编写的《神经外科常见疾病诊疗质控管理精要》应运而生。

该书的作者是在阅读参考了大量的相关资料和书籍，结合了在临床一线长期工作的思考总结、心得体会与成果，值得同道们参考和借鉴。

由于当今的社会和时代，发展迅速，变化巨大，知识的更新日新月异，观念改变在不断变化，法律法规在不断的完善，故该书的某些内容亦可能由于看法不一，理解差异，观点有别，存在有某些分歧，在所难免，但该书仍有一定的参考价值，对临床医生有一定的帮助，故欣然为该书作序。

陈谦学

教授、主任医师、博士生导师

湖北省神经外科质控中心主任

武汉大学医学院附属人民医院神经外科主任

序　四

由武汉市中心医院神经外科主编，市级医院神经外科专家参编的《神经外科常见疾病诊疗质控管理精要》即将出版了，在此我祝贺各位专家辛苦编写此书结出硕果，为神经外科医生的临床工作提供了一部指导性专业书籍。

书中分别从三个部分进行质控管理阐述：即神经外科常见疾病诊断和治疗规范，神经外科常用诊疗技术和神经外科质量控制评分标准。这些工作并无前路可循，我对他们勇于探索，并终于完成这部著作的精神和付出表示由衷的钦佩。这部书的出版，将对神经外科医生，特别是基层神经外科医生在诊疗活动中起到指引，循序循规，减少误诊、漏诊，避免操作失误或不当等作用。对提高科室医疗管理质量，避免过度医疗也会起到积极作用。专家们在撰写过程中，参考了大量近时间段的共识指南，所以对基层医院神经外科工作还有规范、技术提升和指导意义。

但要指出的是，该书仅是对神经外科工作的一种提示，指引促进规范化管理的诊疗及技术操作的完善，仅是临床诊疗和技术操作的参考书，不能作为医疗纠纷鉴定的依据和判定医疗行为过失的法律文书。原因是质控列出的方法大多是经验之谈，缺乏有力的循证依据，且随着医疗技术的迅速进步，很多条款将很快落后于现实。所以，我们要从书中读懂前人积累的理论和实践经验，又不落于俗套，做打实基础、勇于创新之人。

教授、主任医师、博士生导师

华中科技大学同济医学院附属协和医院神经外科主任

序　五

武汉市神经外科专业在前辈们数十年的共同努力下，从无到有，从小到大，已经成为各大医院不可或缺的专业。各市级医院也都有了自己独立的神经外科，全国以及世界性神经外科专业学术会议也纷纷选在武汉召开，省部级医院神经外科专科在全国乃至世界都具有一定的影响力。但由于神经外科从业人员的不足、客观条件的限制等多方面原因，市级医院的神经外科水平也参差不齐，专科发展的规范化和同质化还有提升的空间。

在武汉市卫健委的正确领导和大力支持下，2016 年成立了武汉市神经外科专业质量控制中心，其重要任务之一就是做好神经外科的专业质控，制定与国内外接轨的诊疗规范、质控标准，最终同质化地提高全市神经外科的诊疗水平，以满足广大人民安全、优质的健康服务需求。

《神经外科常见疾病诊疗质控管理精要》正是顺应医院精细化管理，提高专科诊疗水平的形势而出版的一部简明实用的手册，是由市级医院多位有一定影响力的中青年专家结合国内外最新指南、规范，同时考虑到武汉市神经外科实际而编撰的，本书包含神经外科常见疾病诊断和治疗规范、神经外科常用诊疗技术操作规范、神经外科质量控制评分标准和实施办法等，内容翔实，紧密结合临床，具有可操作性。

我相信，在国家大力规范诊疗行为，全面开展单病种，合理管控医保资金的大趋势下，本书的出版一定能为武汉市神经外科专业规范化、同质化发展，科室精细化管理，诊疗质量的提高等方面做出较大的贡献。

陈劲草

教授、主任医师、博士生导师

武汉大学医学院附属中南医院神经外科主任

序　六

近些年神经外科的发展迅速，在对神经外科疾病的认识水平、先进的诊断技术、微创精准的治疗理念等都得到了明显的创新。在精准神经外科时代，随着对神经外科疾病的评估与诊断方法进一步完善，治疗模式更加精准，治疗效果也得到了进一步的提升。同样，武汉市各医院神经外科也取得了较大的发展，在医疗诊断水平、质量控制、规范管理、教学科研等方面都取得了可喜的成绩。

由武汉市中心医院牵头成立的武汉市神经外科专业质量控制中心，在提高医疗诊治水平的同时，更加注重医疗质量控制，保证医疗安全。通过总结临床经验，参考国内外的治疗指南，结合本地的具体实际，组织编写了《神经外科常见疾病诊疗质控管理精要》一书，该书主要包括三部分内容：第一部分重点介绍神经外科常见疾病诊断和治疗规范，在系统介绍神经外科常见疾病的同时，结合国内外先进的诊断标准和规范对外科治疗的术前评估、手术指征及治疗方法的选择、术中要点及注意事项、围手术期处理与疗效评估等进行了进一步规范。第二部分是神经外科常用的诊疗技术操作常规，包括神经导航、血管介入等专科技术操作规范。第三部分主要介绍神经外科质量控制评分标准和实施办法。三部分内容紧密结合，对有效地提高医疗质量、规范治疗方法、指导临床教学具有重要的临床指导价值，希望对神经外科的发展起到积极的推动作用。

教授、主任医师、博士生导师

武汉中部战区总医院神经外科主任

前　言

随着现代医学迅速发展，医学诊疗技术和方法不断推陈出新，传统诊疗模式不断更新和完善，各种疾病的治疗效果都达到了新的水平。神经外科技术及诊疗水平更是显著提升，显微、微创及精准神经外科技术的应用，使神经外科不断突破过去的医学“禁区”。尽管目前全国已出版了多种神经外科诊疗常规及指南，但在日常医疗实践中，仍然有诸多方面有待完善和提高。医疗行为的规范和质量控制已成为我们工作的重中之重。因此，我们在武汉市卫健委领导及湖北省神经外科质控中心的指导下，组织了武汉市神经外科部分专家，编纂了《神经外科常见疾病诊疗质控管理精要》一书，旨在为武汉市神经外科临床规范化诊疗提供标准，在此基础上更好的开展临床救治工作，为广大病人提供更优质的服务。

本书主要包括以下部分内容：

第一部分：神经外科常见疾病的诊断和治疗规范，参照国内现有公认的标准和指南，同时参考了国际上最新的如世界卫生组织、国际抗癌联盟、美国脑卒中协会、欧洲脑卒中学会等制定的诊断、分期标准和治疗指南。

第二部分：神经外科常用的诊疗技术操作常规，包括血管介入、神经导航、亚低温、脑室和腰椎穿刺、气管切开等专科技术操作规范。

第三部分：神经外科质量控制评分标准和实施办法。

在本书撰写和出版期间，得到了武汉市卫健委及各医院领导的大力支持，得到了各位学术顾问、委员的悉心指导。尤其是武汉市卫健委白祥军副主任一直关心支持本书的编写及出版。华中科技大学同济医学院神经外科主任雷霆教授对于全书的立意、选题谋篇、结构布局及出版发行均给予了关键性的指导和帮助。省质控中心主任、武汉大学人民医院神经外科主任陈谦学教授在专科质控方面给予了专业支撑和技术指导。协和医院神经外科主任赵洪洋教授在全书内容的科学性、合理性、实效性的把控上给予了重要的指导。武汉大学中南医院神经外科主任陈劲草教授和武汉中部战区总医院神经外科主任徐国政教授对于本书的诸多细节提出了宝贵的修改意见。在此，对于上述各位领导、专家表示衷心感谢！同时，对于在本书编写过程中曾提供了各种无私帮助的各位同道一并予以感谢！

由于本书编写时间仓促，难免有疏漏、不足、差错之处，希望得到各位读者和专家们的批评指正！

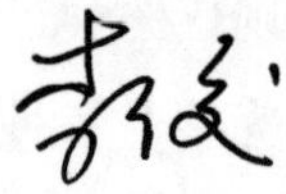

教授、主任医师、硕士生导师

武汉市神经外科质控中心主任

华中科技大学同济医学院附属武汉市中心医院神经外科主任

目　　录

第一部分　神经外科常见疾病诊断和治疗规范

第一章　神经外科日常诊疗

第一节　神经外科入院病历及医疗文书

一、神经外科病人的病史采集

为了诊断治疗疾病，准确系统地采集病史是首要条件。病史的采集应始终遵循客观、真实、公正的态度进行，耐心倾听病人的陈述，避免暗示，条理清晰。一份符合诊断需要的病历主要包括下述几个方面的内容。

1. 一般项目

病人姓名、性别、年龄、身份证号、籍贯、住址、职业、工作单位、家属姓名及地址、联系电话、入院日期、病史采集日期、病史提供者和可靠程度等。

2. 主诉

记录病人此次就诊的主要原因及时间。对意识障碍、儿童或智力障碍的病人，可询问病人家属获得主诉。主诉应简洁、精炼、重点突出，描述上不要用医学术语来表示。

3. 现病史

（1）疾病的起因或诱因。

（2）发病情况、方式：急性、亚急性或慢性起病，有无进行性加重，是发作性的还是周期性的。多数血管性疾病、炎症、外伤是急性起病的，而肿瘤、神经系统变性疾病是慢性起病的。

（3）神经系统疾病的主要症状及出现顺序、发展变化情况：包括意识障碍、头痛、眩晕、言语障碍、瘫痪、感觉障碍、视力障碍、复视、听力下降、吞咽困难、抽搐、精神异常、智力障碍、不自主活动、步态不稳、尿便障碍、尿崩、睡眠障碍、晕厥等，症状有无缓解、加重、复发。

（4）伴随症状：如有无发热，有无其他系统的伴随症状，如应激性溃疡呕吐咖啡渣样胃内容物等。

（5）诊断治疗经过：病人就医经过，门诊及外院检查结果及治疗方案、效果。对于有需要注射破伤风抗毒素的病人，如在门诊或外院确实已给予该治疗的，入院病历应该明确记录。

（6）一般状况：精神、体力、饮食、睡眠、体重变化、大小便情况。

（7）病人正在治疗的疾病：记录同时患有的其他疾病。

4. 既往史

既往史包括心血管疾病、内分泌代谢疾病、感染性疾病、外伤手术、中毒、过敏、肿瘤、免疫性疾病、输血病史。许多儿童病人需特别询问生长发育病史，如母亲怀孕期有无严重感染、缺氧、子痫；是否高龄初产、足月顺产；有无窒息、发绀、惊厥、黄疸；小儿何时会说话走路、学习成绩如何、儿时生过何病等，这些对许多遗传性疾病、先天性畸形、脑性瘫痪等疾病有较高诊断价值。

5. 个人史

个人史指病人主要个人经历，如文化程度、职业、出生地、烟酒嗜好、吸毒史、性病史、生活爱好、曾经去过何地等。

6. 家族史

对于确诊神经系统遗传性疾病十分重要。

以上内容病人本人、委托人或病史提供者应签字确认。

二、神经外科病人的体格检查

1. 常规体格检查

常规体格检查包括头部、面部、颈部、胸腹部、肢体、脊柱等部分。

2. 神经系统检查

应进行神经系统的全面检查，为定性定位诊断提供诊断依据，包括意识、智能、精神、认知、十二对脑神经、瞳孔、眼底、肢体活动肌力、平衡功能、感觉深浅反射和病理反射等（不能配合检查的病人，注明：不配合）。

三、专科情况

对危急病人尤其应注意生命体征变化、意识情况 [做出格拉斯哥评分（GCS）]、脑神经及瞳孔情况、肢体肌力及反射情况等。

四、病史小结

依据一定格式进行病史小结。

五、入院初步诊断

入院初步诊断包括专科诊断及合并疾病诊断。

六、签名与沟通

包括病史陈述者签名及接诊医生签名，与病人及家属的沟通，告知事项。

七、首次病程记录

综合分析，检查、治疗方案及安排，急诊、危重病人告病危和请示上级医生。

（熊左隽　姬绍先　李俊）

第二节　入院后常规及特殊检查

1. 一般实验室检查

应常规行血尿常规、肝肾功能、电解质、血糖、血脂检查。对准备手术的病人应行凝血功能检查。对可能需要输血的病人应行血型、乙型肝炎标记物、丙型肝炎抗体（抗 -HCV-Ig）、梅毒抗体、人类免疫缺陷病毒（HIV）抗体检查。对怀疑有颅内感染的病人如无腰椎穿刺禁忌证，可行腰椎穿刺及脑脊液常规、生化及培养检查。对有内分泌障碍的病人，应检查内分泌功能，如性激素、生长激素、皮质醇、促肾上腺皮质激素（ACTH）、甲状腺功能等测定。

2. 影像学检查

应常规进行头颅计算机断层扫描术（CT）检查，脊柱病变需拍摄脊柱正位、侧位及相应某些特殊位置的 X 线片（如张口位）。根据病情选择磁共振成像（MRI）平扫或增强、磁共振血管成像（MRA）、磁共振静脉成像（MRV）、弥散加权成像（DWI）、磁敏感加权成像（SWI）、弥散张量成像（DTI）、灌注加权成像（PWI）、波谱分析及其他特殊序列等检查。对动脉瘤、动静脉畸形、烟雾病等血管疾病应行计算机体层血管成像 / 数字减影血管造影（CTA/DSA）检查。

3. 心、肺功能检查

心电图（必要的长程心电图、血压监测）、心脏彩超、心功能评定，胸部 X 线片或 CT、肺功能评定。

4. 其他检查

经颅多普勒、颈部超声、脑电图、脑干体感及运动诱发电位、单光子发射计算机体层成像（SPECT）、正电子发射体层成像（PET）检查等，可视临床需要和医院条件选用。有下肢深静脉血栓发生高危风险病人应监测 D- 二聚体、下肢血管彩超等。

5. 特殊规定

国家管控的流行病、传染病，按有关规定检查相关项目。

（熊左隽　姬绍先　李俊）

第三节　围手术期处置：术前准备及术后处理

一、术前准备

（一）术前讨论制度和术前小结

（二）医患沟通、签署手术知情同意书

术前向病人家属（病人）讲清诊断、治疗方案选择及原因、手术目的、可能达到的手术效果，术中、术后可能发生的并发症、预后情况等。例如病变不能根治，术后病变可能复发以及手术或麻醉意外等问题。讲清手术治疗的大致费用，特别是一些手术所需特殊器械、材料及方法的费用，留置颅内的材料等。征得病人家属（病人）的同意，医患双方签字。

（三）签署输血知情同意书，酌情备血

除老幼病人外，尽量采用自体输血，对良性病变，如外伤、动脉瘤、动静脉畸形等手术，术中自体血回收。如可能输异体血，应向病人家属（病人）说明输血可能发生的意外，例如过敏反应、血液传播的疾病等，并签署输血意外知情同意书。

（四）签署麻醉知情同意书

麻醉医生术前访视病人，并签署麻醉知情同意书。

（五）术区备皮

（六）饮食及排便要求

术前一日晚 10 时后禁食、禁水；对特殊病人术前一日晚可给予镇静剂以消除紧张。

（七）术前特殊准备

拟选用的各种抗生素、特殊检测剂（如碘剂）和一些麻醉剂的术前敏感试验及特殊材料的准备。

（八）与相关科室或院外专家的联系和约定

二、术后处理

（一）送检

手术切除的病变组织以及穿刺抽吸的囊液等标本，及时送化验或病理学检查。

（二）术后病人的转运

头部手术的病人转运时应防止震动病人头部。脊柱手术的病人在转运时应注意始终保持脊柱伸直位，严禁弯曲或扭转。转运中注意护理好手术部位的引流管、输液管、导尿管、输氧管，注意呼吸道通畅，确保有医护人员陪护。

（三）体位

（1）全身麻醉未清醒者：应平卧、头偏向一侧，以利于排出口腔分泌物及呕吐物。

（2）颅脑手术后无休克或昏迷者：取 15° ~ 30° 头高脚低斜坡卧位。

（3）颈胸术后：多用高半坐卧位，便于呼吸及有效引流。

（4）脊柱或臀部术后：用仰卧位或俯卧位。

（5）休克病人：取中凹卧位。

（四）监护及监护室的管理

1）生命体征的观察与记录

开颅手术病人术后，视病情需要，安置在重症监护室，配有监护仪，每 15 ~ 30min 测量记录脉搏、血压、呼吸，至少连续 4 次，直至生命体征平稳。可改为每 60min 测量 1 次。小手术后可每 1 ~ 2h 测量脉搏、呼吸、血压 1 次，平稳后可改为每 4h 1 次。体温一般为每 2 ~ 4h 测量 1 次。若术中有大量失血或失液，术后早期应监测中心静脉压。

2）正常生理功能的维护

（1）维持呼吸功能：保持呼吸道通畅，及时吸痰，有呕吐物及时清除，给氧。如发现病人烦躁不安、鼻翼翕动、呼吸困难，应立即查明原因，尽快处理。病人生命体征平稳后，鼓励床上翻身、变换体位，鼓励其做深呼吸和咳嗽、咳痰。

（2）维持有效循环血量和水电平衡：给予静脉补液。记每小时出入液量，保持各种管道通畅。记录尿液的颜色、性质和量，检查皮肤的温度、湿度和颜色，观察敷料渗血情况，每日计算 24h 出入液量，根据中心静脉压、肺动脉楔压、尿量、尿比重、脉搏的变化调整补液量。定期了解电解质与酸碱平衡情况，及时纠正失衡。特别是鞍区病变术后的病人一定要监测出入液量，给予纠正尿崩及电解质紊乱处理。

（3）重建正常饮食和排便形态：术后饮食形态的恢复步骤由麻醉的方法、手术的种类、病人的反应决定，鼓励病人及早拔除胃管，恢复经口进食。术后需观察病人排尿情况，记录自行排尿的时间。

（4）控制疼痛、增进舒适：麻醉作用过去之后，切口开始感觉疼痛，术后当天下午或晚上疼痛最为剧烈，24 ~ 48h 后痛感会逐渐减轻。切口痛与切口的大小、切口的部位、体位和情绪状态等因素有关。控制疼痛的措施包括合适体位、药物镇痛和减轻焦虑。使用药物止痛是术后 24h 切口疼痛最有效的镇痛措施。止痛剂的作用时间因药物、剂量不同，以及病人的疼痛强度，对药物的吸收、转换和排泄能力的不同而异。

对执行的各种处理和操作需向病人解释，指导病人自我处理疼痛的方法。

（五）各种管道的监护和管理要求

包括如下方面。

（1）手术置管：脑室引流管、颅内手术创面引流管。

（2）呼吸通道：气管插管、气管切开、氧气管。

（3）保留的输液管：静脉通道、导尿管、中心静脉压管。

（六）按规定书写手术记录

（七）术后康复活动

（1）全身麻醉开颅手术后的病人，多负有头部引流管、导尿管、氧气管、输液管或监护仪导线等，不强调过早的康复活动。

（2）麻醉清醒后的病人，视病情适当在床上活动。

（3）鼓励病人深呼吸，可以拍打病人背部，助力咳嗽。若痰液较多，鼓励病人咳痰。还可进行足趾伸屈活动、下肢肌肉收缩与放松交替活动、间歇性翻身等。

（4）若病情允许，可酌情离床活动。对于有休克、心力衰弱、严重感染等极度衰弱者，以及有特殊制动要求手术者，不宜早期活动。有循环呼吸功能不稳定、合并休克、极度虚弱，或是血管手术、成型手术、骨关节手术后的病人，应根据情况选择活动的时间。下床活动要循序渐进，从床上坐起开始，逐渐增加活动量至床边活动，然后再开始房间内和走廊走动。开颅手术的病人，下床活动必须有家属或护工陪护，防止摔倒。

（八）切口的缝线拆除和愈合记录

（1）拆线时间：一般情况下，头、面、颈部手术，术后 4 ~ 5d 拆线；下腹、会阴部术后 6 ~ 7d 拆线；胸部、上腹部、背部、臀部术后 7 ~ 9d 拆线；四肢术后 10 ~ 12d 拆线；减张缝合术后 14d 拆线。应该结合病人年龄、体质、营养状况、伤口是否异常等，拆线时间可以调整。

（2）初期完全缝合切口：分为 3 类。清洁切口，为无菌切口；清洁 – 污染切口，为外伤或手术时有可能被污染的切口；污染切口，为邻近感染区或组织直接暴露于感染区的切口。

（3）切口愈合的分级：共分为 3 级。甲级愈合，指愈合优良，无不良反应；乙级愈合，指愈合处有红肿、硬结等炎症反应；丙级愈合，指切口化脓，需要做切开引流处理。

（九）并发症的观察及预防

术后 6h 病人仍不清醒，应进行 CT 检查。根据病情给予脱水、激素、抗癫痫治疗等，继续对术前合发症的治疗。若病人术后 5d 体温仍升高，应及时行腰椎穿刺检查，并送脑脊液的常规、生化、细菌培养 + 药物敏感试验，选择适宜的抗生素，控制感染。如确有颅内感染，可每日行腰椎穿刺释放脑脊液，或行腰椎穿刺蛛网膜下腔持续引流，直至脑脊液检查细胞数正常为止。对中老年病人以及大手术耗时较多的病人，应常规采取预防静脉血栓栓塞（VTE）的措施。静脉血栓包括深静脉血栓形成（DVT）和肺血栓栓塞（PTE）。物理性预防措施有间歇气压装置（IPC）以及梯度压力弹力袜（GCS）。药物预防措施有低剂量普通肝素（LDUH）或术后给予低分子量肝素（LMWH），但高出血风险病人慎用抗凝药。

其他系统并发症。

（1）呼吸道并发症：肺不张、肺部感染、肺水肿、肺栓塞、急性呼吸窘迫综合征等，最常见的有肺不张和肺炎。呼吸道护理问题的主要相关因素如下。①有吸烟史。②术前有呼吸道感染。③术后有导致呼吸道感染的因素。④麻醉剂、气管内插管和氧气吸入导致支气管分泌物增多。⑤术后疼痛剧烈，或有胸部或腹部高位切口。⑥术后缺乏活动。⑦麻醉性镇痛剂的应用。

呼吸道并发症的主要预防措施：①术前做好呼吸道准备。②术后协助病人早期活动，卧床病人做床上移动和翻身。③鼓励病人每小时重复做深呼吸 5 ～ 10 次，至少每 2h 咳嗽咳痰 1 次。④观察痰液的外观、性质。痰液黏稠，带有颜色或有气味，给予雾化吸入、局部或全身用药稀释痰液、控制感染。⑤保持足够的水分摄入。⑥避免术中、术后呕吐物误吸，防止继发感染。⑦评估病人是否有呼吸不畅和咳嗽抑制现象。给镇痛药物前检查呼吸，当呼吸频率低于 12 次 /min 时，不能给药。⑧有呼吸道感染的病人术前积极控制感染，术中尽量不用吸入麻醉。

（2）胃肠道并发症：常见并发症包括恶心、呕吐、腹胀、便秘和急性胃扩张，多数为麻醉反应以及术中暴露，手术操作刺激的神经反射性反应。水、电解质和酸碱平衡失调，缺氧，精神心理因素也可能是术后胃肠道并发症。

重度颅脑外伤、开颅手术后、麻醉后等情况，可能发生消化道应激性溃疡合并出血。保持警惕，及时发现，早期处理。

胃肠道并发症的主要预防措施：①放置胃管（现不做常规）。②麻醉前给药。③维持水、电解质和酸碱平衡，及早纠正低血钾、酸中毒等。④卧床病人取半卧位，做床上移动和翻身，腹部按摩。⑤病情允许的情况下，协助病人早期进行术后活动、下床行走。⑥严密观察胃肠道功能恢复情况。⑦给予心理支持，消除紧张情绪。

（3）泌尿道并发症：包括尿潴留、尿路感染。术后 8h 病人仍未排尿，耻骨上有明显浊音区，即表明有尿潴留。尿路感染多发生在膀胱，感染蔓延后可形成肾炎或肾盂肾炎。急性膀胱炎一般无全身反应，主要表现为排尿困难或膀胱刺激征，尿液检查可发现红细胞或脓细胞。

术后尿路感染的主要相关因素：①尿潴留。②留置导尿。③摄入水分不足。

泌尿道并发症的主要预防措施：①术前锻炼床上排便。②术后鼓励和协助不习惯床上排尿者在床沿或站立排尿。③给予镇痛药物控制疼痛。④积极解除排尿困难，防止尿潴留诱发尿路感染。⑤对留置导尿管的病人操作时注意无菌原则。⑥鼓励留置导尿管的病人饮水，冲洗尿道。⑦观察排尿情况。

（4）切口并发症：切口感染和切口裂开。切口感染在手术后 3 ～ 4d 内最明显。

主要表现为体温升高及切口局部变化。术后初期病人低于38℃的发热较常见，这是由于破坏组织的分解产物及局部渗液、渗血吸收后出现的反应，称为外科热或吸收热，不需处理。若术后3～4d体温恢复正常后再次出现发热，应及时检查切口部位有无红、肿、热、痛和硬结或波动感。切口并发症的主要相关因素：①病人体质差、慢性贫血、营养不良或过度肥胖。②切口有血肿、无效腔。③术后切口保护不良。④术后严重腹胀使腹壁切口张力增大。⑤术后剧烈咳嗽、喷嚏、呕吐，用力排便增加腹压。⑥缝合不佳。

切口并发症的预防：①严格无菌操作。②增强病人的抵御能力。③避免和及时处理术后腹胀、呕吐等导致腹内压增高因素。④肥胖病人可用张力缝线或延长拆线时间，拆线后继续腹带加压包扎伤口。⑤观察体温等生命体征的改变及伤口局部变化，化脓的切口需及早间隔拆除部分缝线，引流脓液，防止切口裂开。开颅伤口注意保证血液循环，尽可能避免伤口电灼止血，缝合线间距应该适当。

（5）其他并发症：还有压疮、下肢静脉血栓。压疮和下肢静脉血栓均与术后卧床、缺乏活动、动脉硬化、凝血功能异常有关。

（熊左隽　刘羽　王潞　姬绍先　李俊）

第四节　出院及随访

一、注意事项

向病人或家属交代出院注意事项，开具出院小结、属于病人的门诊病历、影像学资料，其他相关证明等。

二、出院明确休息时间

三、出院后续工作

（1）门诊复查时间，复查时包括神经系统体格检查，根据具体情况进行必要的神经电生理和神经影像学检查。

（2）出院后继续使用的药物，要求写出具体药名、剂量、使用方法，用药持续时间。

（3）是否需要放射治疗、化学治疗。

（4）是否需要其他专科医院继续治疗。

四、需要特别交代的事宜

五、坚持定期随访、拟定随访方式等

（刘羽　王潞　李俊）

第二章 颅脑损伤

第一节 颅脑损伤急救及一般处理

颅脑损伤（traumatic brain injury）是一种常见的创伤，占全身创伤发生率的第2位，仅次于四肢创伤，但致死率及致残率处于第1位。导致颅脑损伤的常见原因包括交通事故、工伤事故、暴力打击及火器伤等。随着现代化的交通工具和机械化生产的发展，颅脑损伤的发生率仍在上升。

一、急诊脑外伤病人接诊处置

监测生命体征，观察意识状态，重点关注瞳孔变化情况，确定格拉斯哥昏迷量表（GCS）评分及分型。细致全面了解头部伤情，有无头皮血肿、裂伤、头皮大面积撕脱、活动性出血、颅骨骨折、脑脊液漏、脑组织溢出等。及时行头颅CT检查，做出初步诊断以便及早做出适当的急诊处置。除此之外还应及早做出全面、细致的全身检查，确定有无颈、胸、腹、脊柱、四肢等部位的复合伤。

二、救治原则

现场处理：如立即止血、解除窒息、纠正休克、就近救治、及时处理、准确分类评估、同时处理复合伤、防治二次损伤、防治并发症、抢救生命、解除脑疝。

三、急诊手术

如头皮和颅骨损伤的清创、整复术，血肿钻孔引流术，标准开颅血肿挫伤组织清除术等。

四、综合治疗

降颅内压，改善脑循环，激素类制剂（如甲泼尼龙、地塞米松）和止血药的使用，控制感染，维持水电解质平衡，营养与能量支持。

五、危重病人抢救及监护

①解除窒息因素和保持呼吸道通畅。②制止活动性外出血。③维持有效的循环功能。④局部创面的处理。伴有休克的头部外伤应在急诊就地抗休克治疗。头皮外伤应简单止血包扎后再转送。怀疑合并颈椎损伤者应佩戴颈托。

六、康复治疗

重症颅脑外伤后，病人的后遗症有诸多方面。视个体情况积极采取康复治疗。有智能康复、精神心理康复、语言康复、体能康复、肢体康复等，视病情进行指导。

（潘震华　李俊）

第二节　头皮损伤

一、头皮擦伤、挫伤、血肿

头皮富含血管，遭受钝性打击或撞击后，可使组织内血管破裂出血，但头皮仍属完整。根据头皮血肿的具体部位，可以分为皮下血肿、帽状腱膜下血肿和骨膜下血肿。

（一）住院过程及一般诊疗质控

1. 局部包块

皮下血肿一般体积较小，出血局限在皮下，不易扩散，肿块较硬；有时因血肿周围组织膨隆，中央相对凹陷，易误认为凹陷性骨折。帽状腱膜下血肿，因帽状腱膜组织疏松，可漫及范围广，出血弥散，头皮触诊软，可有波动感。骨膜下血肿一般都伴有颅骨线性骨折，血肿局限在颅骨外膜和各颅骨缝线连接的区域之间，一般不跨越骨缝线，血肿较大，张力较高，触之可有波动感。以上 3 种血肿有的可以同时发生，或互相混杂存在。

2. 休克或贫血

婴幼儿巨大帽状腱膜下血肿可漫及全头部，可表现为贫血或休克症状。

3. 实验室检查

（1）血常规检查：了解机体对创伤的反应状况、有无继发感染，有助于了解出血严重程度。

（2）凝血功能检查：对于帽状腱膜下血肿者经多次穿刺，抽除积血及加压包扎，仍未能消除血肿时应检查有无凝血功能异常。

4. 影像学检查

（1）头颅 X 线片：包括正侧位和血肿部位切线片。

（2）颅脑 CT：以排除颅内异常。

（二）治疗质控

1. 非手术治疗

较小的头皮血肿无须特殊处理，早期应冷敷或加压包扎限制其发展，以后可做热敷促进其吸收消散，一般不做穿刺抽血，在 1 ~ 2w 内可自行吸收，巨大的血肿可能需要 4 ~ 6w 吸收，采用局部适当加压包扎，有利于防止血肿继续扩大。帽状腱膜下血肿出血量大时，一定要注意全身情况，特别是发生在幼儿时，应及时输血；骨膜下血肿常见于婴儿产伤，也见于幼儿跌伤。最好能够早做穿刺或引流，若待其自行吸收，多留下骨性钙化隆起，严重时使头颅变形。对伴有颅骨骨折者不宜强力加压包扎。

2. 手术治疗

小儿的巨大头皮血肿出现明显波动时，为促进恢复，可在严密消毒下穿刺抽吸，其后加压包扎。包扎的松紧要适当，过松起不到加压作用，过紧可能导致血液回流障碍，出现眶内和耳后积血。穿刺抽血通常不能一次将所有积血完全抽净，有时须多次方能完成；有时亦可将连接无菌引流袋的粗针刺入血肿腔做持续外引流；有时血肿在血肿腔内凝集成块，穿刺和引流均不能奏效，需切开头皮将凝血块排出，然后加压包扎。如头皮血肿出现感染，均应早做切开引流，同时全身应用抗生素药物治疗。

（三）疗效评定及预后

较小的头皮血肿，一般在 1 ~ 2w 内可自行吸收，巨大的头皮血肿可能需要 4 ~ 6w 吸收；巨大血肿行穿刺抽吸或引流者，恢复可能需要 2 ~ 4w。

（四）出院及随访

（1）加强营养，糖尿病患者需监测并控制好血糖。

（2）头皮血肿合并感染，遵医嘱服用抗生素。

（3）定期复查随诊，若血肿吸收不佳，必要时可行穿刺抽吸加压包扎处理。

二、头皮裂伤和头皮撕脱伤

头皮裂伤（scalp laceration）是指由锐器或钝器伤所致头皮组织的创伤。由于帽状腱膜具有纤维小梁结构的解剖特点，头皮血管破裂后血管不易自行收缩而出血较多，可引起出血性休克。头皮撕脱伤（scalp avulsion）是一种严重的头皮损伤，绝大部分是发辫卷入转动的机器所致。

（一）住院过程及一般诊疗质控

1. 收治对象

第一诊断为头皮裂伤，行头皮撕脱清创修复术。

2. 诊断依据

（1）临床表现：由钝器打击头部造成的，此类损伤往往都有不规则伤口，且创缘都很薄，伴有挫伤。伤口内多有毛发、泥沙等异物嵌入，容易引起感染，严重时可有失血性休克。

（2）辅助检查：做全面的神经系统检查和 CT 扫描，以明确是否有颅脑损伤。

（二）术前质控

1. 术前准备

1）必需的检查项目

（1）实验室检查：血常规、血型、尿常规、肝肾功能、血电解质、血糖、感染性疾病筛查、凝血功能。

（2）头颅 CT 检查，如怀疑多发伤行全身 CT 检查。

（3）心电图、胸部 X 线片，检查基本生命体征。

2）用药原则

按照《抗菌药物临床应用指导原则》选择用药。预防性用抗菌药物，时间为术前 30min。

2. 手术适应证

（1）第一诊断符合头皮裂伤疾病编码。

（2）病人应尽早行清创缝合术，伤后 24h 内应常规应用抗生素和破伤风抗毒素。无严重颅脑损伤，一般不用住院。清创缝合术原则：将伤口内的异物全部清除，并将坏死的创缘切除，以确保伤口的愈合。缝合时应将帽状腱膜同时缝合，以利止血。局部头皮缺损直径为 3 ~ 4cm 的，可将帽状腱膜下层游离后缝合，或行“S”形、三叉形延长裂口，以利缝合。头皮缺损过大的可行皮瓣转移或移植术修复。由于头皮抗感染能力强，在合理应用抗生素的前提下，一期缝合时限可适当延长至伤后 48h，甚至 72h。

（三）术中质控

入院后即可行清创缝合术（手术编码为头皮撕脱清创修复术）。

1. 麻醉方式

一般局部麻醉，不能配合或创口巨大，如头皮撕脱伤的病人可全身麻醉。

2. 手术方式

清创缝合术。

3. 手术内置物

缝线。

4. 术中用药

抗菌药物、止血剂、局部麻醉药。

5. 输血

视术中情况决定。

（四）术后质控

术后住院恢复 1 ~ 2d。

1. 必须复查的检查项目

复查头颅 CT。

2. 术后常用药

抗菌药物，如有颅脑损伤可预防性使用抗癫痫药物。

（五）手术并发症控制与分析

（1）根据病人病情，安排相应的术前检查，可能延长住院时间，增加治疗费用。

（2）如伤口巨大、头皮撕脱伤，伴有多发伤，需多科会诊。

（3）如伴有失血性休克，按外科处理原则处理。

（六）疗效评定及预后

因头皮血供较丰富，抗感染能力亦较强，在发生头皮裂伤及撕脱伤时，若能进行及时有效的处理，病人的预后效果一般可较好。术中予以彻底清创、缝合良好、术后予抗感染治疗，定期换药，加强营养支持等治疗，病人的头皮大多能够顺利愈合，择期拆线。

（七）出院及随访

1. 出院标准

（1）切口愈合良好：切口无感染，无皮下积液（或门诊可以处理的少量积液）。

（2）无发热。

（3）生命体征正常。

（4）没有需住院处理的并发症和（或）合并症。

2. 随访期限

定期随访。

（潘震华　李俊）

第三节　颅骨损伤

一般按骨折的部位可以分为颅盖骨折和颅底骨折；按骨折形态可以分为线性骨折（包括骨缝分离）、凹陷骨折和粉碎性骨折；按骨折与外界是否相通，分为开放性骨折与闭合性骨折。开放性骨折和累及鼻窦、额窦、耳道的颅底骨折有合并骨髓炎和颅内感染的可能。

一、颅盖骨线状骨折

颅盖骨折及穹窿部骨折，约占颅盖骨折的2/3。骨折几乎均为全层骨折，骨折线可单一，也可为多发。

（一）住院过程及一般诊疗质控

1. 收治对象

（1）有明确的头部受伤史。

（2）着力部位可伴有头皮损伤（挫裂伤、头皮血肿），骨折本身仅靠触诊很难发现且易漏诊，常需综合伤处查体及辅助检查综合诊断。

2. 辅助检查

1）实验室检查

（1）血常规化验：了解机体对创伤的反应状况，有无继发感染。

（2）血红蛋白下降表明出血严重。

2）影像学检查

（1）头颅X线片，包括正位、侧位平片。

（2）头部CT骨窗片可见局部颅骨连续性中断，头部三维CT更是可重建出颅骨骨折的真实形态。

（二）治疗质控

单纯的线性骨折本身无须特殊处理，几周以后骨折线内即被纤维结缔组织所充填。但应警惕是否合并脑损伤；对跨越大血管（如静脉窦、脑膜中动脉等）的线性骨折要注意观察病情变化，及时做相关检查，警惕发生硬脑膜外（下）血肿的危险。开放性骨折可导致颅内积气，应预防感染和癫痫。

（三）疗效评定及预后

单纯的颅盖骨线状骨折预后均较好，数周后骨折线可逐步愈合。

（四）出院及随访

住院留观病人，无明显特殊症状及其他损伤可考虑出院。1个后门诊复查随诊。

二、凹陷性骨折

凹陷性骨折包括粉碎性骨折，好发于额骨及顶骨，成人凹陷性骨折多为凹陷及粉碎性骨折，婴幼儿可呈乒乓球凹陷样骨折。

（一）住院过程及一般诊疗质控

1. 收治对象

第一诊断为颅骨凹陷性骨折行颅骨凹陷性骨折整复术或颅骨修补术。

2. 诊断依据

1）临床表现

（1）病史：多有头部外伤病史。

（2）头皮血肿：在受力点有头皮血肿或挫伤。

（3）局部下陷：急性期可检查出局部骨质下陷。

（4）局灶性症状：当骨折片下陷较深时，可刺破硬脑膜，损伤及压迫脑组织导致偏瘫、失语和（或）局灶性癫痫等相应症状。

2）辅助检查

（1）头颅X线片：包括正位、侧位和骨折部位切线位平片，后者可显示骨折片陷入颅内深度。

（2）头颅CT扫描（含骨窗像）：凹陷骨折征象，平扫可排除有无继发颅内异常。

（3）血常规。

（二）术前质控

1．术前准备（适于急诊手术）

1）必需的检查项目

（1）血常规、尿常规、血型。

（2）凝血功能、肝肾功能、血电解质、血糖、感染性疾病筛查（乙型肝炎、丙型肝炎、艾滋病、梅毒等）。

（3）心电图、胸部CT或X线片。

（4）头颅CT扫描（含骨窗像）。

2）根据病人病情，建议选择的检查项目

（1）颈部CT扫描、X线片。

（2）腹部超声。

（3）年龄＞65岁的病人，行心肺功能评估、超声心动图。

3）预防性抗菌药物选择与使用时机

按照《抗菌药物临床应用指导原则》选择用药。根据伤口有无污染和感染决定抗菌药物使用时间。

2．手术适应证

（1）颅骨凹陷性骨折诊断明确，骨折凹陷深度＞1cm，临床出现局灶性症状或颅内压增高症状者，需行凹陷骨折整复术：较固定的凹陷骨折，采用凹陷四周钻孔、铣（或锯）下骨瓣，将其整复成形再复位固定；粉碎性凹陷骨折，手术摘除游离骨片，保留带有骨膜的骨片，缩小日后需修补的面积，需向病人家属交代病情及围手术期可能出现的并发症。

（2）大静脉或静脉窦处的凹陷性骨折，如无明显临床症状，即使下陷较深仍可观察，或根据情况充分准备后择期手术；跨矢状窦的颅骨凹陷骨折若存在高风险的不可控制的出血，不建议手术；重要功能区的凹陷骨折，当骨折片压迫导致神经功能障碍，如偏瘫、癫痫等，应行骨片复位或清除术。

（3）合并脑损伤或凹陷面积大，导致颅内压增高、CT显示中线结构移位、出现脑疝征象者，行开颅去骨瓣减压术。

（4）开放性粉碎性凹陷性骨折者，行手术清创及骨片清除术以预防感染；但在特定情况下可尝试非手术治疗，这些情况包括硬膜撕裂、存在严重污染或感染的证据或损伤额窦。

（5）手术风险较大者（高龄、妊娠期、合并较严重内科疾病），需向病人或病人家属交代病情；如不同意手术，应当充分告知风险，履行签字手续，并予严密观察。

（6）对于严密观察、保守治疗的病人，如出现颅内压增高征象应行急诊手术。

（三）术中质控

手术日为入院当天，行急诊手术。

1. 麻醉方式

全身麻醉。

2. 手术方式

颅骨凹陷性骨折整复术或颅骨钛板修补术。

3. 手术内置物

颅骨、硬脑膜修复材料、颅骨固定材料等。

4. 术中用药

抗菌药物、脱水药。

5. 输血

根据手术失血情况决定。

（四）术后质控

术后住院恢复时间小于 10d。

1. 必须复查的检查项目

术后当日（或第 2d）和术后第 7d 复查头颅 CT（加骨窗像）（如病人病情发生急剧变化，随时安排复查）；血常规、尿常规、肝肾功能、血电解质。

2. 根据病人病情，建议可选择的检查项目

头颈部 MRI、胸腹部 X 线片、腹部 B 超。

3. 术后用药

抗菌药物、脱水药，有严重脑挫裂伤者可使用抗癫痫药 7d。

（五）手术并发症控制与分析

（1）术后继发其他部位硬脑膜外血肿、硬脑膜下血肿、脑内血肿、脑挫裂伤和颅内高压等，严重者需要再次开颅手术，导致住院时间延长，费用增加。

（2）术后切口、颅骨或颅内感染，内置物排异反应，出现严重神经系统并发症，导致住院时间延长与费用增加。

（3）并发其他疾病需进一步诊治，导致住院时间延长。

（六）疗效评定及预后

凹陷性骨折复位术后常规行头部CT等检查了解复位情况，术后未出现并发症者预后一般良好。若出现颅内血肿或颅内感染等并发症，可导致住院时间延长；若病人出现癫痫，则对预后影响较大，需长期抗癫痫治疗。

（七）出院及随访

1. 出院标准

（1）病人病情稳定，体温正常，手术切口愈合良好，生命体征平稳。

（2）没有需住院处理的并发症和（或）合并症。

2. 随访期限

定期随访。

三、颅底骨折

颅底骨折多为颅盖骨折延伸而来，也可由间接暴力引起。根据发生的部位可分为颅前窝骨折、颅中窝骨折、颅后窝骨折。骨折时气体经气窦进入颅内引起颅内积气。骨折时如颅腔与鼻腔和外耳道相通，可导致脑脊液耳漏或鼻漏，因此颅底骨折伴脑脊液漏的多属开放性损伤。

（一）住院过程及一般诊疗质控

1. 颅前窝骨折

可有鼻出血，眼睑和球结膜下形成瘀血斑，俗称“眼镜征”或“熊猫眼征”，极少数可在眼球后形成血肿，引起眼球突出及运动受限，也可出现脑脊液鼻漏，可伴有嗅神经损伤、视神经损伤。

2. 颅中窝骨折

脑脊液鼻漏及耳漏，有时伴发面神经和听神经损伤。偶可有视神经、动眼神经、滑车神经、三叉神经和展神经损伤，颞肌和骨膜下出血，形成颞肌肿胀、瘀血等。

3. 颅后窝骨折

乳突和枕下部皮下瘀血，前者又称为Battle征；有时亦可在咽后壁出现黏膜下瘀血；偶可见舌咽神经、迷走神经、副神经和舌下神经损伤，以及延髓损伤的表现，常出现声音嘶哑、吞咽困难等。

此外，在颅底骨折时，偶尔因破裂孔周围的骨棘刺破颈内动脉岩骨段，造成颈动脉－海绵窦瘘或致命性鼻出血。

颅底骨折的诊断主要依靠临床表现来确定，同时需结合颅底CT扫描、颅骨X线片等检查，但X线片一般很难发现骨折线；合并颅内积气时，可以间接诊断颅底骨折。目前的多排CT重建可更为准确清晰地了解骨折情况，除此以外，还可以了解颅内有无并存的脑损伤。

（二）治疗质控

颅底骨折本身无须特殊处理。若同时发生脑膜和血管损伤产生脑脊液漏、颅内积气、颅内血肿和动静脉瘘等，应区别情况给予适当处理。

脑脊液漏者应视为开放性颅脑损伤，漏口严禁堵塞（鼻腔、耳道），不宜做腰椎穿刺，预防颅内感染，耳、鼻孔均不可填塞和冲洗，可于鼻孔内滴入抗生素溶液。保持耳道清洁，嘱伤员不要用力咳嗽、打喷嚏和擤鼻涕。

（三）疗效评定及预后

伤者取头高卧位休息，给予抗生素治疗，绝大多数漏口可在伤后1 ~ 2w内自行愈合。如果1个月后仍未停止漏液，可考虑手术修补硬脑膜。颅内积气者，多数不必处理，气体可在1 ~ 2w内完全吸收；个别情况可有气体不断增加；有颅内压增高时，可行开颅钻孔放气或直接行瘘口的修补手术；伤后早期出现视力下降者，经拍片证实为碎骨片挫伤或压迫视神经时，应争取于12h内施行视神经探查减压术。

（三）出院及随访

1. 出院标准

（1）病人病情稳定，生命体征平稳，无脑脊液漏发生。

（2）没有需要住院处理的并发症和（或）合并症。

2. 随访期限

定期随访。

（潘震华　李俊）

第四节　脑挫裂伤

一、住院过程及一般诊疗质控

脑挫裂伤（cerebral contusion and laceration）的临床表现因致伤因素、损伤严重程度和损伤部位不同而各有差异，悬殊甚大。轻者可无原发性意识障碍，重者可致深度昏迷，严重致残，甚至死亡。

（一）临床表现

1. 一般症状

意识障碍，头痛，恶心、呕吐，瞳孔变化，自主神经功能紊乱。

2. 神经系统定位体征

脑挫裂伤后的神经系统定位体征依损伤的部位和程度而不同，若仅伤及额叶、颞叶前端等所谓的“哑区”，可无明显的神经系统功能缺损表现；若大脑皮质功能区受损时，则可出现相应的瘫痪、失语、视野缺损、感觉障碍、局灶性癫痫、脑神经损伤以及脑膜刺激征等神经系统功能缺失表现。如脑挫裂伤早期无神经系统阳性体征，但在观察、治疗过程中出现新的神经系统症状和体征时，应考虑为颅内继发性损伤所致，必须及时进行检查和治疗。有关额叶、颞叶、顶叶、枕叶、基底核、小脑及脑神经等损伤的定位症状和体征，请参阅本书颅脑损伤的基本检查和诊断有关内容。

（二）诊断

脑挫裂伤病人一般都有明确的头部受伤史，伤后多有昏迷，且持续时间多在半小时以上，多于伤后即出现上述神经系统症状和体征，有明显的生命体征变化，同时常伴有颅骨骨折、蛛网膜下腔出血和（或）颅内血肿等，并可根据病人的定位、体征和昏迷情况来判断脑损伤的部位和严重程度。一般说来，脑挫裂伤的临床诊断并不困难。但由于颅内损伤范围、大小、轻重不同，脑的重要结构受伤程度不同，所表现的临床症状和体征也有很大差异。而且对昏迷病人的很多症状难以发现，在受伤病灶的定位诊断上也不易准确。近几年来，随着神经影像技术和其他诊断技术的发展，如CT扫描、MRI、发射计算机断层显像（ECT）、颅内压监护等的不断应用，对脑挫裂伤及其变化过程等可较好地做出直接或间接诊断。

（1）腰椎穿刺。

（2）头颅X线平片。

（3）头颅 CT 检查（图 2-1）。

（4）头颅 MRI 检查。

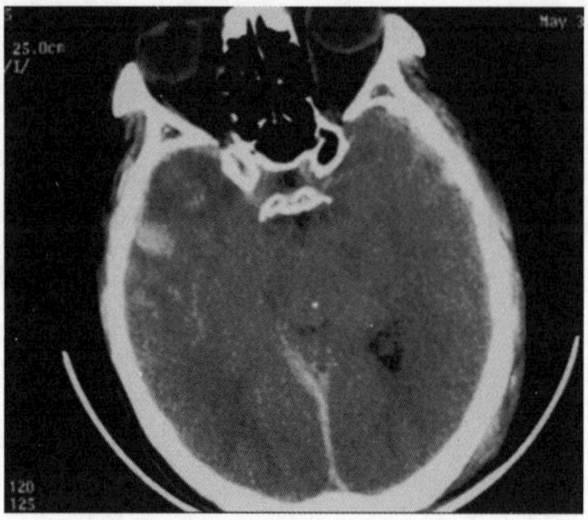

图 2-1　脑挫裂伤的 CT 表现

（三）鉴别诊断

应与脑震荡、原发性脑干损伤、颅内血肿相鉴别。

二、治疗质控

脑挫裂伤的治疗以非手术治疗为主。脑损伤发生之际，也就是继发性脑损害开始之时，两者互为因果。颅脑损伤后尽早进行合理治疗的目的，在于尽量减少脑损伤后的一系列病理生理反应，减轻继发性脑损害，维持机体内外环境的生理平衡，使部分受损的脑组织恢复功能，预防各种并发症的发生，严密观察有无继发颅内血，从而减少伤残率、降低死亡率、改善生存质量。脑挫裂伤的病人除非有颅内继发性血肿形成或出现难以遏制的脑水肿、颅内高压等需外科手术外，一般并不需要进行外科处理。

1. 非手术治疗

1）适应证

① GCS ≥ 12 分，或虽有意识障碍，但无进行性恶化。②生命体征稳定。③无脑受压的症状和体征。④头颅 CT 检查示中线结构移位 <5mm，无明显脑室受压和环池闭塞。⑤颅内压 <2.67kPa（20mmHg），容积压力反应良好。

2）治疗方法

（1）一般处理：脑挫裂伤病人，特别是较重的病人应入 ICU 病房行持续生命体征监测，颅内压监护，意识、瞳孔及肢体活动的观察，必要时行头颅 CT 动态观察。

病人宜取侧卧位或头偏向一侧，保持呼吸道通畅，持续或间断给氧，重症昏迷病人或预计病人短期内不能清醒者，宜尽早行气管切开术，以便及时清除气道内的分泌物，减少呼吸道阻力和无效腔。同时应抬高床头15° ~ 30° ，以利于颅内静脉回流、降低颅内压。应每1 ~ 2d抽血查电解质、肝肾功能、血糖、血气分析等，及时纠正高血糖和水、电解质平衡紊乱以及酸碱平衡失调，确保机体内、外环境的平衡。伤后早期（3 ~ 5d）总液体输入量应控制在2000mL以内，后期可适当增加液体输入量，但需注意出入量平衡。做好基础生活护理，加强辅助治疗，以减少各种并发症的发生。

脑挫裂伤伴发早期休克时，可紧急输血或用血液代用品治疗，但更重要的是要确定有无胸部、腹部脏器损伤和四肢骨折、脊柱骨折及血管损伤而引起的创伤性休克，应及时对这类损伤进行有效的处理。

脑挫裂伤时常发生不同程度的脑水肿，尤其是严重脑挫裂伤，应及时进行减轻脑水肿、降低颅内压的治疗措施。

（2）减少血液黏滞度、改善微循环。

（3）激素的使用。

（4）钙通道阻滞剂的应用。

（5）亚低温疗法。

（6）神经营养、促苏醒药物的应用。

（7）其他：脑挫裂伤病人伤后应常规给予抗癫痫治疗，伤后3d如无明显上消化道出血或严重胃肠功能紊乱者，应尽早进食。

病情稳定后尽早行高压氧治疗，早期病情不允许进入高压氧舱时可行面罩吸氧，逐步过渡到进入高压氧舱治疗，每天1次，10d为1个疗程，一般需进行3 ~ 5个疗程的高压氧治疗。同时进行康复性治疗，包括功能锻炼、理疗、按摩、针灸以及被动或主动的运动训练等，以进一步促进神经系统功能的恢复。

2. 手术治疗

（1）适应证：①脑挫裂伤病人有进行性意识障碍加重和神经功能损害，药物控制颅内高压无效，CT表现明显占位效应者。②急性硬膜外或硬膜下血肿：出血量>30ml，颞部的血肿>20ml，脑中线移位>5mm，或血肿厚度>10mm；额、颞、顶叶脑挫裂伤，出血体积大于20ml，中线结构移位≥5mm，伴有或不伴有基底池受压者；后颅窝出血，出血量>10ml。③急性脑实质内损伤（脑挫裂伤、脑内血肿）占位灶大于 50ml 者应该立刻手术治疗。④在颅内压监测下，药物治疗后 ICP ≥ 3.33kPa（25mmHg），CPP ≤ 8.65kPa（65mmHg）者，或颅内压呈进行性增高；⑤经上述非手术治疗无效，病情进行性加重。

（2）手术方法及要点：①行脑损伤部的开颅探查，清除坏死、液化之脑组织和血肿液，必要时行去骨瓣减压术。手术原则为宁早勿晚、宁低勿高、宁大勿小。②骨瓣应足够大（若使用额颞顶外伤大骨瓣减压则不小于 12cm × 15cm），尽量靠近颅底，特别是颅中窝底，功能区皮质的坏死脑组织或血肿块不必强行清除，额极或颞极的坏死脑组织应彻底清除，必要时行额极和（或）颞极切除，以充分减压，术前有脑疝或中线结构移位明显者，必须行去骨瓣减压术，将颞肌、帽状腱膜与硬脑膜做减张缝合。

（3）术后病人应入 ICU 行颅内压、生命体征、心电图、血氧饱和度等监测。有条件者应尽早行亚低温治疗。

（4）重型颅脑损伤或昏迷病人短期内不可能清醒者，应尽早行气管切开。

（5）术后处理：参见非手术治疗方法。

三、疗效评定及预后

脑挫裂伤较轻者，意识障碍程度不深。据一般的统计，GCS 在 8 分以上者，90% 的病人预后良好。脑挫裂伤严重者，意识障碍程度较深，无自主动作，肌张力低下或增高，深浅反射消失，有或无病理反射，眼球不动，无角膜反射，双侧瞳孔对光反射消失，下颌后坠，呼吸有鼾声，血压偏高；GCS 为 5 分以下者，90% 预后不良。在颅内压监护下，颅内压超过 5.33kPa（40mmHg），经治疗后不能降至 2.76kPa（20mmHg）以下者，预后亦较差。

四、出院及随访

1. 出院标准

（1）病人病情稳定，生命体征平稳，手术切口愈合良好。

（2）若病人伴有意识障碍或神经功能障碍者，可行高压氧治疗或康复治疗。

2. 随访期限

定期随访。

（陈汉平　李俊）

第五节　外伤性颅内血肿

头部损伤后引起内出血，血液积聚达到一定体积，形成局限性占位病变，称为颅内血肿。外伤性内血肿（traumatic intracranial hematoma）在闭合性颅脑损伤中占10%左右；在重型损伤中占40% ~ 50%。当颅内血肿不断增大，常因形成脑疝而危及生命，早期诊断、及时治疗是挽救病人生命的关键。

一、住院过程及一般诊疗质控

（一）病史询问要点

（1）受伤时间、地点、致伤原因、受伤方式、损伤性质、着力部位等。

（2）有无恶心呕吐及口、鼻、外耳道流血情况。

（3）有无抽搐，意识障碍程度及昏迷时间，有无中间清醒期等。

（4）有无其他部位多发伤，有无休克表现。

（二）体格检查要点

1. 一般情况

精神、意识、血压、脉搏、呼吸、瞳孔。

2. 局部检查

头面部外伤情况，如头面皮肤裂伤、软组织挫伤的部位，常为外力的直接作用点；眼眶、眼睑及耳后瘀斑，口、鼻、外耳道有否流血或有无血性液体，可提示有无颅底骨折等。

3. 神经系统检查

应着重检查病人意识障碍程度、语言功能变化、瞳孔变化、浅深反射改变、有无病理反射、肢体肌力活动情况、肌张力状况、锥体束征等。

4. 体检中要注意全身情况

（1）有无脊椎损伤，损伤的部位、类型，特别注意颈椎的情况。

（2）有无胸部的损伤，如肺挫伤、血气胸的情况，气道是否通畅。

（3）有无腹部脏器损伤及骨盆骨折的情况，有无失血性休克。

（4）有无四肢长骨骨折等。

（三）辅助检查

1. X 线片

颅骨正位、侧位拍片，必要时加拍颅骨切线位片及颅底片，了解有无颅骨骨折，可以帮助判定出血的部位及来源，对于有颅骨骨折且骨折线通过血管沟的病人，应警惕有硬脑膜外血肿的可能。通过颅骨切线位片可了解有无颅骨凹陷骨折及其凹陷的深度。

2. CT 扫描

为目前诊断颅内血肿的最佳检查手段，它可以判定血肿的部位、大小、数目、脑组织受伤情况、中线结构移位程度、脑室沟形态等，并能与脑挫裂伤及脑肿胀相鉴别。急性颅内血肿在 CT 扫描中，显示为高密度影；亚急性颅内血肿显示为高密度影或等密度影；慢性颅内血肿显示低密度影或混杂密度影，少数病人可以出现等密度影，此时普通 CT 扫描诊断比较困难，必要时可以行对比剂增强扫描，以资鉴别。急性硬脑膜外血肿表现为颅骨下方凸镜样高密度影；急性硬脑膜下血肿表现为颅骨下方新月形高密度影；急性脑内血肿表现为脑内高密度影，血肿周围常伴有低密度水肿区（图 2–2）。

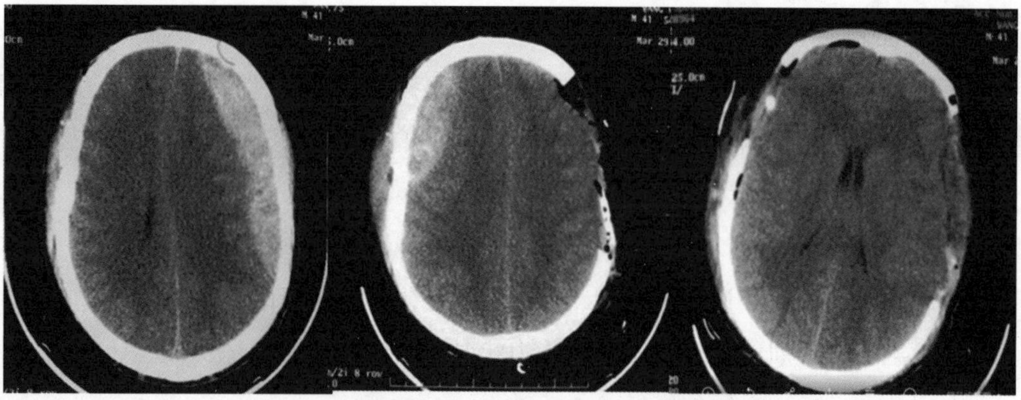

图 2–2　硬脑膜外血肿术后再出血，再次手术

3. MRI

一般不用于急性颅内血肿的诊断，颅内血肿的不同时期在 MRI 上的表现不一。急性期：在 T_1 加权像（T_1WI）上为等信号，在 T_2 加权像（T_2WI）上为较低信号。亚急性期：在 T_1 加权像上为高信号，血肿中心可显示为低信号。慢性期：在 T_1 加权像上信号降低，与脑组织等信号；在 T_2 加权像上为周边低信号，中心高信号，对于亚急性及慢性硬膜下血肿有明确的诊断价值（图 2–3）。

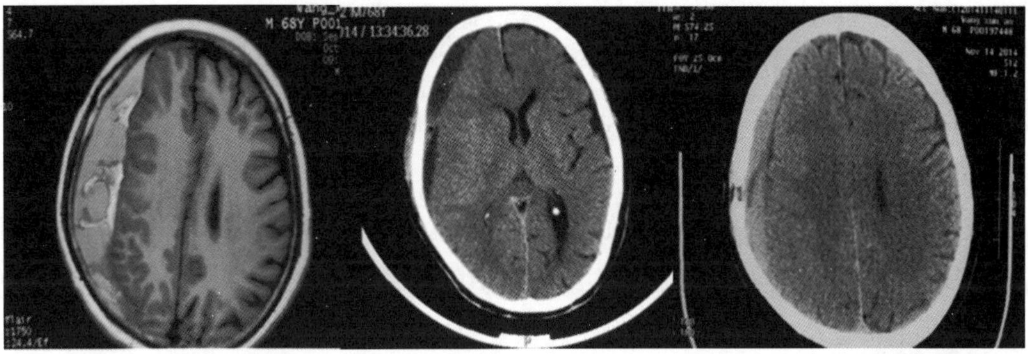

图 2-3　慢性硬脑膜下血肿，术前 MRI，术后 CT，以及术后 CT 复查可见复发

二、术前质控

（一）术前准备

多为急诊手术治疗，尽快完成术前检查及准备。

1. 必需的检查项目

（1）血常规、血型、尿常规。

（2）肝肾功能、血电解质、血糖。

（3）凝血功能。

（4）感染性疾病筛查（乙型肝炎、丙型肝炎、艾滋病、梅毒）。

（5）心电图。

2. 根据病人病情选择

心、肺功能检查。

3. 预防性抗菌药物选择与使用时机

（1）按照《抗菌药物临床应用指导原则》选择用药。

（2）预防感染用药时间为术前 30min。

（二）手术适应证

（1）颅内血肿的病人幕上血肿量在 30mL 以上，幕下血肿量在 10mL 以上，病人出现进行性颅内压增高症状时，绝大多数需手术治疗，以解除脑受压和颅高压症状。少数病人 CT 扫描示颅内血肿量小，中线结构无移位或移位不明显，临床上意识清楚，无明显脑局灶性症状，在严密观察下，经保守治疗，血肿一般在 2 ~ 3w 内吸收而治愈。

（2）急性颅内血肿经 CT 或 MRI 检查，诊断明确，应及时行开颅血肿清除术，在脑疝发生前解除脑压迫和颅高压，疗效较好。一旦出现脑疝的症状时，应在积极行手术前准备的同时，静脉给予甘露醇、激素、止血药物等，争取在最短的时间内行开颅血肿清除术。

（3）在没有 CT 扫描条件或在出现脑疝的情况下，可根据头部外伤着力点、颅骨 X 线片的骨折线经过脑膜血管沟或静脉窦的关系及临床症状，来判断颅内血肿可能发生的部位及类型，设计颅骨钻孔探查的位置和数目及先后次序，可考虑行开骨瓣血肿清除术。

（4）减压术：一部分颅内血肿病人在血肿清除术后，由于脑挫裂伤严重，并伴有严重脑水肿，脑组织膨出，导致硬脑膜无法缝合，骨瓣无法还纳，此时可考虑用骨膜、肌筋膜或硬脑膜替代物将硬脑膜行袋状修补术，在骨缘下垫以吸收性明胶海绵，去骨瓣减压缝合头皮或一侧或双侧颞肌下减压术。

（三）非手术治疗

少数病人 CT 扫描示颅内血肿量小，中线结构无移位或移位不明显，临床上意识清楚，无明显脑局灶性症状，在严密观察下，可采取保守治疗，血肿一般在 2 ~ 3w 内吸收而治愈。

三、术中质控

（一）麻醉方式

多为全身麻醉插管，部分病人行单纯血肿钻孔引流可能采取气管插管静脉复合麻醉或局部麻醉等。

（二）手术方式

临床上符合手术指征的急性颅内血肿，原则上都应行开颅血肿清除术。

1. 急性硬脑膜外血肿

手术治疗一般采用开颅血肿清除术。手术时设计的皮瓣及骨瓣需足够大，且基底要宽，以使血肿区即在骨瓣之下，用剥离子或小脑压板将血肿从硬脑膜上轻轻地剥下来，亦可用较大吸引器将血肿吸除，对于硬脑膜小血管上的小血块不必强行清除，以免硬脑膜上出现新的出血点。对于脑膜中动脉主干及其分支出血，常用双极电凝止血。对于难以用电凝止血的棘孔内硬脑膜中动脉出血，必要时可用少量棉花丝加骨蜡填塞棘孔以止血。对于硬脑膜上的出血点，可用电凝、吸收性明胶海绵压迫、过氧化氢等止血，硬脑膜上明显的活动出血点必须彻底止住。静脉窦损伤最好采用吸收性明胶海绵覆盖、肌筋膜或肌肉片缝合固定。为防止术后再出血，可于骨窗四周将硬脑膜悬吊于骨膜上或帽状腱膜上，在颅骨与硬脑膜之间加用吸收性明胶海绵。如血肿量大，清除血肿后，脑组织不能短时间复位者，可于颅骨瓣上用微型电钻或克氏针钻孔，将硬脑膜悬吊于骨瓣上，以防止颅骨骨瓣与硬脑膜之间形成无效腔。术毕，放置硬脑膜外橡皮管或较粗硅胶管引流 1 ~ 2d。如果术中发现硬脑膜呈蓝色且张力较高，则应剪开硬脑膜探查硬脑膜下有无血肿或脑挫裂伤，术毕再行 CT 复查。少数病人在清除血肿后，受压的脑组织不见复位及波动，多因脑疝未能解除之故，可于术中切开硬脑膜，经脑叶底面轻轻上抬沟回使之复位，或切开小脑幕游离缘，解除沟回的嵌顿。

2. 急性硬脑膜下血肿

急性硬脑膜下血肿病人，病情发展迅速，一旦诊断明确，即应抓紧时间争取在脑疝形成前行手术治疗，清除血肿，必要时行去骨瓣颞肌下或枕下减压术，以降低死亡率和提高生存质量。

手术方式一般采用开颅血肿清除术。术中可用小脑压板轻轻地剥离血肿或用较大吸引器吸除血肿，并用电凝将出血点彻底止血，用生理盐水反复冲洗血肿区。如探查为液态血肿，即可在血肿的最低处再钻一孔，用生理盐水反复冲洗，直至冲出清亮液体为止，放置橡皮管引流 1 ~ 2d。放置引流管时操作应轻柔，勿损伤脑组织及血管，以免引起颅内新的血肿。

注意：行硬脑膜下血肿手术时，皮瓣及骨瓣设计必须足够大，最好能将血肿区包含在骨瓣下，以便彻底清除血肿。

3. 亚急性硬脑膜下血肿

手术指征同急性硬脑膜下血肿。手术方法多采用开骨瓣血肿清除术，部分病人 CT 扫描示混杂密度影像，钻孔时如为不凝固暗红色血液，可以行血肿腔冲洗引流术，术后血肿腔外引流 2 ~ 3d。

4. 慢性硬脑膜下血肿

慢性硬脑膜下血肿若存在占位效应、脑组织受压，一般需行手术治疗。

（1）钻孔冲洗引流术，依据 CT 扫描或 MRI 检查定位，多在血肿腔最厚层面钻孔，“十”字形剪开硬脑膜及切开血肿包膜，钻孔处平行脑表面置入引流管于血肿腔内，置入深度为 2 ～ 3cm，不可过深。为防止术后颅内积气，可于关闭硬脑膜前将钻孔处置于最高点，并于血肿腔内注满生理盐水，且夹闭引流管后关闭切口。术中置管操作必须轻柔，以免脑损伤而引起颅内新的血肿，术后引流 2 ～ 3d。必要时可行负压引流，以防术后血肿腔内积液或血肿残留。

（2）如果钻孔引流时发现血肿壁很厚，且腔内液体不多，或血肿腔内为血凝块时，可考虑改成开骨瓣血肿清除术，剥除脑凸面之包膜时，注意勿抠伤脑组织及血管，有条件时，可行显微手术。如剥除脑凸面包膜困难时，可残留部分包膜。

（3）婴幼儿慢性硬脑膜下血肿可在两侧前囟外侧角处反复穿刺，并用生理盐水冲洗，多可治愈。

（4）对于双侧慢性硬脑膜下血肿病例，一般应同时行钻孔冲洗引流双侧血肿术，仅去除一侧血肿，有可能造成大脑向血肿清除术侧移位，导致出现不可避免的并发症。

5. 脑内血肿

脑内血肿量大于 30mL 者，多应手术治疗。手术方法多采用骨瓣开颅血肿清除术，快速清除血肿及止血，并清除坏死及失活脑组织。如颅内压高，必要时可行颞肌下减压及去骨瓣减压术。术中如发现脑内血肿破溃于脑室内，应将脑室内血肿彻底清除，用生理盐水反复冲洗，并置脑室外引流管，术后引流 2 ～ 3d。

6. 脑室内血肿

如脑室内出血少，未形成血凝块，可以行非手术保守治疗，一般来讲，血肿在 3d 内可以吸收。深部脑内血肿向脑室内破溃，脑室内血肿较大，可以行开颅手术彻底清除血肿及止血，反复冲洗脑室并行脑室外引流 2 ～ 3d。单纯脑室内出血，且出血量大，早期在未形成血凝块前可以经颅骨孔行脑室冲洗引流术。可向脑室内注入尿激酶 5000 ～ 10000U，保留 1 ～ 2h，每日 1 ～ 2 次。如无脑疝，可进行腰椎穿刺放出血性脑脊液。

7. 后颅窝血肿

可根据不同部位的血肿及血肿量大小来设计切口，一般采用正中线垂直切口或同枕下中线旁垂直切口，开骨窗行血肿清除术。清除血肿及止血必须彻底，对于横窦、窦汇、乙状窦撕裂出血，必须用吸收性明胶海绵，肌筋膜或肌肉片修补缝合固定，不可轻易结扎止血。如清除硬脑膜下血肿或脑内血肿后，脑组织张力增高，应尽可能用肌筋膜或脑膜替代物将硬脑膜行袋状修补术，以防术后脑脊液漏或脑脊液积聚于皮下。术毕放置硬脑膜内或硬脑膜外引流管，术后引流 1 ~ 2d。对于骑跨性血肿，清除时不可遗漏幕上血肿。

（三）手术内置物

硬脑膜修复材料、颅骨固定材料、引流系统等。

（四）术中用药

抗菌药、脱水药、止血药，酌情应用抗癫痫药和激素。

（五）输血

根据手术失血情况决定。

四、术后质控

（一）神经外科重症监护

动态观察病人意识、瞳孔、颅内压、生命体征变化、24h 出入水量、血气化、电解质、血糖、肝肾功能等。

（二）复查

术后及时复查头颅 CT，以及时发现迟发性颅内血肿及颅内再出血的情况。

（三）代谢平衡与营养支持疗法

根据病人实际情况，保持血气、水与电解质、蛋白质和能量代谢等方面的平衡。

（四）颅内高压和脑水肿的处理

有条件者可行颅内压监测，不可滥用利尿药、脱水药和糖皮质激素，在使用利尿药、脱水药时要注意其副作用。糖皮质激素对脑外伤的作用尚未得到充分的临床证实，而其干扰免疫功能、引起胃肠道出血、影响伤口愈合、增高血糖等副作用对脑外伤的治疗不利，一般不推荐使用。

（五）昏迷病人

应注意防治低氧血症，必要时应及早行气管切开，并给予呼吸机辅助通气。

（六）合理选择使用抗生素

应根据细菌学检查及药敏试验选择敏感抗生素，不宜滥用广谱抗生素。

（七）对症治疗

适当止痛、镇静、止吐治疗。

五、手术并发症控制与分析

注意预防肺部感染、应激性溃疡、泌尿系感染、肠源性感染、癫痫等。

六、疗效评定及预后

单纯硬脑膜外血肿是颅内血肿中疗效最好的，是病残率及死亡率最低者，其死亡率已降至10%以下。急性硬脑膜下血肿多合并有脑挫裂伤，病人GCS评分在7分以上者，预后良好，而GCS评分在5分以下的病人常预后不良。

七、出院及随访

（一）出院标准

（1）病人术后恢复好，无头痛、发热。

（2）切口愈合良好。

（二）随访期限

（1）出院后2w、1个月、3个月、半年及1年时间常规随访，以后每年定期随访1 ~ 2次。

（2）加强康复指导，针对性康复训练，促进神经功能恢复。

（3）伤后有癫痫发作史者，需规范抗癫痫治疗。

（4）定期随访，有颅骨缺损病人，伤后3 ~ 6个月内行颅骨修补术。

（陈汉平　李俊）

第六节　开放性颅脑损伤及处理

开放性颅脑损伤（open craniocerebral injury）是泛指火器性或非火器性致伤物所造成的头皮、颅骨、硬脑膜和脑组织均向外界开放的创伤，例如穿通伤、非贯通伤、弹道伤、切割伤、爆裂伤、打击伤等。对脑损伤来讲，只有在硬脑膜已破损、颅腔内容物与外界相通时，才称为开放性脑损伤。

一、住院过程及一般诊疗质控

开放性颅脑损伤的致伤因素可概括为打击伤和碰撞伤两大类，打击伤系钝器或锐器打击在相对静止的头部所致；碰撞伤则为移动的头颅，碰撞在相对固定的物体上而造成。因此，除头部的开放性创伤外，常有不同程度的脑对冲性损伤、剪应力性损伤、出血、水肿和感染等继发性损害。因我国处于和平时期，火器性颅脑开放损伤少见，所以常见的开放性颅脑损伤分为如下几类。

1.钝器伤

常见的致伤物有棍棒、砖、锤、斧背等。该类损伤所造成的头皮挫裂伤创缘不整齐，颅骨呈粉碎性骨折伴凹陷，硬脑膜可有撕裂，颅骨碎片刺入脑内者较多。这类损伤污染重，脑内异物、毛发、泥沙常见，感染发生率较高。

2.锐器伤

常见的致伤物有刀、斧、钉子、剪刀、匕首等。该类损伤所致的头皮损伤创缘整齐，颅骨呈槽形裂开或陷入，硬脑膜及脑组织也有裂伤及出血。通常锐器伤污染较轻，颅内异物亦少见，感染发生率较低。

3.碰撞伤

这类损伤由快速运动的头颅撞击在有棱角或突起的固定物上所致，常引起头皮裂伤，伴局限性或广泛性颅骨骨折及脑挫裂伤，对冲性脑损伤多见，颅内出血及感染的机会也较多。

（一）临床表现

因致伤因素、损伤部位、暴力大小的不同及有无继发性出血或感染而各异。

1.全身症状

意识改变差别很大，轻者因未伤及功能区、未引起颅内出血可以始终清醒，重者可出现持续昏迷，若继发颅内出血，可引起脑疝征象；脑功能损害表现为若损伤脑重要功能区可出现去大脑强直、高热、偏瘫、癫痫、失语、视野缺损等症状；休克表现往往是因为头皮裂伤、颅内大的动脉和静脉破裂出血，以及复合伤的发生所导致；颅内感染因常有异物、骨片、毛发等被带入颅内而发生，出现头痛、呕吐、发热、颈强直及脉速等毒性反应。

2.创面的表现

轻者局部伤口可以很小，被头发掩盖而不易发现。检查时应注意创口大小、方向及深度，创口内异物不能轻易拔出，以免引起出血；重者伤口裂开，颅骨碎裂外露，碎烂的脑组织、脑脊液外溢，病人处于濒危状态。

（二）诊断检查

（1）头颅X线片：如颅骨骨折、颅内异物、骨碎片、气颅等。

（2）头颅CT：可见颅骨骨折，定位颅内异物和骨碎片的分布，常伴有颅内血肿、脑挫裂伤。

（3）腰椎穿刺：目的在于了解颅内有无感染征象，故仅在疑有炎症时考虑此项检查或经鞘内给药。

二、治疗质控

开放性颅脑损伤的治疗原则为对颅脑损伤的创面进行清创处理，变开放伤为闭合伤，再按闭合伤处理原则对脑挫裂伤、脑水肿、感染及神经功能障碍等进行综合治疗。

（一）非手术治疗

（1）监测生命体征、血氧饱和度和神经系统功能，若有神经功能恶化，及时复查头颅CT。

（2）积极应用抗生素抗感染治疗，伤后24h内肌注破伤风抗毒素。

（3）保持气道通畅，吸氧，避免低氧血症。

（4）避免低血压。

（5）降低颅内压，头抬高15° ~ 30°，给予甘露醇、呋塞米，轻度过度通气（PCO_2 维持在25 ~ 35mmHg）。

（6）预防性使用抗癫痫药。

（7）止血。

（8）激素治疗。

（9）维持水、电解质平衡。

（10）对症治疗：降温、镇静。

（11）营养支持治疗。

（12）病情稳定后，可开始康复治疗。

（二）手术治疗

（1）争取在伤后6 ~ 8h内早期行清创术，最晚可延迟至伤后48h。

（2）清除颅内异物，如破碎脑组织和血肿；修补硬脑膜，将开放性颅脑损伤变为闭合性颅脑损伤。

（3）如脑组织肿胀明显，也可不缝合硬脑膜，并行外减压术，但应严密缝合帽状腱膜和头皮。

（4）位于静脉窦和大血管处的异物和嵌顿的骨折，切勿贸然取出，以免导致难以控制的大出血。必要时行脑血管造影，结合 CT 扫描了解异物、骨折与血管的关系，制订取出异物的方案，充分备血，然后再做手术处理。

（5）非贯通伤、异物远离入口，并位于重要结构者，可暂不予取出。

三、疗效评定及预后

开放性颅脑损伤中因头皮、颅骨、硬脑膜损伤导致脑组织直接或间接与外界相通，病人可能有头皮出血、头皮缺损或撕脱，出现骨质、硬脑膜及脑组织外露，脑脊液外溢等，严重的情况下会出现休克和生命体征改变，同时可能伴有不同程度的意识障碍。治疗上及时进行外科处理，包括彻底清创，清除破裂、坏死组织、颅内异物或血肿，修补颅骨和头皮缺损，使用抗生素药物进行防治感染及用破伤风抗毒素进行注射治疗等。预后取决于损伤程度及并发症情况，轻症病人的预后优于重症病人。

四、出院及随访

（1）加强营养，进食高热量、高蛋白、富含纤维素、维生素丰富的饮食，发热时多饮水。

（2）遵医嘱按时、按量服药，不可突然停药、改药及增减药量，以免加重病情。

（3）定期复查，如有原症状加重、头痛、呕吐、抽搐、不明原因发热、手术部位发红、积液、渗液等应及时就诊。

（4）有癫痫发作者不能单独外出、游泳、驾车及高空作业，发作时就地平卧，头偏向一侧，解开衣领裤带，上下齿间放置手帕类物，不强行按压肢体，不喂水和食物。

（5）神经功能障碍者应坚持功能锻炼，可选择高压氧、理疗、针灸等辅助治疗，同时注意加强心理健康指导。

（彭一鹏　李俊）

第三章 常见颅内肿瘤

第一节 胶质瘤

胶质瘤（glioma）是指起源于神经胶质细胞的肿瘤，是颅内最常见的原发性肿瘤。约占所有中枢神经系统肿瘤的27%，约占中枢恶性肿瘤的80%，颅内恶性肿瘤中胶质母细胞瘤发病率最高。

发病机制尚不明确，目前确定的2个危险因素是暴露于高剂量电离辐射和与罕见综合征相关的高外显率基因遗传突变。关于胶质瘤发病机制研究的热点包括：等位基因的杂合性缺失及基因的遗传性变异、DNA错配修复、细胞信号通路紊乱（如表皮生长因子受体及血小板源性生长因子通路）、PI3K/Akt/PTEN、Ras和P53/RB1通路基因突变以及肿瘤干细胞等研究。

一、住院过程及一般诊疗质控

（一）收治对象

第一诊断为胶质瘤，行开颅胶质瘤切除术。

（二）诊断依据

1. 临床表现

胶质瘤所导致的症状和体征，主要取决于其占位效应以及所影响的脑区功能，表现各不相同。胶质瘤的病程依其病理类型和所在部位长短不一，自出现症状至就诊时间一般多为数周至数月，少数可达数年。恶性程度高的和有后颅窝肿瘤病史者的病程多较短，较良性的肿瘤或有位于所谓静区的肿瘤病史者的病程多较长。肿瘤如有出血或囊肿形成，症状发展进程可加快，有的甚至可类似脑血管病的发展过程。症状主要有2个方面的表现。一方面是颅内压增高和其他一般症状，如头痛、呕吐、视力减退、复视、癫痫发作和精神症状等；另一方面是脑组织受肿瘤的压迫、浸润、破坏所产生的局部症状，造成神经功能缺失。常见症状有如下几种。

（1）呕吐：由于颅内压力的增高，致使延髓呼吸中枢受到刺激，从而出现呕吐，呕吐多在头痛之后出现，呈喷射状。

（2）视力障碍：颅内压增高时会使眼球静脉血回流不畅，导致淤血水肿，损伤眼底视网膜上的视觉细胞，致视力下降。

（3）头痛：性质多较剧烈，常在清晨发作，有时在睡眠中被痛醒，但起床轻度活动后头痛就会逐渐缓解或消失。

（4）癫痫：大约有 1/3 的脑胶质瘤病人表现为癫痫发作，并且在疾病的发展过程中，发生率增加至 50% ~ 70%。其中，有一半的癫痫为局限性发作，而另一半为全身性发作。生长缓慢的低级别胶质瘤特别容易引起癫痫发作，而胶质母细胞瘤引起癫痫发作的概率就很低。

（5）偏瘫或踉跄步态：小脑部病变更具特异性，即病人常在头痛、呕吐、视物障碍之后，出现偏瘫或踉跄的醉酒步态。

（6）精神异常：位于大脑前部额叶的脑瘤可破坏额叶的精神活动，引起兴奋、躁动、忧郁、压抑、遗忘、虚构等精神异常表现。

（7）运动及感觉障碍：位于中央区、脊髓及脑干的肿瘤，可出现肢体感觉异常及乏力。

（8）语言障碍：位于语言中枢的肿瘤，可导致病人出现失语、失写及失读等。

（9）脑神经症状：不同的脑神经受损会产生相应的神经症状，如视力下降、复视、眼球斜视和面瘫等。

2. 辅助检查

主要依据影像学检查：CT、MRI，多数低级别胶质瘤的 CT、MRI 检查显示病灶不增强，CT 扫描通常表现为低密度，MRI 的 T_1 加权像为低信号；一些恶性胶质瘤表现为可被强化，T_2 加权像为高信号且范围超过肿瘤的边界；胶质母细胞瘤环形增强，中央为坏死区域。

液体抑制反转恢复序列（FLAIR sequence）序列在显示病灶及病灶范围比 T_2WI 更加敏感。MRI 平扫加增强和其特殊功能检查如磁共振波谱（MRS）不仅可鉴别胶质瘤与部分非肿瘤病变，而且有助于胶质瘤分级，明确胶质瘤侵犯范围，帮助肿瘤立体定向活检区域的选择，并有利于胶质瘤的切除和预后评估（图 3–1）。

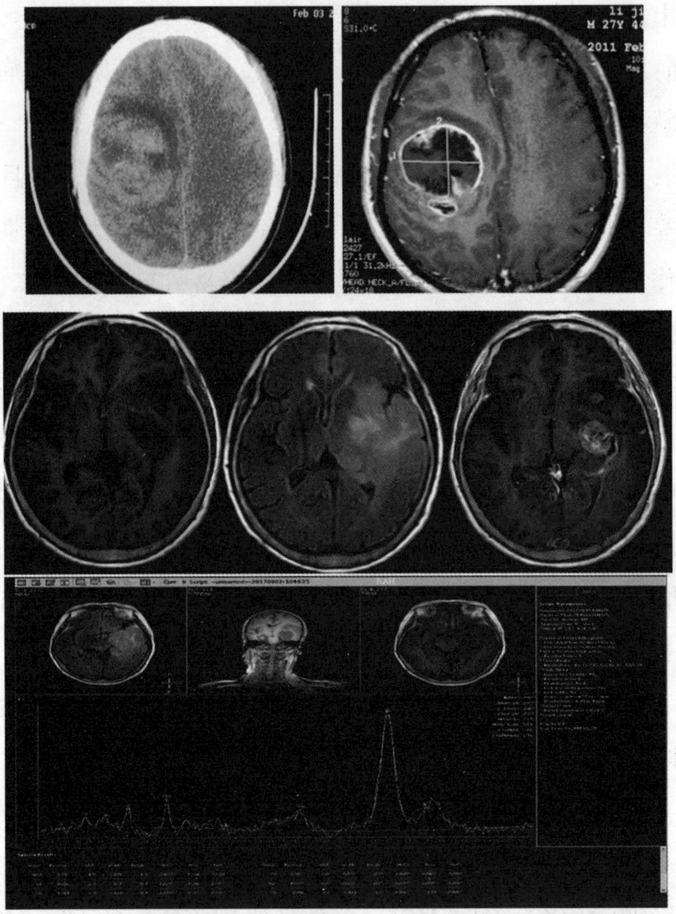

图 3-1 胶质母细胞瘤的 CT 平扫以及 MRI 增强检查

低级别胶质瘤（Ⅰ级、Ⅱ级）主要指弥漫性星形胶质细胞瘤、少突胶质细胞瘤、少突星形胶质细胞瘤三种，也有特殊类型。弥漫性星形胶质细胞瘤信号相对均匀，T_1WI 低信号，多无强化，T_2WI 和 FLAIR 高信号：少突胶质细胞瘤 MRI 表现为弥漫性胶质瘤，但信号不均匀，常有大块状钙化。

间变胶质瘤（Ⅲ级）主要包括间变性星形胶质细胞瘤、间变性少突胶质细胞瘤、间变性少突星形胶质细胞瘤三种。当 MRI 考虑的星形胶质细胞瘤或少突胶质细胞瘤出现强化时，提示间变可能性大。

Ⅳ级胶质瘤为胶质母细胞瘤、胶质肉瘤。胶质母细胞瘤的最主要特征为不规则形周边强化和中央大量坏死，强化外可见脑水肿。 胶质肉瘤根据肉瘤或胶质瘤成分优势，分别表现实性不均匀强化肿块或胶母样表现。

大脑胶质瘤病理上以星形为主，可以为Ⅱ级、Ⅲ级或Ⅳ级，诊断依据为病理学

+MRI。MRI 要求累及 2 个脑叶或以上。常见 T_2/FLAIR 弥漫信号异常，或局部脑灰白质增厚。多数无强化，有强化区域提示病理学Ⅲ级或以上。

室管膜瘤主要指Ⅱ级和间变性（Ⅲ级），也包括特殊型。室管膜瘤边界清楚，位于脑室内，信号可混杂，出血、坏死、囊变和钙化可并存，瘤体强化常明显。黏液乳头型室管膜瘤好发于马尾。

为进一步术前评估，根据病人病情可行磁共振波谱（MRS）、功能磁共振成像（fMRI）、正电子发射体层成像（PET）、弥散张量成像（DTI）、弥散加权成像（DWI）、脑磁图（MEG）、脑电图、电生理等检查。

二、术前质控

（一）术前准备

一般术前准备 3d。

1. 必需的检查项目

（1）血常规、尿常规、血型。

（2）凝血功能、肝肾功能、血电解质、血糖、感染性疾病筛查（乙型肝炎、丙型肝炎、艾滋病、梅毒等）。

（3）心电图、肺部 CT（胸部 X 线片）。

（4）头颅 CT。

（5）头颅 MRI。

2. 根据肿瘤部位和临床表现行针对性检查

如视力、视野检查，脑电图、脑皮质 / 脑干诱发电位等检查。

3. 特殊检查

根据病人病情，必要时行心肺功能、神经电生理检查和认知功能评定；为进一步完善术前评估，可行 MRS、fMRI、PET、DTI、DWI、MEG 等检查。

4. 心理护理

加强心理护理，使病人树立战胜疾病的信心，评估病人焦虑、恐惧的程度，主动关心病人。对功能区肿瘤的病人，做好术前神经功能评价。制订切实可行的护理计划，并向病人介绍成功病例，消除恐惧心理，以良好的心态积极配合手术。

5. 合理安排膳食，加强营养

有利于术中体力消耗及术后伤口愈合，尤其糖尿病、高血压病病人，术前控制好血压及血糖，按医嘱指导饮食。

6. 呼吸道准备

注意保暖，避免感冒。协助做好术前各项辅助检查，指导病人在床上使用大小便器及咳嗽咳痰的方法。术前观察神志、瞳孔、生命体征、颅内压增高的表现，遵医嘱应用脱水剂。有癫痫病史病人禁用口表测温，有精神症状者为预防意外需病人家属陪伴。

7. 术前一日准备

（1）根据医嘱备皮、备血、做皮试。

（2）通知晚十点以后禁食、禁水，以防术中呕吐而误吸。

（3）手术当日早晨准备：①测体温、心率、呼吸频率和血压。②换好手术衣，除去身上贵重物品，排空大小便，必要时留置导尿管。③准备好病历、CT 片、术中用药带入手术室。④遵医嘱打术前针。⑤若有异常情况：如体温超过 37.5℃、女病人来月经、血库通知无相应血源，及时通知医生。

8. 预防性抗菌药物选择与使用时机

（1）按照《抗菌药物临床应用指导原则》选择用药。建议使用第一代、第二代头孢菌素，头孢曲松等；已明确感染的病人，可根据药敏试验结果调整抗菌药物。

（2）预防感染用药时间为术前 30min。

（二）手术适应证

1. 临床诊断为大脑半球胶质瘤

有颅内压增高症状或局灶性症状者需手术治疗，手术方法为幕上开颅肿瘤切除术。

2. 低级别（Ⅰ~Ⅱ级）大脑半球胶质瘤

下列情况应当考虑手术治疗。

（1）临床和影像学资料不能获得确切诊断的病人，建议行手术活检或部分切除以确立诊断。

（2）肿瘤巨大或占位效应明显，有导致脑疝的可能。

（3）治疗难治性癫痫。

（4）为推迟辅助性治疗及其对儿童的副作用（尤其是年龄小于 5 岁的患儿）。

（5）对于大多数浸润生长的大脑半球胶质瘤外科手术无法治愈，这些肿瘤中多数不能完全切除，在条件允许的情况下尽量切除肿瘤可改善预后。

3. 手术风险较大者

手术风险较大者如高龄、妊娠期、合并较严重内科疾病，需向病人或病人家属交代病情；如不同意手术，应当充分告知风险，履行签字手续，并予严密观察。

三、术中质控

为入院第 3d、第 4d。

（一）麻醉方式

全身麻醉。

（二）手术方式

胶质瘤首选治疗策略：手术切除。颅内胶质瘤切除术根据幕上、幕下部位不同行相应入路开颅手术；根据病人病情，术中可选用的手术相关设备包括神经导航系统、术中磁共振、神经电生理监测、B 型超声波探查、超声吸引器系统、术中荧光等。

1. 手术体位

根据幕上、幕下各自部位采取不同体位及相应手术入路。

2. 切口

依据不同部位手术入路采用相应切口，根据肿瘤部位、大小、水肿范围、向周围组织侵犯情况、手术切除范围等综合考虑，调整手术切口大小、形态。

3. 手术过程

常规开关颅、肿瘤分离切除，努力辨别肿瘤与正常组织分界，力争保护重要脑组织神经功能，积极避免各类相应手术并发症。

基本原则：最大范围安全切除肿瘤，即在最大程度保存正常神经功能的前提下，最大范围手术切除肿瘤病灶（强烈推荐）。不能安全全切肿瘤者，可酌情采用肿瘤部分切除术、开颅活检术或立体定向（或导航下）穿刺活检术，以明确肿瘤的组织病理学诊断（推荐）。脑胶质瘤是否实施手术需要考虑下述因素：病人年龄、身体状况、肿瘤数目和部位、新发或是复发肿瘤、复发距离前次手术时间、是否存在其他非肿瘤疾病、手术与非手术的利弊及预计生存期等。

弥漫性胶质瘤通常呈浸润性膨胀生长，但局部易受脑沟、脑回的限制，多沿白质纤维束走向扩展，手术切除的总原则是最大范围地安全切除肿瘤，即以最低程度的组织和神经功能损伤获得最大程度的肿瘤切除（强烈推荐）。基于胶质瘤浸润膨胀的生长方式及血供特点，推荐采用显微神经外科技术及术中导航技术，以脑沟、脑回为边界，沿着肿瘤的可识边界做解剖性切除，如果可行，则力争以皮质及皮质下重要功能结构为临界做超范围切除。

胶质瘤手术活检的推荐适应证：①老年病人或患有严重合并疾病。②术前神经功能状况较差 [卡诺夫斯凯计分（KPS）<70]。③优势半球浸润性生长广泛或侵及双侧半球。④位于功能区皮质、白质深部或脑干部位，临床无法满意切除的病灶。⑤脑胶质瘤病。活检主要包括立体定向（或导航下）活检和开颅手术活检。

手术切除辅助新技术有助于实现最大范围地安全切除脑胶质瘤。推荐：常规时间影像导航、功能神经影像导航、术中神经电生理监测技术和术中 MRI 实时影像神经导航。可推荐：荧光引导的显微手术和术中 B 超影像实时定位；术前及术中以明确肿瘤与周围神经束的空间解剖关系和血氧水平依赖脑功能成像（BOLD-fMRI）做皮质功能定位。

脑胶质瘤手术是否全切及切除程度的判断，推荐术后 24 ~ 72h 内进行影像学 MRI 复查，切除程度判断主要依据 MRI 增强（高级别）或 T_2 / FLAIR 高信号影（低级别）与术前比较。可用于判断肿瘤的手术切除程度如下。

（1）高级别胶质瘤。

对于高级别胶质瘤，如果可行，强烈推荐最大限度地安全切除。手术切除目标：获取精准病理学诊断；缓解颅高压和压迫引起的症状，降低肿瘤细胞负荷，为辅助化学治疗创造有利条件；降低类固醇药物使用，维持较好的生存状况，延长病人生存期。新手术辅助技术，有助于高级别胶质瘤的最大范围地安全切除。

（2）低级别胶质瘤。

对于低级别弥漫性胶质瘤，如果可行，也推荐最大限度地安全切除肿瘤。手术切除目标：明确组织病理学和分子病理学诊断；降低肿瘤细胞负荷，为辅助化学治疗创造有利条件；降低颅内压；缓解神经功能障碍；维持可接受的生活质量；延长病人生存期。

新手术辅助新技术，尤其是脑功能定位，可以增加病人影像学全切除和次全切除比例，减少术后永久性神经功能障碍可能。唤醒手术技术扩大了在功能区实施手术的指征。

（3）弥漫性低级别胶质瘤。

低级别胶质瘤可能发生恶性转化，进展为高级别胶质瘤。手术全切可以降低恶性病变的风险。

4. 术中用药

激素、脱水药、抗菌药，关颅时应用抗癫痫药物。

（三）术中用品

颅骨、硬脑膜修复材料、颅骨固定材料、止血材料、引流管系统。

（四）输血

根据手术失血情况决定。

（五）病理检查

术中快速冰冻病理检查，建议行病理肿瘤分子标记物检测。组织形态观察仍是胶质瘤病理诊断的基础。现有生物学标志物并不是特异或专门针对某一类肿瘤的，对胶质瘤进行分子生物学标记是现代诊断病理学的重要步骤之一。

四、术后质控

术后住院恢复 10d 左右。

（1）术后回病房平卧，严密监测。

（2）术后用药：抗癫痫药物、脱水药、激素等。

（3）术后 1d 切口换药，注意观察切口渗出情况。定期换药，观察伤口情况。

（4）必须复查的检查项目：头颅 CT、MRI 扫描，血常规、肝肾功能、血电解质；根据术前情况酌情复查视力视野、脑电图、脑皮质 / 脑干诱发电位等检查。

（5）术后出现发热、头痛、颈项强直的病人，需要尽早行腰椎穿刺进行脑脊液检查。

（6）术后 7 ~ 10d 切口拆线。

五、手术并发症控制与分析

常见手术并发症及分析控制措施包括如下。

1. 颅内压增高、意识障碍、癫痫、语言运动感觉障碍等

与脑组织损伤、脑水肿、术后血肿或脑积水等有关。

控制目标：密切关注病情变化，及时发现脑疝先兆、癫痫、神经功能障碍等。

控制措施：

（1）密切关注意识及生命体征变化。

（2）频繁呕吐者禁食，保持大便通畅。

（3）记出入量，保持出入量平衡。

（4）吸氧有助于降低颅内压。

（5）给予脱水、激素、抗癫痫、神经保护药物等对症处理。

评价效果：病情观察及时，未发生脑疝、癫痫等严重并发症。

2. 术后感染

与颅内、肺部及泌尿道感染、伤口感染等有关。

控制目标：及早发现感染迹象。

控制措施：

（1）加强无菌操作。

（2）增加营养的摄入。

（3）勤翻身拍背，避免受凉。

（4）密切关注伤口敷料，避免污染。

（5）尽早拔除导尿管，开始下床活动。

评价效果：未出现感染。

3. 深静脉血栓及肺栓塞

与术后卧床时间长、肢体偏瘫、运动功能障碍等有关。

控制目标：密切关注病情变化，及时发现血栓先兆。

控制措施：

（1）术后用弹力袜和间歇性充气泵促进血液回流。

（2）病情允许的情况下，尽早活动以促进早期康复。

（3）术后避免血液浓缩。

评价效果：未出现血栓。

4. 营养不良

与消化系统问题及营养不足有关。

控制目标：尽可能补充各种营养物质。

控制措施：

（1）昏迷及经口进食困难者及时给予留置胃管。

（2）采取少食多餐的方式增加营养的摄入。

（3）饮食应以清淡为宜，限制钠盐和水的摄入。

（4）做好病人及病人家属的饮食宣教，取得病人及家属的配合，做到科学、合理地补充营养。

评价效果：病人各项营养指标改善。

神经肿瘤多学科团队（MDT）是序贯循证地应用医疗技术进行神经肿瘤个性化、系统化综合治疗的组织保障。因此，对于复杂的、单一治疗无法解决的脑胶质瘤临床治疗推荐采用MDT模式。MDT的目标是整合神经肿瘤相关多学科优势，以病人为中心，提供一站式服务。MDT由医疗相关专科医生和专业人员组成，将分散的知识整合成连贯、循证和个性化的治疗原则。指南推荐根据疾病诊治的不同阶段，以关键临床症状为导向，组织MDT核心成员，包括神经外科、神经影像、神经病理、血液病、内分泌、神经心理、神经康复、临床护理、生物样本库、病案库和临终关怀等。神经外科医生是MDT的核心。推荐MDT在固定时间组织脑肿瘤会议和联合门诊，可推荐新型移动医疗模式。MDT基于循证医学原则实施医疗决策，引导个性化精确医疗。

六、疗效评定及预后

（一）对症治疗

脑胶质瘤的对症治疗对最终治疗结果十分重要。对胶质瘤并发的脑水肿颅内压增高、癫痫、深静脉血栓及精神症状、疼痛等伴随症状进行有效治疗，可以改善病人的基础临床状态，提高病人接受手术、放射治疗和化学治疗的依从性，有助于延长生存时间，保持或提高生活质量。脑水肿、颅内压增高是脑胶质瘤治疗中最常见的症状之一，高渗性脱水剂（甘露醇、甘油果糖、高渗盐水和白蛋白等）、利尿剂和皮质醇、类固醇激素，是目前治疗脑水肿、降低颅内压的最常用手段。

（二）放射治疗

1.高级别胶质瘤

高级别胶质瘤包括胶质母细胞瘤（GBM）、间变星形细胞瘤、间变少突细胞瘤和间变少突星形细胞瘤。高级别胶质瘤术后放射治疗可以取得生存获益，推荐术后尽早开始放射治疗，建议采用三维适形放射治疗（3D-CRT）或调强适形放射治疗（IMRT）技术进行肿瘤局部放射治疗，总剂量≤60Gy，按常规剂量分割的方式进行。目前对于高级别胶质瘤放射治疗靶区的范围有争议，推荐靶区设定如下：肿瘤区（GTV）为术后可见病灶和 T_2/FLAIR 异常信号区。临床靶区（CTV）为 GTV 外扩 1 ~ 2cm，CTV 的勾画应是放射治疗医生根据解剖结构进行修正后产生 CTVS，在此基础上外扩 0.3 ~ 0.5cm，即计划靶区（PTVS）。推荐 GTV 的剂量为 60Gy。CTVS 的剂量为 40 ~ 50Gy。对于 GBM，强烈推荐替莫唑胺（TMZ）同步放射治疗和化学治疗，并随后行 6 个疗程的 TMZ 辅助化学治疗（参见 GBM 化学治疗）。

2. 大脑胶质瘤病

标准治疗并未确定，主要治疗依赖个体化的放射治疗。CTV 为 MRI/FLAIR 或 T_2 加权像上的异常信号区域外扩 0.8 ~ 2cm。根据国内外放射治疗经验，推荐 PTV1=45 ~ 54Gy，PTV2=60Gy，分次剂量为 1.8 ~ 2.0Gy。手术或活检证实有高级别胶质瘤成分的大脑胶质瘤病（GC），推荐参考高级别胶质瘤的治疗。

3. 低级别胶质瘤

推荐肿瘤完全切除者，若预后因素属低危者（≤ 2 分）可定期观察；若预后因素属高危者（3 ~ 5 分）应予早期放射治疗。推荐对术后有肿瘤残留者进行早期放射治疗。GTV 为 MRI/FLAIR 或 T_2 加权像上的异常信号区域。CTV 为 GTV 外扩 1 ~ 2cm。强烈推荐低级别胶质瘤放射治疗的总剂量为 45 ~ 54Gy，分次剂量为 1.8 ~ 2.0Gy（Ⅰ级证据）。

4. 室管膜瘤

手术是室管膜瘤的治疗方式，Ⅱ级、Ⅲ级的室管膜瘤术后需要辅助放射治疗。通常采用局部或全脑全脊髓照射。推荐对手术全切者予以观察；部分切除或间变性室管膜瘤者术后全脑放射治疗；若脊髓 MRI 和脑脊液脱落细胞检查均阴性者，可暂缓脊髓照射，若上述检查有一项阳性，应加全脊髓照射。使用术前和术后影像来确定局部靶区。

（1）局部照射：通常使用 MRI 的 T_1 增强像或 T_2 或 FLAIR 像。GTV 为术前肿瘤侵犯的解剖区域和术后 MRI 信号异常区域。CTV 为 GTV 外扩 1 ~ 2cm。推荐颅内肿瘤局部剂量为 54 ~ 59.4Gy，分次剂量为 1.8 ~ 2.0Gy。

（2）全脑全脊髓照射：全脑全脊髓总剂量为 36Gy，分次剂量为 1.8 ~ 2.0Gy，后续颅内病灶去缩野局部追加剂量至 54 ~ 59.4Gy，脊髓病灶局部追加剂量至 45Gy。分次剂量均为 1.8 ~ 2Gy。

（3）脊髓室管膜瘤照射：原发于脊髓的室管膜瘤术后无脑脊液播撒证据，推荐局部照射，剂量为 45 ～ 50.4Gy，如果肿瘤位于脊髓圆锥以下时，总剂量可提高至 60Gy，术后有脑脊液播撒证据，推荐全脑全脊髓照射（CSI），总剂量为 36Gy，随后对脊髓病灶可考虑增加剂量至 45Gy，颅内病灶局部加量至 54 ～ 59.4Gy，分次剂量均为 1.8 ～ 2Gy。

目前，应用于室管膜瘤放射治疗后还需要巩固性化学治疗，化学治疗方案主要包括以铂类为基础的方案，或依托泊苷和环磷酰胺。

（三）化学治疗

1. 高级别胶质瘤

对新诊断的 GBM 病人强烈推荐术后 TMZ 同步放射治疗，口服 TMZ 75mg/m^2，疗程 42d。放射治疗结束后 4w，服用 TMZ 治疗，150mg/m^2，连续用药 5d，28d 为 1 个疗程，若病人耐受良好，则在以后化学治疗中剂量增至 200mg/m^2，化学治疗 6 个疗程（Ⅰ级证据）。高级别胶质瘤也能在亚硝脲类药物中获益，具体用法：PVC 方案（洛莫司汀 + 丙卡巴肼 + 长春新碱）：8w 为 1 个疗程，不超过 6 个疗程。洛莫司汀 110mg/m^2，第 1d，每日口服丙卡巴肼 60mg/m^2，第 8 ～ 21d，静脉给药长春新碱 1.4mg/m^2，第 8d，第 29d。尼莫司汀（ACNU）方案：联合替尼泊苷（VM-26）方案，6w 为 1 个疗程，ACNU 90mg/m^2，第 1d，VM-26 60mg/m^2，第 1 ～ 3d。推荐有条件的单位对高级别胶质瘤病人检测 MGMT 启动子区甲基化状态、异柠檬酸脱氢酶 1/2 突变以及 1p/19q 缺失（Ⅱ级证据）。

2. 低级别胶质瘤

对全切者，无高危因素者可以观察；有高危因素者建议放射治疗和化学治疗。有残留者推荐放射治疗和化学治疗。推荐 TMZ 作为低级别胶质瘤辅助治疗的首选化学治疗药物。推荐有条件的单位对低级别胶质瘤病人检测 1p/19q 缺失，若联合缺失者可先化学治疗（Ⅱ级证据）。异柠檬酸脱氢酶 1 突变者比野生型预后好（Ⅰ级证据）。

3. 儿童胶质瘤

对低级别胶质瘤病人，推荐术后化学治疗，尤其是不能放射治疗的婴幼儿；主要方案有长春新碱 + 卡铂、6- 硫鸟嘌呤 + 丙卡巴肼 + 洛莫司汀（CCNV）+ 长春新碱（TPCV 方案）、低剂量顺铂 + 依托泊苷和 TMZ。对于高级别胶质瘤病人推荐 PCV 方案化学治疗（长春新碱、洛莫司汀和泼尼松）。推荐有条件的单位在儿童胶质瘤化学治疗前检测 MGMT 启动子区甲基化状态。

室管膜瘤及间变性室管膜瘤：对成人初发室管膜瘤病人的化学治疗有争论，缺乏循证医学研究。对复发者建议化学治疗。对间变性室管膜瘤病人，在手术及放射治疗后，可以进行化学治疗。化学治疗主要方案包括：以铂类为主联合化学治疗以及依托泊苷、亚硝脲类化学治疗。

4. 复发胶质瘤

复发肿瘤的治疗，应根据复发部位、肿瘤大小、颅内压情况、病人全身状态以及既往治疗综合考虑。如病人一般状态良好、占位效应明显的局部复发肿瘤，推荐外科手术治疗。对于不适合再进行手术的病人，可推荐放射治疗和（或）化学治疗；如果以前接受过放射治疗不适合再放射治疗者，则推荐化学治疗。对于首次治疗中未曾接受 TMZ 化学治疗的高级别胶质瘤病人，复发后仍推荐采用标准的 TMZ 化学治疗方案。TMZ 剂量 – 强度方案、TMZ 与铂类药物合用、依立替康联合贝伐珠单抗，均可推荐用于复发性高级别胶质瘤的治疗。复发性高级别胶质瘤病人可被推荐参加包括分子靶向治疗、基因治疗、免疫治疗等各种研究性治疗。推荐瑞格非尼用于治疗复发胶质母细胞瘤。

强烈推荐对病人进行临床基本情况复查，主要包括全身情况、认知和精神心理状况、神经系统体征及体格检查、必要的实验室检查以及影像学复查。随访过程中，应对由肿瘤引起或治疗相关性的病症进行监测和处理，包括类固醇激素的使用及其副作用、抗癫痫药物的使用及其副作用、放射治疗和化学治疗的近期及远期副反应等。

目前无循证医学高级别证据来确定随访的时间及间隔。一般低级别胶质瘤应每 3 ~ 6 个月随访 1 次，持续 5 年；以后每年至少随访 1 次。高级别胶质瘤在放射治疗结束后 2 ~ 6w 应随访 1 次，以后每 1 ~ 3 个月随访 1 次，持续 2 ~ 3 年，再以后随访间隔可适当延长。医生还应该根据肿瘤的组织病理、切除程度和肿瘤残余情况、有无新症状出现、是否参加了临床试验、病人的依从性和健康状态来个体化决定随访间隔。

（四）康复治疗

中枢神经系统胶质瘤所致中枢神经受损引起的功能障碍包括：昏迷、疼痛、癫痫、运动功能障碍、感觉功能障碍、抑郁症、焦虑、言语和吞咽功能障碍、认知障碍、视力障碍、精神障碍、二便障碍、日常生活活动能力减退、社会参与能力减退和生活满意度低下等。康复治疗可有效改善病人的功能和生存质量，是非常必要和重要的。建议采用国际上常用的功能评定手段、量表与技术进行功能障碍的评定。康复治疗方法以个体化方案的综合治疗为主，包括推荐物理治疗（Ⅱ级证据）、作业治疗（Ⅱ级证据），强烈推荐言语治疗、认知障碍治疗（Ⅰ级证据）、康复工程、抗痉挛治疗、康复护理、营养支持、娱乐治疗、镇痛治疗、心理治疗和中国传统医学治疗，并可配合相关的药物治疗。

强烈推荐目前国内推广应用的中枢神经疾病的三级康复治疗模式，可以应用到脑胶质瘤病人的康复中。"一级康复"是指病人早期在医院急诊室或神经外科的早期康复治疗；"二级康复"是指病人在康复病房或康复中心进行的康复治疗；"三级康复"是指在社区或在家中的继续康复治疗（Ⅰ级证据）。

七、出院及随访

（一）出院标准

1. 恢复情况

病人术后恢复好，无头痛、发热。

2. 切口

切口愈合良好。

3. 出院指导

（1）饮食指导：清淡饮食，注意营养全面。

（2）药物指导：保证药物按时正确服用，按医生指导做好术后放射治疗和化学治疗。

（3）日常生活能力训练：尤其对于功能缺失病人，配合康复师的指导做好康复训练。

（4）避免情绪激动，保持良好的心态。

（5）鼓励指导病人家属承担起照顾、护理的工作，做好心理安抚及支持，保证后续治疗及康复的有序进行。

（二）随访期限

病人应该定期门诊复查，建立随访档案，出院后 2w、1 个月、3 个月、半年及

1 年时间常规随访，以后每年定期随访 1 ～ 2 次。不适及时就医。

（胡飞　李俊）

第二节　脑　膜　瘤

脑膜瘤（meningioma）是成人常见的颅内良性肿瘤，占颅内原发肿瘤的 14.3% ～ 19%，发病率仅次于胶质瘤。发病的年龄高峰为 45 岁左右，男：女为 1 ：1.8。19% ～ 24% 的青少年脑膜瘤发生于神经纤维瘤病Ⅰ型（von Recklinghausen's）。

脑膜瘤的发生与蛛网膜有关，可发生于任何有蛛网膜细胞的部位（脑与颅骨之间、脑室内、脊髓），特别是与蛛网膜颗粒集中分布的区域相一致。脑膜瘤多与硬脑膜相粘连，但亦可与硬脑膜无关联，如发生在脑室内的脑膜瘤。

脑膜瘤通常为生长缓慢、边界清楚（非侵袭性）的良性病变。少数可呈恶性和（或）快速生长。8% 的病人多发，在神经纤维瘤病病人中尤为多见。偶尔肿瘤呈大片匍匐状生长（斑块状脑膜瘤）。

一、住院过程及一般诊疗质控

（一）收治对象

第一诊断为脑膜瘤，行开颅颅内脑膜瘤切除术。

一般住院日为 10 ～ 12d。

（二）诊断依据

1. 临床表现

常见发病部位包括矢状窦旁、半球凸面、鞍结节、蝶骨嵴、嗅沟、大脑镰、侧脑室、小脑幕、中颅窝、眼眶、脑桥小脑三角、斜坡和枕骨大孔。60% ～ 70% 沿大脑镰（包括矢状窦旁）、蝶骨（包括鞍结节）或凸面生长。儿童脑膜瘤少见，28% 发生于脑室内。

（1）病史：脑膜瘤属良性肿瘤，生长慢，病程长。因肿瘤呈膨胀性生长，病人往往以头疼和癫痫为首发症状。

（2）颅内压增高症状：可不明显。许多病人仅有轻微的头痛，甚至经 CT 扫描偶然发现脑膜瘤。因肿瘤生长缓慢，所以肿瘤往往长得很大，而临床症状还不严重。

有时，病人眼底视盘水肿已相当明显，甚至出现继发视神经萎缩，而头痛并不剧烈，无呕吐。值得注意的是，当“哑区”的肿瘤长得很大无法代偿而出现颅内压增高时，病情会突然恶化，甚至会在短期内出现脑疝。

（3）局部神经功能障碍：根据肿瘤生长的部位及邻近神经血管结构不同，可有不同的局部神经功能障碍。如：蝶骨翼（或嵴）脑膜瘤外侧型（或翼点型）的表现与大脑凸面脑膜瘤类似；内侧型（床突型）多因包绕颈内动脉（ICA）、大脑中动脉（MCA）、眶上裂部位的脑神经和视神经而出现相应的脑缺血表现和脑神经功能障碍。嗅沟脑膜瘤多长到很大时才出现症状，包括福 - 肯（Foster-Kennedy）综合征（同侧视神经萎缩、对侧视盘水肿）、精神改变、如压迫视路导致视野缺损等。

（4）颅骨变化：脑膜瘤常可造成邻近颅骨骨质的变化，表现为骨板受压变薄、破坏，甚至穿破骨板侵蚀至帽状腱膜下，头皮局部可见隆起。有时，肿瘤也可使颅骨内板增厚，增厚的颅骨内可含肿瘤组织。

（5）癫痫：位于额部或顶部的脑膜瘤易产生刺激症状，引起局限性癫痫或全身发作。

2. 辅助检查

（1）脑电图：因脑膜瘤发展缓慢，并呈局限性膨胀生长，脑电图检查时一般无明显慢波。但当肿瘤生长相当大时，压迫脑组织引起脑水肿，此时脑电图可呈现慢波，多为局限性异常 Q 波，脑电图的改变较轻微。脑膜瘤的血管越丰富，δ 波越明显。大脑半球凸面或矢状窦旁脑膜瘤的病人可有癫痫病史，脑电图可辅助诊断。

（2）头颅 X 线平片：由于脑膜瘤与颅骨关系密切，以及有共同的供血途径，容易引起颅骨的改变，头颅平片的定位征出现率可达 30% ~ 60%，颅内压增高症可达 70% 以上，主要表现如下。①局限性骨质改变：可出现内板增厚，骨板弥漫增生，外板骨质呈针状放射增生。一般认为，肿瘤细胞到达硬脑膜后，通过血管途径进入颅骨，引起周围或骨细胞的增生反应。无论有无肿瘤细胞侵入，肿瘤增生部位都提示为肿瘤的中心位置。脑膜瘤引起局部骨板变薄和破坏的发生率为 10% 左右，肿瘤内钙化约占 10%。②颅板的血管压迹增多：可见脑膜动脉沟增粗、扭曲，最常见于脑膜中动脉沟。局部颅骨板障静脉异常增多。

3. 头颅 CT 和 MRI

（1）CT 可见病变密度均匀，增强后强化明显，基底宽，附着于硬脑膜上。CT

非增强扫描值为 60 ~ 70 者常伴沙样瘤钙化。一般无明显脑水肿，少数也可伴有明显的瘤周水肿，有时范围可达整个大脑半球。脑室内脑膜瘤半数可出现脑室外水肿。CT 的优点在于可明确显示肿瘤的钙化和骨质改变（增生或破坏）。

（2）MRI 上一般表现为等长或稍长 T_1、T_2 信号，T_1 像上 60% 肿瘤与灰质等信号，30% 为低于灰质的低信号。在 T_2 像上，50% 为等信号或高信号，40% 为中度高信号，也可能为混杂信号。肿瘤边界清楚，圆形或类圆形，多数边缘有一条低信号带，呈弧形或环形，为残存蛛网膜下腔（脑脊液）。肿瘤实质部分经静脉增强后呈均匀、明显强化。肿瘤基底硬脑膜强化可形成特征性的表现——“脑膜尾征”（dural tail），对于脑膜瘤的诊断有特殊意义。MRI 的优点在于可清晰显示肿瘤与周围软组织的关系。脑膜瘤与脑之间的蛛网膜下腔界面消失，说明肿瘤呈侵袭性生长，手术全切除较困难（图 3-2）。

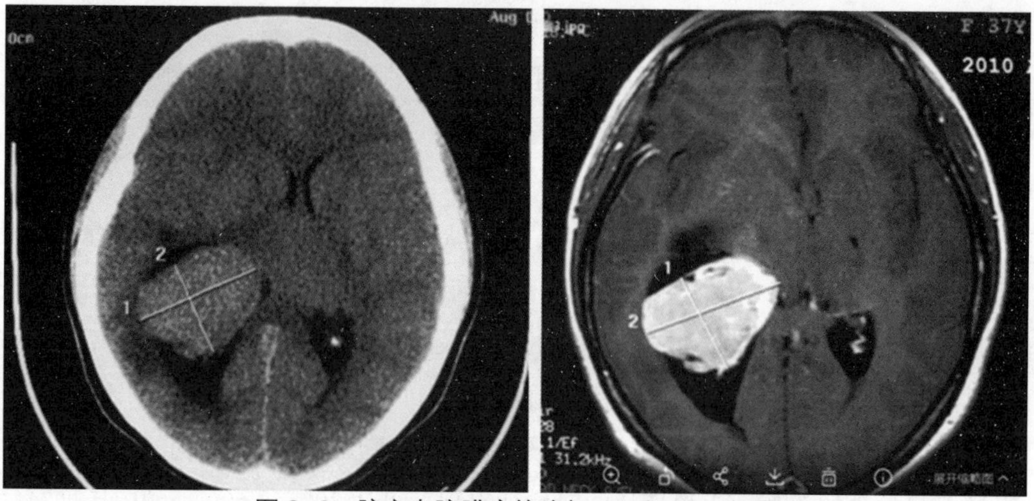

图 3-2　脑室内脑膜瘤的头部 CT 和 MRI 表现

（3）肿瘤基底硬脑膜强化可形成“脑膜尾征”，是脑膜瘤具有特征性的表现，但并不是脑膜瘤所特有的影像表现。邻近硬脑膜的其他病变，如转移癌和胶质瘤等也可有类似影像特点（图 3-3）。

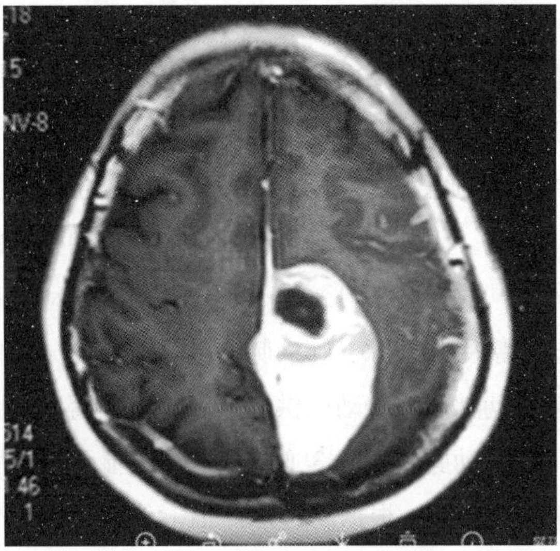

图 3–3　脑膜瘤的“脑膜尾征”

（4）同时进行 CT 和 MRI 增强扫描，对比分析，能得到较正确的定位及定性诊断（图 3–4）。

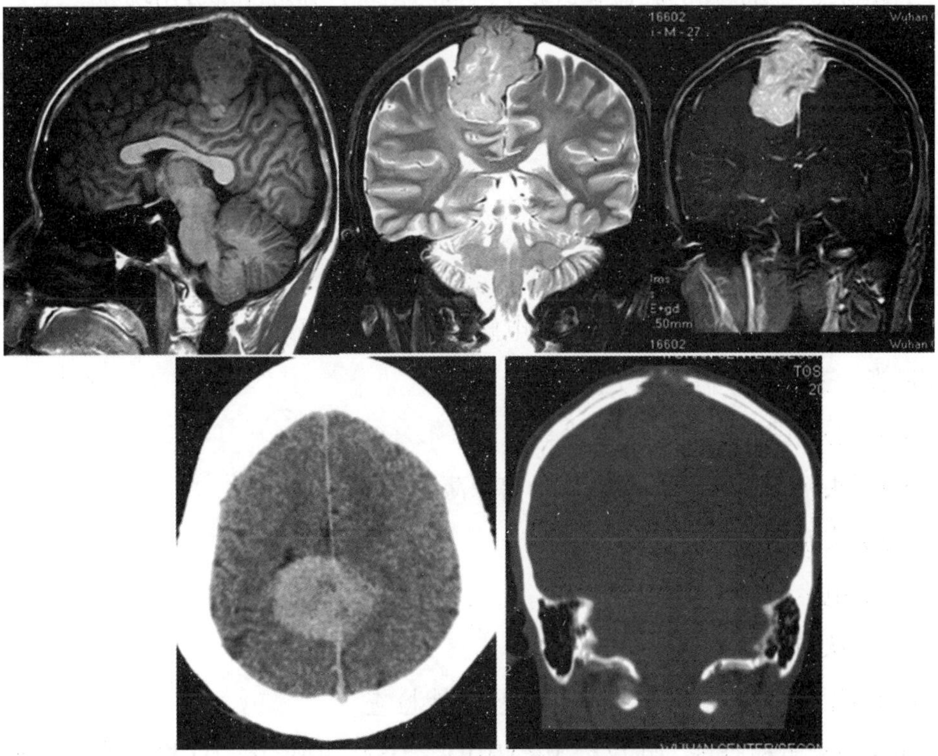

图 3–4　脑膜瘤的 CT、MRI 对比

4. 脑血管造影

可了解肿瘤供血，肿瘤与重要血管的关系，以及硬脑膜静脉窦的情况（决定手术中是否可以结扎）。同时，脑血管造影也为手术前栓塞提供了条件。

约 50% 的脑膜瘤，脑血管造影可显示肿瘤阴影。通常脑膜瘤在脑血管造影影像上具有特征性表现如下。①脑膜血管呈粗细均匀、排列整齐的小动脉网，轮廓清楚，呈包绕状。②肿瘤同时接受来自颈外、颈内动脉或椎动脉系统的双重供血。位于前颅窝底的脑膜瘤可接受眼动脉、筛动脉和大脑前动脉分支供血；位于中颅窝底的脑膜瘤可接受脑膜中动脉、咽升动脉供血；位于后颅窝底的脑膜瘤可由枕动脉、椎动脉脑膜前支、脑膜后动脉供血。③血管造影还可显示硬脑膜窦的受阻情况，尤其是矢状窦 / 大脑镰旁脑膜瘤。根据斜位片评估上矢状窦通畅程度较可靠。④肿瘤的循环速度比脑血流速度慢，造影剂常在肿瘤中滞留。在脑血管造影的静脉期，甚至窦期，仍可见到肿瘤染色，即迟发染色（delayed blush）。肿瘤血管明显且均匀一致延迟充盈的特点有助于确诊。⑤脑膜瘤周围的脑血管呈包绕状移位。

上述特点在脑膜瘤的脑血管造影中可同时出现，亦可能部分出现。

二、术前质控

（一）术前准备

一般 2 ~ 4d。

1. 必需的检查项目

（1）血常规、尿常规、血型。

（2）凝血功能、肝肾功能、血电解质、血糖、感染性疾病筛查（乙型肝炎、丙型肝炎、艾滋病、梅毒等）。

（3）心电图、胸部 X 线平片。

（4）头颅 CT，包含病变区域骨窗像薄层扫描。

（5）头颅 MRI。

（6）电生理功能检查。

（7）认知功能评定。

2. 根据肿瘤部位和临床表现行针对性检查

如视力视野检查等，建议行 MRA/MRV、DSA、功能区 DTI 检查等，明确肿瘤与颅内血管关系。

3. 特殊检查

根据病人病情或年龄 > 65 岁者，行心、肺功能检查。

4. 预防性抗菌药物选择与使用时机

（1）按照《抗菌药物临床应用指导原则》选择用药。

（2）预防感染用药时间为术前 30min。

（二）手术适应证

（1）临床诊断为脑膜瘤，有颅内压增高症状或局灶性症状者需手术治疗，手术方法为开颅脑膜瘤切除术，必要时术中行脑电监测。

（2）病人一般情况好，无高血压、糖尿病、冠心病、凝血功能障碍等严重器质性病变，能够耐受全身麻醉手术。

（3）手术风险较大者（高龄、妊娠期、合并较严重内科疾病），需向病人或病人家属交代病情；如不同意手术，应当充分告知风险，履行签字手续，并予严密观察。

三、术中质控

为入院第 3 ~ 4d。

（一）麻醉方式

全身麻醉。

（二）手术方式

开颅颅内脑膜瘤切除术；根据病人病情，术中可选用手术相关设备，包括神经导航系统、神经电生理监测、超声吸引器系统等。

1. 手术切除

手术切除脑膜瘤是最有效的治疗手段。随着显微外科技术的发展，脑膜瘤手术效果不断提高，使大多数病人得以治愈，但并不能排除复发的可能性。

2. 手术前准备

（1）如果脑水肿严重，手术前 3d 给予激素治疗。甲泼尼龙 8mg，或泼尼松 5mg，每日 2 次。

（2）手术前有癫痫发作者应给予抗癫痫治疗。病史中无癫痫发作但肿瘤位于易引起癫痫部位者，手术前 1w 口服抗癫痫药物，手术当天静脉给予丙戊酸钠，以预防癫痫发作。

（3）肿瘤供血动脉栓塞：对于颈外动脉参与供血的富于血液循环的肿瘤，术前可行供血动脉栓塞。

3. 手术原则

（1）体位：根据肿瘤的部位，侧卧位、仰卧位、俯卧位都是常用的体位。

A. 头位应稍高于身体水平线，可减少手术中出血。

B. 应使肿瘤中心的位置尽可能位于术野最高点。

C. 旋转头颈部时，切勿过度，以免颈静脉和（或）气道受阻，造成颅内压增高。

（2）切口设计。

A. 根据影像学资料提供的肿瘤位置，结合翼点、冠状缝、外侧裂和中央沟等结构的体表投影，设计手术切口。

B. 手术入路应尽量选择距离肿瘤最近的路径，同时应避开重要神经和血管；颅底肿瘤的入路还应考虑到对脑组织的最小牵拉。

C. 对于表浅病变，如凸面脑膜瘤设计切口，关键是使肿瘤恰好位于骨窗的中心；对于深部病变，应同时考虑到是否可早期处理肿瘤基底。

D. 皮瓣基底要足够宽，保障适当的血液供应。

E. 切口应尽量设计在发际内，保障良好的外观效果。

F. 骨瓣大小要保证可充分显露肿瘤并切除受累的硬脑膜。

G. 如采用微骨孔入路，可借助手术导航技术确定手术切口的部位。手术前 1d 在肿瘤的头皮投影附近放置一个标志作为参照点，行头颅 CT 或 MRI 扫描定位，根据 CT 或 MRI 结果设计切口。

（3）为减少手术中对脑组织的牵拉，病人麻醉后可行腰椎穿刺，并置引流管在蛛网膜下腔。剪开硬脑膜前，缓慢放出脑脊液 30 ~ 40mL。对脑水肿明显者，切开头皮时，可给予甘露醇静脉内滴注，剂量为 1 ~ 2g/kg。为防止手术后癫痫发作，手术结束前 30min 静脉给予丙戊酸钠（800mg 入壶）。

（4）手术显微镜的应用：手术显微镜下分离肿瘤，使操作更细致，能最大限度地保护脑组织及重要的神经血管。

（5）对受肿瘤侵蚀的硬脑膜、颅骨，在可能的情况下应一并切除，以防术后复发。对于无法切除的受侵硬脑膜，可行电灼等方法处理。经造影并在术中证实已闭塞的静脉窦也可以切除。以自体筋膜或其他硬脑膜修补材料、钛板等修补缺损的硬脑膜和颅骨。

（6）辅助技术：不耐受 DSA 检查的病人，可行 CTA/MRV 等。术中必要时使用内镜辅助，以减少神经、血管的损伤。术中可使用超声吸引装置（CUSA）等。术中行脑干听觉诱发电位（BAEP），面神经、三叉神经监测，降低术中脑神经损伤概率。

4. 脑膜瘤切除分级

目前，国际应用较多的脑膜瘤切除分级法为辛普森（Simpson）分级法（表 3-1）。这一分类法对统一切除标准、评定脑膜瘤的手术效果有重要的参考价值。但有学者认为此分类法对于凸面脑膜瘤较为适用，对脑室内和颅底脑膜瘤未必适用，如侧脑室三角区脑膜瘤，无硬脑膜和颅骨的附着，颅底脑膜瘤手术多难做到受累颅骨，甚至硬脑膜的切除。故有学者提出了针对颅底脑膜瘤的切除分级，因目前尚未得到广泛认同，在此不做详细介绍。

表 3-1　脑膜瘤切除 Simpson 分级法

级别	切除程度
Ⅰ级	手术显微镜下全切除、受累的硬脑膜及颅骨一并处理（包括受侵的硬脑膜窦）
Ⅱ级	手术显微镜下全切除、受累的硬脑膜电凝或激光处理
Ⅲ级	手术显微镜下全切除、受累的硬脑膜及硬脑膜外扩展病变（如增生颅骨）未处理
Ⅳ级	肿瘤部分切除
Ⅴ级	肿瘤单纯减压和（或）活检

5. 术中用药

激素、脱水药、抗菌药物，关颅时应用抗癫痫药物。

（三）术中用品

颅骨、硬脑膜修复材料，颅骨固定材料，止血材料、引流管系统。

（四）输血

根据手术失血情况决定。

（五）病理学检查

病理学分类有多种，在主要类型之间存在过渡型，在同一个肿瘤中可见一种以上的病理学特征，主要类型包括如下。

1. 三种主要的“典型脑膜瘤”

（1）内皮型：又称合体细胞型，最常见，有大量多角细胞。有人将有密集血管的内皮型脑膜瘤称为血管瘤型脑膜瘤。

（2）纤维或成纤维细胞型：细胞被结缔组织分隔，质地较内皮型和过渡型脑膜瘤坚韧。

（3）过渡型：界于内皮型和纤维型之间，细胞呈纺锤体形，部分区域可见典型的脑脊膜瘤细胞，旋涡状排列，部分有钙化（沙样瘤小体）。

2. 血管母细胞型

不同的学者有不同的称谓。有学者称为“血管外膜细胞瘤”，也有学者称为“血管母细胞瘤”，因为在病理学方面类似于成血管细胞。

3. 非典型脑膜瘤

包括具有一个以上下列特征的上述任何一种脑膜瘤，这些特征包括有丝分裂活动增强（1 ~ 2 个分裂象 / 高倍视野）、细胞密度升高、局灶坏死、巨细胞。细胞多形性不少见，但本身无重要意义。随非典型性升高，肿瘤的侵袭性增强。

4. 恶性脑膜瘤

又称间变性、乳头型或肉瘤型脑膜瘤，特征性改变为有丝分裂常见、侵入皮质，即使在全切除的情况下，也很快复发。极少数发生转移。大量的有丝分裂象或出现乳头样改变，强烈提示恶性。可能年轻病人多见。与其他类型相比，血管母细胞型脑膜瘤表现更为恶性的临床特征。

脑膜瘤的中枢神经系统外转移极为少见，多为血管母细胞型或恶性，常见转移部位为肺、肝、淋巴结和心脏。

四、术后质控

术后住院恢复 10d 左右。

（1）术后回病房 ICU 平卧，严密监护至少 24 ~ 48h。病人麻醉苏醒后，立即进行神经功能评估，并做好记录。如出现神经功能缺损，需进一步分析原因，疑为颅内血肿形成者，需立即行 CT 检查或直接送手术室开颅探查，清除血肿。

（2）术后用药：脑水肿严重者术后应静脉给予脱水药和糖皮质激素、抗癫痫药物等。

（3）术后 1d 切口换药，注意观察切口渗出情况。定期换药，观察伤口情况。

（4）必须复查的项目：头颅 CT、MRI 扫描，血常规、肝肾功能、血电解质。根据病人病情，可选择检查：视力视野、脑电图、脑皮质 / 脑干诱发电位、心肺功能检查、神经电生理检查、认知功能评定。

（5）术后出现发热、头痛、颈项强直的病人，需要尽早行腰椎穿刺，进行脑脊液检查。

（6）术后 7 ~ 10d 切口拆线。

五、手术并发症控制与分析

1. 继发出血

术中或术后继发手术部位或其他部位硬脑膜外血肿、硬脑膜下血肿、脑内血肿等并发症，导致住院时间延长、费用增加。主要因手术过程中止血不彻底或脑挫伤出血，关颅时未做彻底冲洗或没有发现出血处，或缝合硬脑膜时损伤脑表面的血管所致。一旦出现症状，应尽早行头颅 CT 或 MRI 检查，已确诊继发颅内血肿者，严重者需要二次手术清除血肿，只要发现及时，处理妥当，可尽力不留下后遗症。

2. 脑神经血管损伤、术后脑水肿

脑膜瘤病人术中术后脑神经血管损伤、术后继发严重脑水肿，甚至脑梗死，均可能出现意识障碍、头面部或肢体运动、感觉或语言功能障碍，合并脑神经损伤麻痹时，可能出现面部感觉异常，不能察觉食物冷热，可发生烫伤以致并发口腔黏膜感染或溃疡等。出现神经营养性角膜炎，应及时滴眼药水和涂眼药膏，防止角膜溃疡，必要时缝合上下眼睑保护角膜。

3. 癫痫

肿瘤累及运动、感觉皮质时，或手术前病人有癫痫发作史，手术中和手术当天，需静脉应用抗癫痫药物，预防癫痫发作。手术后第 1d 病人可进食后，恢复手术前的（口服）抗癫痫治疗方案。手术后抗癫痫治疗至少 3 个月，无癫痫发作者可逐渐减少药量，直到停止用药。手术前有癫痫病史的病人，抗癫痫治疗时间应适当延长，一般建议 1 ~ 2 年。

4. 脑脊液漏

术后有脑脊液漏可能者，腰椎穿刺持续引流 2 ~ 3d；出现脑脊液漏时可持续 5 ~ 7d，一般可自愈。若脑脊液漏仍不缓解，应考虑二次手术修补漏口。

5. 术后感染

术后切口感染或延期愈合、颅内感染等，导致住院时间延长、费用增加。

6. 预防下肢血栓和肺栓塞

若病人术后有肢体运动障碍或老年病人，短期内不能下床，必要时应给予药物和弹力袜。

7. 其他并发症

如脑肿胀伴急性脑积水、脑卒中、猝死等。为了使手术并发症减少，首先注意手术体位，避免采用坐位或半坐位，以防大量空气进入静脉，造成多脏器空气栓塞，神经外科医生要加强手术技巧训练，打开颅骨气房要及时封闭，熟练使用吸引器和它的压力调整方法，注意保护脑组织，防止过度牵拉，避免盲目电凝、分离或切断血管。如采用显微外科技术，术中进行电生理监测，并发脑神经损伤的风险将会明显减少。

8. 术后伴发其他内、外科疾病

如肺部感染、营养不良、心功能不全、肾功能障碍需进一步诊治，导致住院时间延长。

六、疗效评定及预后

非手术治疗

有症状的病人需要随时采取手术积极处理。不适合手术的应当实施放射治疗。无论肿瘤大小和症状如何，所有手术切除的Ⅲ级脑膜瘤（即便完整切除后）应当接受辅助放射治疗以加强局部控制。以下情况需要考虑术后放射治疗：①无症状Ⅱ级肿瘤。②未完整切除的大的无症状Ⅰ级肿瘤。③未完整切除的大的有症状Ⅰ级或Ⅱ级肿瘤。立体定向放射外科应该替代传统放射治疗作为有症状病例的辅助或首选治疗，但仍应注意避免放射性损伤等副作用。

1. 脑膜瘤的复发及处理

与任何肿瘤一样，脑膜瘤首次手术后，如在原发部位有少许残留，则很可能发生肿瘤再生长复发。恶性和非典型脑膜瘤的 5 年复发率分别为 38% 和 78%。造成良性脑膜瘤复发的原因有 2 个：一是由于肿瘤侵犯或包裹重要神经和血管组织时未能完全切除而残留，如海绵窦脑膜瘤；二是由于肿瘤局部浸润生长，靠近原发灶周边或多或少残存一些瘤细胞。脑膜瘤术后复发多见于被肿瘤侵犯的硬脑膜。

2. 复发脑膜瘤处理方法

（1）放射治疗：放射治疗可能有效，平均复发时间延长。考虑到放射治疗可能引起的放射性损伤和坏死等副作用，对肿瘤可能复发的病人也可行 CT 或 MRI 随访，发现明确复发迹象时再行放射治疗。

（2）手术切除：根据病人年龄、身体状况、症状和体征，以及影像学资料等，决定是否再次手术。再手术的结果不仅仅取决病人年龄和一般状态，还取决于肿瘤的部位，如蝶骨嵴脑膜瘤，复发时若已长入海绵窦，再次手术的困难会更多；但复发的上矢状窦旁脑膜瘤，如已侵犯并阻塞上矢状窦，二次手术可将肿瘤及闭塞的上矢状窦一并切除而获得治愈。

七、出院及随访

1. 出院标准

（1）病人病情稳定，一般状态良好，饮食恢复。

（2）生命体征平稳。体温正常，各项化验无明显异常，手术切口愈合良好，无颅内感染。复查头颅 MRI 显示肿瘤切除满意。

（3）没有要住院处理的并发症和（或）合并症。

2. 随访期限

出院后 2w、1 个月、3 个月、半年及 1 年时间常规随访，以后每年定期随访 1 ~ 2 次。

（蔡伦　徐浩　李俊）

第三节　垂体腺瘤

垂体腺瘤（pituitary adenoma）是属于内分泌系统的一种肿瘤，主要起源于垂体腺的前叶（腺垂体），而起源于神经垂体的病人罕见。垂体瘤约占颅内肿瘤的 10%，30 ~ 40 岁多见，男女均等，其发病率仅次于胶质瘤和脑膜瘤，居颅内肿瘤的第 3 位。2017 版世界卫生组织垂体肿瘤分型，依据腺垂体细胞谱系特异性转录因子表达的不同，确认肿瘤细胞的可能来源，结合激素表达情况进行分类：生长激素（GH）细胞腺瘤、催乳素（PRL）细胞腺瘤、促甲状腺素（TSH）细胞腺瘤、促肾上腺皮质激素（ACTH）细胞腺瘤、促性腺激素细胞腺瘤、裸细胞腺瘤、多激素和双激素细胞腺瘤。根据临床表现分为功能性垂体腺瘤和无功能性垂体腺瘤或静默型腺瘤。根据肿瘤大小：垂体微腺瘤是指肿瘤直径 <1cm 的垂体瘤，肿瘤直径 ≥ 1cm 的称为大腺瘤，肿瘤直径 >4cm 为巨大腺瘤。其他分类方法还包括：影像学侵袭（非侵袭性垂体腺瘤、侵袭性垂体腺瘤）；肿瘤转移或脑脊液播撒（垂体癌）；难治性垂体腺瘤。

一、住院过程及一般诊疗质控

（一）收治对象

第一诊断为垂体腺瘤，行经蝶垂体腺瘤切除术，一般住院日为 10 ~ 14d。

（二）诊断依据

1. 临床表现

垂体瘤的临床表现较为复杂，根据产生原因一般可分为两大类：

1）垂体瘤的占位效应

通常见于非功能性肿瘤。功能性肿瘤中，泌乳素瘤最有可能长大到足以引起占位效应（ACTH 腺瘤的可能性最小）。

（1）头痛：多数无分泌功能的腺瘤可有头痛的主诉，由早期系肿瘤向上发展牵拉鞍隔所致，当肿瘤穿破鞍隔后症状减轻或消失。GH 腺瘤则头痛症状明显而持久，部位不固定。

（2）视交叉受压症状：当肿瘤将鞍隔顶起，或穿破鞍隔向鞍上生长时，可压迫视交叉而产生视力及视野改变，典型的表现为双颞侧偏盲（不一致），还可导致视力下降。

（3）体腺功能变化：可导致不同程度的垂体功能低下。

A. 甲状腺功能低下：怕冷、黏液性水肿、毛发粗。

B. 肾上腺功能低下：直立性低血压，易疲倦。

C. 性腺功能低下：停经（女性），无性欲、不孕。

D. 尿崩症：非常少见（寻找其他病因，包括下丘脑垂体瘤、鞍上生殖细胞瘤）。

E. 高泌乳素血症：PRL 的分泌受下丘脑抑制，垂体柄受压可使部分抑制作用消失。

（4）海绵窦压迫症状。

A. 脑神经受压（Ⅲ、Ⅳ、V1、V2、Ⅵ）：眼睑下垂、面部疼痛、复视等。

B. 海绵窦堵塞：突眼、结膜水肿等。

C. 颈内动脉被肿瘤包裹：可致轻度狭窄，但罕见完全堵塞。

2）垂体瘤的内分泌学表现

多数功能性垂体瘤分泌下列激素之一。

（1）催乳素（PRL）：最常见的内分泌腺瘤，导致女性病人停经－泌乳综合征（Forbes-Albright 综合征）；男性病人阳痿及无生育功能，以及骨质丢失。

（2）促肾上腺皮质激素（ACTH）：又称促皮质激素，ACTH 升高可导致库欣综合征。

A. 内源性高皮质激素血症（库欣综合征）。

B. 纳尔逊综合征：库欣综合征行肾上腺切除的病人中有 10% ~ 30% 出现色素沉积过多 [通过促黑激素（MSH）与 ACTH 之间交叉反应]。

（3）生长激素：导致成人肢端肥大，表现为手、足增大，脚后跟增厚、前额隆起、巨舌、高血压、软组织肿胀、周围神经卡压综合征、使人衰弱的头痛、出汗过多（尤其是手掌）及关节痛。25% 的肢端肥大病人出现甲状腺肿，但化验检查正常。儿童（在骨骺闭合前）GH 水平的升高可导致巨人症而不是肢端肥大。

极少垂体腺瘤可分泌下列激素。

（1）促甲状腺素（TSH）：导致甲状腺毒症。

（2）促性腺激素（LH 和 FSH）：通常不引起临床症状。

2. 辅助检查

所有垂体瘤病人均应行内分泌检查，可提示肿瘤类型、需补充哪种激素、作为治疗前后对比的基础值。通常采用放射免疫法测定激素水平，包括 PRL、GH、ACTH、FSH、LH、MSH、三碘甲腺原氨酸（T3）、甲状腺素（T4）及 TSH。由于垂体激素的分泌呈脉冲性释放，有昼夜节律的改变，因此单项基础值不可靠，应多次、多时间点抽血检查。对疑为 ACTH 腺瘤病人，常需检测血浆皮质醇、24h 尿游离皮质醇（UFC）以及行地塞米松抑制试验和 ACTH 刺激试验。对于肢端肥大症病人需测定生长激素：空腹或随机血清 GH 水平 <2.5μg/L 时可判断为 GH 正常；若 ≥ 2.5μg/L 时需要进行口服葡萄糖耐量试验（OGTT），通常使用口服 75g 葡萄糖进行 OGTT。同时需测胰岛素样生长因子（IGF-1）水平：由于 IGF-1 水平的正常范

围与年龄和性别显著相关，因此测定结果应与年龄和性别相匹配的正常值范围（正常均值 ±2 个标准差）对照。

3. 视力及视野的检查

使用切线屏、Goldman 或 Humphrey 视野检查法进行正规的视野检查（Humphrey 视野检查法需病人良好的合作，否则无效）。

双颞侧偏盲：当垂体瘤压迫视交叉时，典型的视野改变为双颞侧偏盲。如果病人的视交叉为后置型，则可压迫 Willebrand' s 前膝部，导致早期出现外上 1/4 象限视野缺损。

4. 影像学检查

鞍区增强磁共振或动态增强磁共振扫描：鞍区发现明显腺瘤，部分库欣综合征病人 MRI 可能阴性。

二、术前质控

（一）术前准备

一般 1 ~ 2d。

1. 必需的检查项目

（1）血常规、血型、尿常规。

（2）肝肾功能、血电解质、血糖。

（3）凝血功能。

（4）感染性疾病筛查（乙型肝炎、丙型肝炎、艾滋病、梅毒等）。

（5）心电图、胸部 CT（X 线片）。

2. 根据病人病情选择

心、肺功能检查。

3. 术前治疗

术前激素替代治疗，抗生素溶液滴鼻。

4. 预防性抗菌药物选择与使用时机

（1）按照《抗菌药物临床应用指导原则》选择用药。

（2）预防感染用药时间为术前 30min，经鼻蝶窦手术病人术后预防性使用抗菌药物 3d。

（二）手术适应证

（1）经鼻蝶入路手术。经鼻蝶手术的选择需考虑以下几个因素：瘤体的高度；病变形状；瘤体的质地与血供情况；鞍隔面是否光滑完整；颅内及海绵窦侵袭的范围大小；鼻窦发育与鼻腔病理情况；病人全身状况及手术意愿。

适应证为：①存在症状的垂体腺瘤卒中。②垂体腺瘤的占位效应引起压迫症状。③难以耐受药物的不良反应或对药物治疗产生抵抗的催乳素腺瘤及其他高分泌功能的垂体腺瘤（主要为 ACTH 腺瘤、GH 腺瘤）。④垂体部分切除和（或）病变活体组织检查术。

（2）开颅垂体腺瘤切除手术：不能行经蝶窦入路手术者；鼻腔感染病人。

（3）联合入路手术：肿瘤主体位于鞍内、鞍上、鞍旁发展，呈“哑铃”形。

三、术中质控

为入院第 3 ～ 4d。

（一）麻醉方式

全身麻醉。

（二）手术方式

1.经鼻蝶窦入路手术

①显微镜下经鼻蝶窦入路手术：仰卧位，根据肿瘤生长方向适当调整头后仰的角度。经鼻中隔黏膜下沿中线进入，暴露蝶窦前壁及蝶窦开口，打开蝶窦前壁后处理蝶窦黏膜，暴露鞍底骨质，定位后剪开鞍底硬脑膜，暴露肿瘤后，沿一定顺序用环形刮匙、吸引器、肿瘤钳切除肿瘤；瘤腔用止血材料适度填塞，重建鞍底（必要时使用自身筋膜、肌肉或脂肪等进行修补）；鼻中隔及黏膜复位；鼻腔适度填塞。②神经内镜下经鼻蝶入路：a. 经内镜进入选定的鼻孔（常规经右侧），用浸有肾上腺素稀释液（1mg 肾上腺素 /10mL 生理盐水）的棉片依次填塞在下鼻道、中鼻道及上鼻道，使得鼻道间隙明显扩大后，将内镜沿鼻道进入蝶筛隐窝，可发现蝶窦开口。b. 沿蝶窦开口前缘向内侧在蝶窦前壁及鼻中隔的筛骨垂直板上做弧形切开，将黏膜瓣翻向后鼻孔（近中鼻甲根部有蝶腭动脉分支），显露蝶窦前壁。c. 磨除蝶窦前壁骨质及蝶窦腔内分隔，充分暴露鞍底。可见颈内动脉 – 视神经隐窝（OCR）、视神经管隆起、颈内动脉隆起、斜坡隐窝、蝶骨平台等解剖标志。充分打开鞍底骨质。穿刺后切开鞍底硬膜，可以采用沿肿瘤假包膜分离或者采用刮匙和吸引等方式切除

肿瘤。切除肿瘤后采用可靠方法进行鞍底重建，蝶窦前壁黏膜瓣及鼻甲予以复位后撤镜。d. 术后处理：其余同经鼻显微手术。

2. 开颅手术

（1）经额下入路的手术方法如下。①头皮切口：多采用发际内冠状切口。②颅骨骨瓣：一般做右侧额骨骨瓣，前方尽量靠近前颅底。③肿瘤显露：星状切开硬脑膜，前方与眶上平齐。沿蝶骨嵴侧裂锐性切开蛛网膜，释放脑脊液，降低颅内压。探查同侧视神经和颈内动脉，显露视交叉前方的肿瘤。④肿瘤切除：电凝并穿刺肿瘤，切开肿瘤假包膜，先行囊内分块切除肿瘤。在游离肿瘤周边，逐步切除肿瘤。对于复发的肿瘤，术中注意不要损伤肿瘤周边的穿支动脉和垂体柄。

（2）经翼点入路的手术方法如下。①皮瓣及骨瓣：翼点入路的皮肤切口尽量在发际线内。骨瓣靠近颅底，蝶骨嵴尽可能磨除，以便减轻对额叶的牵拉。②肿瘤显露：锐性切开侧裂池，释放脑脊液。牵开额叶，显露视神经和颈内动脉。从视交叉前后、视神经－颈内动脉和颈内动脉外间隙探查，从而显露肿瘤主体。③肿瘤切除方法同上。

3. 联合入路的手术方法

以上各种入路联合内窥镜或显微镜经鼻蝶手术。

（三）术中用品

硬脑膜修补及止血材料。

（四）输血

视术中情况决定。

（五）病理

冰冻（视情况而定），石蜡切片。

四、术后质控

住院恢复 7 ~ 10d。

1. 必须复查的检查项目

头颅 MRI，根据垂体腺瘤类型复查相关激素水平和血电解质。

2. 术后常用药

抗菌药物，视病情使用治疗尿崩症状的相应药物。

五、手术并发症控制与分析

1. 术后出血

表现为术后数小时内出现头痛伴视力急剧下降，甚至意识障碍、高热、尿崩症等下丘脑紊乱症状。应立即复查 CT，若发现鞍区或脑内出血，要采取积极的方式，必要时再次经蝶或开颅手术清除血肿。

2. 脑内血肿

开颅手术时由于脑压板过度牵拉、损伤额叶，可出现脑内血肿；巨大垂体腺瘤只能部分切除时易发生残瘤卒中，故术后应注意观察病人瞳孔变化，一旦病情恶化立即行 CT 检查，及时发现血肿并处理，必要时再次开颅清除血肿和减压。此外，开颅手术时提倡开展无脑压板手术治疗。

3. 术后视力下降

常见原因是术区出血、鞍内填塞物过紧、急性空泡蝶鞍、视神经血管痉挛导致急性视神经缺血等也可以致视力下降。术后密切观察病情，一旦出现视功能障碍应尽早复查 CT，发现出血应尽早手术治疗。

4. 脑脊液漏

对破口小、术中仅见脑脊液渗出者，用吸收性明胶海绵填塞鞍内，然后止血；用干燥人工硬膜或吸收性明胶海绵加纤维蛋白黏合剂封闭鞍底硬膜；破口大者需要用自体筋膜或肌肉填塞，压迫止血，但需避免损伤漏口，再用干燥人工硬膜加纤维蛋白黏合剂封闭鞍底硬膜，术毕常规行腰大池置管引流。术中脑脊液漏修补成功的判断标准：以在高倍显微镜或内镜下未发现有明确的脑脊液渗出为标准。

5. 术后感染

多继发于脑脊液漏病人。常见临床表现包括体温超过 38℃或低于 36℃；有明确的脑膜刺激征、相关的颅内压增高症状或临床影像学证据；腰椎穿刺脑脊液检查可见白细胞总数 $>500\times10^6/L$，甚至达 $1000\times10^6/L$，糖为 2.8 ~ 4.5mmol/L（或者 <2/3 血糖水平），蛋白质 >0.45g/L，细菌涂片阳性发现，脑脊液细菌学培养阳性。同时酌情增加真菌、肿瘤、结核及病毒的检查，以利于鉴别诊断。

6. 额叶挫伤

常发生在开颅额下入路手术，由于脑压板过度牵拉额底所致。术后应注意观察病人瞳孔变化，一旦病情恶化立即行 CT 检查，及时发现血肿和挫伤灶，及时处理，必要时开颅清除血肿和减压。

7. 视神经及颈内动脉损伤

开颅手术在视交叉、视神经间歇中切除肿瘤，经蝶窦入路手术凿除鞍底损伤视神经管或用刮匙、吸引器切除鞍上部分肿瘤时可能损伤视神经，特别是术前视力微弱的病人，术后会出现视力下降甚至失明。只能靠娴熟的显微技术和轻柔的手术操作来预防，治疗上不需再次手术，可用神经营养药、血管扩张药和高压氧治疗。若颈内动脉损伤，引起术中大出血，甚至危及病人生命。此时，应立即更换粗吸引器，保持术野清晰，迅速找到出血点，如破口不大，可用止血材料、人工脑膜及棉片等进行压迫止血；如破口较大，则局部填塞，压迫止血后转介入治疗。这类病人术后均需血管造影检查，以排除假性动脉瘤。

8. 中枢性尿崩症

如果截至出院未发生尿崩症，应在术后第 7d 复查血钠水平。如出院时尿崩情况仍未缓解，可选用适当药物治疗至症状消失。

9. 垂体功能低下

术后第 12w 行内分泌学评估，如果发现任何垂体 – 靶腺功能不足，都应给予内分泌替代治疗。

六、疗效评定及预后

（1）生长激素腺瘤：生长激素水平 <1μg/L，IGF–1 水平降至与性别、年龄相匹配正常范围为治愈标准。

（2）PRL 腺瘤：在没有多巴胺受体激动剂等治疗情况下，女性 PRL<20μg/L，男性 PRL<15μg/L，术后第 1d PRL<10μg/L 提示预后良好。

（3）ACTH 腺瘤：术后第 2d 血皮质醇 <20μg/L，24h 尿游离皮质醇和 ACTH 水平在正常范围或低于正常水平（UFC）。术后 3 ~ 6 个月内血皮质醇、24h 尿游离皮质醇和 ACTH 在正常范围或低于正常水平，临床症状消失或缓解。

（4）TSH 腺瘤：术后第 2d 内 TSH、游离 T3 和游离 T4 降至正常。

（5）促性腺激素腺瘤：术后第 2d FSH 和 LH 水平降至正常。

（6）无功能腺瘤：术后 3 ~ 6 个月 MRI 检查无肿瘤残留。

对于功能性腺瘤，术后激素水平恢复正常持续 6 个月以上为治愈基线；术后 3 ~ 4 个月进行首次 MRI 检查，之后根据激素水平和病情需要 3 ~ 6 个月复查，达到治愈标准时 MRI 检查可每年复查 1 次。

根据复查结果酌情放射治疗、γ 刀治疗、药物治疗。

七、出院及随访

（一）出院标准

（1）无发热，无脑脊液鼻漏，已拔除鼻腔纱条。

（2）尿量正常，需逐渐停用治疗尿崩药物（1 ~ 2w 减量 1 次，争取 1 ~ 1.5 个月停药）。

（3）没有要住院处理的并发症和（或）合并症。

（二）随访

术后第 1d 及出院时行垂体激素及其他相关检查，如视力、视野等，详细记录病人症状、体征变化。推荐早期（术后 1w 内）行垂体增强 MRI 检查。强调健康教育，嘱咐长期随访对其病情控制及提高生存质量的重要性，并给予随访卡，告知随访流程。病人每年将接受随访问卷调查，若有地址、电话变动时，及时告知随访医生。

术后第 6 ~ 12w 进行垂体激素及相关检测，以评估垂体及各靶腺功能。对于有垂体功能紊乱的病人给予相应的激素替代治疗，对于有并发症的病人随诊相应的检查项目。

术后 3 个月复查垂体 MRI，评估术后影像学变化，同时记录病人症状、体征变化。对于垂体功能紊乱，需激素替代治疗的病人，应每月随访其症状、体征变化及激素水平，记录其变化，及时调整替代治疗。病人病情平稳后，可每 3 个月评估垂体及各靶腺功能，根据随诊结果，调整激素替代治疗。有些病人需要终生激素替代治疗。

根据术后 3 个月随访结果，在术后 6 个月选择性复查垂体激素水平和垂体 MRI 等相关检查。对于控制良好的病人，术后每年复查垂体激素及相关检查，根据病人病情控制程度复查垂体 MRI；对有并发症的病人应每年进行 1 次对并发症的评估。术后 5 年适当延长随访间隔时间，推荐终生随诊。

（马杰　范明波　徐浩　李俊）

第四节 颅咽管瘤

颅咽管瘤（craniopharyngioma）起源于原始口腔外胚层形成的颅咽管残余上皮细胞，占全部脑肿瘤的2.5%～4%，是常见的颅内先天肿瘤。各年龄均可发病，但以青少年多见，约半数为儿童发病。肿瘤多发于鞍上，可向下丘脑、鞍旁、鞍内、第三脑室、额底、脚间池发展。压迫视交叉、垂体，影响脑脊液循环。肿瘤多数为囊性或部分囊性，完全实质性者较少见。肿瘤囊壁由肿瘤结缔组织基质衍化而来，表面光滑。囊壁内面可见小点状钙化灶。囊内含有黄褐色或暗褐色囊液，并含有大量胆固醇结晶。显微镜下可见典型的造釉器样结构。

一、住院过程及一般诊疗质控

（一）收治对象

第一诊断为颅咽管瘤，行手术治疗，一般住院日为12～14d。

（二）诊断依据

1.临床表现

1）发病年龄

5～10岁好发，是儿童最常见的鞍区肿瘤。

2）视力视野障碍

肿瘤位于鞍上，可压迫视神经、视交叉甚至视束，早期即可有视力减退，多为缓慢加重，晚期可致失明。视野缺损差异较大，可有生理盲点扩大、象限性缺损、偏盲等。成人尚可见到双颞侧偏盲、原发性视神经萎缩；儿童常有视盘水肿，造成视力下降。

3）内分泌紊乱

小儿较成人多见。主要是由于肿瘤压迫或侵犯垂体和下丘脑所致。临床多见以如下某一表现为主的垂体和下丘脑联合症候群。

（1）垂体功能障碍：多种垂体激素分泌不足的表现如下。

A.儿童骨骼发育迟缓，骨骺不愈合，与生长激素（GH）分泌不足有关。

B.易于乏力倦怠，食欲不振，与促甲状腺素（TSH）分泌不足相关。

C.面色苍白与促黑素（MSH）分泌不足有关。

D. 性器官发育不良，成人性功能低下与性腺激素（LH 和 FSH）分泌不足有关。

E. 妇女停经和泌乳障碍，与催乳素（PRL）分泌异常有关。

（2）下丘脑功能障碍：一般来讲，只有当病变侵犯双侧下丘脑时才会出现症状。

A. 体温异常：变温（后部丘脑），低体温（通常是后部下丘脑）和高体温（前部下丘脑）；正常体温调节的调节中枢（thermostat）在视前区的前部，而对升高和降低体温的生理反应中枢在后部下丘脑。

B. 意识和睡眠障碍：意识水平和睡眠方式的控制中枢部分在下丘脑，其后部病变可导致嗜睡或昏迷，罕有失眠。

C. 自主神经功能紊乱：下丘脑腹内侧和后部（交感输出）病变和室旁，外侧和前区（副交感输出）的病变可造成自主神经功能紊乱，表现为血压波动、心律异常、呼吸紊乱伴有肺水肿和（或）出血，以及神经源性的消化道溃疡。

D. 水平衡紊乱：水平衡的控制通过视上核和室旁核的渗透压感受器调节，此区的损伤可导致抗利尿激素分泌不正常，严重者可出现尿崩症；视上核－垂体束损伤可导致一过性尿崩。

E. 肥胖：下丘脑腹内侧区（饱中枢）损伤导致贪食，也可由于损伤横过此区的儿茶酚胺旁路所致。瘦弱是外侧下丘脑受损的非常罕见的症状。

F. 非产后泌乳：是由于正常情况下抑制垂体分泌催乳素的下丘脑多巴胺能旁路紊乱。

G. 记忆障碍：可能源于手术时损伤乳头体、下丘脑腹内侧区或双侧乳头丘脑束所致。

H. 精神异常：下丘脑腹内侧区损伤导致抑制障碍（克制障碍）、易怒或恐惧。

4）颅内压增高症状

多见于合并脑积水的病人。造成颅内压增高的主要原因是肿瘤向上生长侵入第三脑室，梗阻室间孔。颅高压在儿童除表现为头痛、呕吐外，还可出现头围增大、颅缝分离等。

5）局部神经功能障碍

（1）肿瘤向鞍旁发展可产生海绵窦综合征。

（2）向前颅窝发展，可有精神症状、记忆力减退、大小便不能自理、癫痫及失嗅等。

（3）向中颅窝发展，可产生颞叶损伤症状。

（4）肿瘤向后（斜坡、脑桥小脑三角）发展，产生脑干以及小脑症状。

2. 辅助检查

1）神经影像学检查

（1）头颅 X 线平片：鞍上有钙化斑（儿童 90%，成人 40%）。同时在儿童还可见颅缝分离、脑回压迹增多等。

（2）头颅 CT：鞍上占位病变，可为囊性或实性。多有钙化灶且有特征性的环状钙化（蛋壳样）表现。

（3）头颅 MRI：鞍上占位病变。肿瘤影像清晰，实体肿瘤表现为长 T_1 和长 T_2；囊性表现取决于囊内成分，液化坏死和蛋白增高为稍长 T_1 和长 T_2，液化胆固醇为短 T_1 长 T_2。

2）血内分泌检查

血 GH、T3、T4、LH、FSH、ACTH、PRL 等检测值常低下。

3）视力视野检查

二、术前质控

（一）术前准备

一般 2 ~ 4d。

1. 必需的检查项目

（1）血常规、血型、尿常规。

（2）肝肾功能、血电解质、血糖。

（3）凝血功能。

（4）感染性疾病筛查（乙型肝炎、丙型肝炎、艾滋病、梅毒等）。

（5）心电图、胸部 X 线片。

2. 根据病人病情选择

心、肺功能检查。

3. 预防性抗菌药物选择与使用时机

（1）按照《抗菌药物临床应用指导原则》选择用药。

（2）预防感染用药时间为术前 30min。

（二）手术适应证

手术是颅咽管瘤最主要的治疗手段，应在充分保护垂体－下丘脑功能及视路结构的前提下积极追求全切除，这是保证病人无瘤长期生存的基础。

三、术中质控

为入院第 3 ～ 4d。

（一）麻醉方式

全身麻醉。

（二）手术方式

颅咽管瘤是一种起源于脑实质外的肿瘤，但是会突入脑实质生长。颅外入路（经蝶、扩大经蝶等）、经颅入路（经翼点、扩大翼点等）、经颅经脑入路（经终板、胼胝体、侧脑室等）均被用于肿瘤切除。术者应该根据不同分型的颅咽管瘤，在不同入路的优势和使用不同入路的代价之间进行权衡，选择最佳预后的入路。

颅咽管瘤切除术的关键是肿瘤与下丘脑－垂体柄及下丘脑组织之间关系的明确与辨识。肿瘤与颅内正常结构之间存在蛛网膜、软脑膜以及胶质反应层界面。在这些界面分离肿瘤不容易损伤正常神经组织及大脑动脉环的细小分支血管。肿瘤的钙化需要经过仔细的锐性分离，多数情况下只要在直视下锐性分离就能安全地全切除。尽量识别和保留垂体柄，垂体柄的辨认与保护可以作为下丘脑保护的标志性结构，应积极寻找和保护。根据术前影像学表现判断垂体柄的位置，术中根据垂体柄与不同类型肿瘤的关系，尽可能多地或完整地保留垂体柄，可减少和减轻术后尿崩症。

（三）术中用品

止血材料、硬脑膜及颅骨修补材料。

（四）输血

根据术中情况酌情输血。

四、术后质控

住院恢复 7d。

（1）术后回病房平卧 6h。

（2）术后第 1d 给切口换药，注意观察切口渗出情况。

（3）术后出现发热、头痛、颈项强直的病人，需要尽早行腰椎穿刺进行脑脊液检查。

（4）术后第7d给切口拆线。

五、手术并发症控制与分析

1. 下丘脑损伤

主要表现为：尿崩症（和电解质紊乱）、高热和意识障碍。

（1）如出现体温失调，特别是高热，应行物理降温或低温对症治疗。

（2）术后记录24h出入量，注意尿色和尿比重；术后当天及以后3 ~ 5d内监测血电解质，出现异常时应每日至少复查2次，及时调整水盐摄入量。

补液途径包括：胃肠道为主，输液为辅，呋塞米排钠，补充细胞外液。血钠下降速度<0.05mmol/h。有条件者应同时监测中心静脉压，结合尿量来指导补液量。

（3）尿崩症。

A. 若尿量超过250mL/h，持续1 ~ 2h，尿比重低于1.005，可诊断尿崩症。

B. 应注意补充丢失的液体，同时结合药物治疗。

常用药物：去氨加压素。

a. 长效制剂，30 ~ 45min起效，可维持4 ~ 8h。

b. 药效存在个体差异。

c. 小剂量开始，控制尿量<150mL/h。

d. 给药指征：连续2h尿量为200 ~ 250mL/h。

e. 过量引起少尿/尿闭（用呋塞米对抗）、水中毒。

f. 尿是排钠的重要途径。单纯依靠减少尿排出纠正高钠是错误的，应补水排钠并重。

2. 脑积水

如术后出现继发脑积水，可行分流术。

3. 化学性脑膜炎

术中避免囊液流入脑室和蛛网膜下腔，如发生脑膜炎，可给予激素治疗，多次腰椎穿刺充分引流炎性脑脊液。

4. 癫痫

手术当日不能口服时，应静脉或肌注抗癫痫药，手术后早期静脉持续泵入抗癫痫药物[如丙戊酸钠，1mg/（kg·h）]，能进食后替换为口服抗癫痫药，注意保持抗癫痫药物的有效血药浓度，同时注意皮疹、血细胞下降和肝功能损害等药物副作用。

5. 其他局部神经功能障碍

如偏瘫、失语等。高压氧治疗具有一定疗效。偏瘫病人应注意患肢的被动活动和锻炼，防止关节僵硬和肌肉萎缩；短期内不能下地的病人应给予预防深静脉血栓和肺栓塞的治疗，如低分子肝素和弹力袜等。

6. 内分泌功能障碍

术后应常规复查垂体和下丘脑激素水平，并与术前相比较。对于有内分泌功能障碍的病人，应尽可能给予相应的内分泌药物替代治疗。

7. 残存肿瘤

手术未能全切肿瘤时，术后可行放射治疗，对于控制肿瘤复发具有一定效果。但鉴于放射治疗的副作用，尤其对大脑发育的影响，不主张对儿童病人行放射治疗，尤其是学龄前儿童。

六、疗效评定及预后

对颅咽管瘤病人进行相对满意的手术治疗并能取得较好的预期结果至今仍是对于神经外科医师的巨大挑战之一，因为治疗策略与手术水平不一，各地病人间的生存复发率、垂体 - 下丘脑功能、生存质量等差异较大。对于姑息性治疗，如放疗、化疗、干扰素治疗等的远期疗效仍需进一步研究与评价。颅咽管瘤切除术后仍有一定的复发比例，注意及时复查，以避免或减少肿瘤复发导致的各种神经功能障碍。

七、出院及随访

（一）出院标准

（1）无发热，无脑脊液鼻漏，伤口愈合良好。

（2）尿量正常，需逐渐停用治疗尿崩药物（1 ~ 2w 减量 1 次，争取 1 ~ 1.5 个月停药）。

（3）没有要住院处理的并发症和（或）合并症。

（二）随访

随访能及时发现肿瘤复发，对水、电解质及内分泌状态进行及时的纠正和治疗。应在术后第 14d、30d、3 个月、6 个月及 1 年进行内分泌、电解质、肝肾功能及鞍区 MRI 检查（必要时增加随访频率），并且记录体质指数及生活质量评估结果。

建议参考迪夫（Duff）等或德·维勒（De Vile）等的生活质量评估量表，对神经系统功能、视力视野、垂体功能、下丘脑功能、精神心理，以及儿童受教育能力和成人工作能力等方面进行评估。1 年以后，每年随访至少 1 次，除以上所有内容，还应包括骨龄（儿童）或骨密度（成人）检查。鉴于颅咽管瘤大部分在 5 年内复发，建议对所有病人随访至少 5 年。同时应注意病人的饮食摄入及体重情况，进行必要的相应控制，避免因下丘脑功能障碍，出现过度饮食，导致过度肥胖，出现相关并发症。

（曹敏　李俊）

第五节　听神经瘤

听神经瘤（acoustic neuroma）是起源于神经膜细胞的良性肿瘤，主要发生于听神经的前庭支。在极少数情况下，肿瘤直接来自脑神经Ⅷ的听支。面神经的神经膜细胞肿瘤如果位于脑桥小脑三角时，与听神经瘤很难区别。但是，面神经的神经膜细胞肿瘤累及颞骨的机会更多、很容易破坏整个面神经管而较早引起面神经功能异常，这些都是其区别于听神经瘤的特征。

一、住院过程及一般诊疗质控

（一）收治对象

第一诊断为听神经鞘瘤，行开颅手术，一般住院日为 10 ~ 12d。

（二）诊断依据

1. 临床表现

最常见的症状为肿瘤压迫前庭神经的耳蜗部造成缓慢进展的单侧感觉性听力丧失。典型的临床表现和发生次序如下。①耳鸣或发作性眩晕：耳鸣（高频）大多为首发症状，继而出现一侧听力隐匿性地进行性减退、失聪。由耳鸣或眩晕到耳聋一般历时 1 年以上。②同侧角膜反射减弱或消失：继听力减退之后，常伴一侧面部麻木和角膜反射减退或消失。③小脑症状：眼球水平震颤，向病侧注视更为明显，肢体肌张力减低、共济障碍。④后组脑神经麻痹：进食呛咳、咽反射消失、声音嘶哑等。⑤锥体束征：常为病变同侧肢体无力、反射亢进和病理征，晚期可出现双侧锥体束征。⑥高颅内压症状：头痛、呕吐和视盘水肿。长期的高颅内压可引起视盘继发性萎缩。导致双侧视力下降和失明。⑦面瘫：虽然肿瘤同面神经关系紧密，但病人很少表现为面瘫，仅在病程晚期出现。

2. 辅助检查

（1）行听力和电测听检查。

（2）1 个月内头颅 MRI T_1、T_2 平扫加强化。

（3）头颅 CT 平扫，必要时颅底薄层 CT 评价内听道扩大情况及乳突气化程度。

（4）肿瘤累及颅底血管时，酌情行头颅 CTA 检查。

3. 鉴别诊断

听神经鞘瘤主要应与颅中窝脑桥小脑三角的其他肿瘤鉴别。如与脑膜瘤、三叉神经鞘瘤、海绵状血管瘤、胆质瘤等鉴别，根据临床表现、CT 及 MRI 等影像学特点较易区别。

二、术前质控

（一）术前准备

1. 必需的检查项目

（1）血常规、尿常规、血型。

（2）凝血功能、肝肾功能、血电解质、血糖、感染性疾病筛查（乙型肝炎、丙型肝炎、艾滋病、梅毒等）。

（3）心电图、胸部 CT（X 线片）。

（4）头颅 CT、MRI。

（5）行听力和电测听检查。

（6）其他检查：眼底视野、前庭功能检查。

2. 特殊检查

根据病人病情，必要时行心肺功能检查、CTA、DTI、DWI 检查和认知功能评定。

3. 预防性抗菌药物选择与使用时机

（1）按照《抗菌药物临床应用指导原则》选择用药。建议使用第一代、第二代头孢菌素，头孢曲松等；明确感染病人，可根据药敏试验结果调整抗菌药物。

（2）预防性用抗菌药物，时间为术前 30min。

（二）手术适应证

（1）临床诊断为听神经良性肿瘤，有颅内压增高症状或局灶性症状者需手术治疗，手术方法是开颅听神经肿瘤切除术。

（2）手术风险较大者（高龄、妊娠期、合并较严重内科疾病），需向病人或家属交代病情；如不同意手术，应当充分告知风险，履行签字手续，并予严密观察。

（3）放射治疗：①肿瘤直径小于 3cm。②手术有残留或复发。③病人体质差或合并有其他系统疾病不能耐受手术者。

三、术中质控

为入院第 3 ～ 4d。

1. 麻醉方式

全身麻醉。

2. 手术方式

开颅听神经肿瘤切除术，手术入路包括：枕下乙状窦后入路（最常用）、颅中窝入路、经迷路入路。术中行神经电生理监测，根据病人病情，可选用手术相关设备，包括神经导航系统、超声吸引器系统等。

3. 手术置入物

颅骨、硬脑膜修复材料，止血材料，颅骨固定材料。

4. 术中用药

激素、脱水药、抗菌药物。

5. 输血

根据手术失血情况决定。

6. 病理

冰冻（视情况而定），石蜡切片。

四、术后质控

术后住院恢复 12d。

1. 必须复查的检查项目

头颅 CT 或 MRI 扫描、听力检测、血常规、肝肾功能、血电解质等。

2. 特殊检查

根据病人病情，必要时行心肺功能、认知功能评定、DTI、DWI、神经电生理检查、前庭功能检查等。

3. 术后用药

脱水药、激素、抗菌药物，可根据病人病情应用抗癫痫药物。

五、手术并发症控制与分析

常见手术并发症为神经功能障碍，包括新发的或恶化的听神经功能障碍，展神经麻痹、动眼神经麻痹、面瘫以及后组脑神经功能障碍等，大多可恢复，面瘫是最常见的术后神经功能障碍。其他并发症有脑脊液漏、颅内感染、颅内血肿和脑积水等。故手术时应严密缝合硬脑膜，填补修复颅底，防止脑脊液漏。

1. 面神经功能保留

目前的外科技术实际上能够使所有肿瘤较小的病人保留正常的面神经功能。至少 10% 的病人会有暂时的神经麻痹，一般在几周或几个月内可以好转。肿瘤大于 3cm 的病人，暂时性神经麻痹的发生率约为 20%，而有约 1.5% 的病人会有永久性神经麻痹。大约 10% 的病人有面瘫的症状，但 90% 的病人面部正常。如果面神经被切断，需要立即重新吻合。但是，可能需要考虑采用使面神经恢复的技术，因为很有可能神经功能无法完全恢复正常。

预防措施：包膜下切除肿瘤、术中神经电生理监测。

2. 脑脊液漏

预防措施：①严密缝合硬脑膜是防止脑脊液漏的关键；对于硬脑膜无法严密缝合者，可取肌肉筋膜进行修补，同时应用生物胶将人工硬脑膜与硬脑膜贴敷完全。②用骨蜡严密封闭开放的气房。③严格按照肌肉、筋膜、皮下组织、皮肤四层缝合切口，不留无效腔。

3. 其他并发症

六、疗效评定及预后

手术的总体效果：97.5% 的病人保持了面神经解剖完整，而总计 90% 的病人在术后 1 年内面神经功能正常或接近正常，治疗结果和手术方法之间没有联系。肿瘤大于 5cm 的病人，约 75% 面神经功能正常；肿瘤小于 3.5cm 者，面神经功能正常的比例为 92%；而对于 1cm 或者更小的肿瘤，这一数字为 100%。所有病人中，只有 1.3% 有持续的面神经麻痹，死亡率和严重并发症发生率均为 0.2%。到目前为止，复发率小于 1%。肿瘤较小病人的治疗结果，当然要比肿瘤较大者好。对于肿瘤小的病人，几乎都能获得保留面神经功能的治愈。对于大的肿瘤，至少 90% 的病人可以有较满意的面神经功能。只有巨大的或者少见类型的肿瘤，仍然有较大的持续面神经麻痹的风险。

七、出院及随访

（一）出院标准

（1）切口愈合良好：切口无感染，无皮下积液（或门诊可以处理的少量积液）。

（2）无发热，无脑脊液漏。

（3）没有要住院处理的并发症和（或）合并症。

（二）随访期限

出院后 2w、1 个月、3 个月、半年及 1 年时间常规随访，以后每年定期随访 1 ~ 2 次。

（吴志敏　李俊）

第六节　三叉神经鞘瘤

三叉神经鞘瘤（trigeminal neurinoma）占颅内肿瘤的 0.07% ~ 0.36%，占颅内神经纤维肿瘤的 0.8% ~ 8%（仅次于听神经瘤，是第二位的颅内神经鞘瘤）。大多数三叉神经瘤为神经鞘瘤，少数为神经纤维瘤。后者常有家族史和神经纤维瘤病。病人一般中年起病，发病高峰年龄为 40 ~ 50 岁，最高发病年龄为 38 ~ 40 岁；女性略多于男性。

一、住院过程及一般诊疗质控

（一）收治对象

第一诊断为三叉神经鞘瘤，行开颅手术，一般住院日为 10 ~ 12d。

（二）诊断依据

1. 临床表现

（1）三叉神经症状：最多见，多为首发症状，表现为患侧面部及口腔麻木感、痛觉减退、角膜反射迟钝或消失；其次出现阵发性疼痛（三叉神经痛），疼痛常局限于三叉神经感觉根分布区，多以单侧牙痛或颜面、下颌、鼻旁疼痛起病，以后可逐渐出现咀嚼肌、颞肌无力或萎缩。

（2）邻近结构受侵犯表现：包括脑神经、脑干、小脑受压迫产生的症状，如肿瘤位于颅后窝者可逐渐出现复视、周围性面肌麻痹和进行性耳聋，晚期可有小脑症状、颅内压增高和后组脑神经症状；位于颅中窝者可逐渐出现视力障碍、动眼神经麻痹、同侧眼球突出等症状；肿瘤骑跨于颅中、后窝者可引起对侧轻偏瘫及小脑症状。

（3）颅内压增高症状：头痛、呕吐等，由肿瘤体积增大引起。

2. 辅助检查

（1）头颅 CT：肿瘤呈等密度或低密度卵圆形或哑铃形影像，常骑跨颅中、后窝，骨窗像可显示颅中窝或岩骨骨质破坏吸收。

（2）头颅 MRI：肿瘤典型征象为骑跨颅中、后窝生长，边界清楚的哑铃形肿物；T_1 加权像呈低信号或等信号，T_2 加权像呈高信号或等信号，注射造影剂后可被强化，少数囊变者环形强化，瘤周一般无水肿。MRI 可显示肿瘤与邻近结构如脑干、海绵窦等的关系。

（3）脑神经电生理检查。

3. 鉴别诊断

三叉神经鞘瘤主要应与颅中窝和脑桥小脑三角的其他肿瘤鉴别。在颅中窝应与颅中窝底的脑膜瘤、海绵状血管瘤、胆质瘤等鉴别，根据临床表现、CT 及 MRI 等影像学特点较易区别。

二、术前质控

（一）术前准备

1. 必需的检查项目

（1）血常规、尿常规、血型。

（2）凝血功能、肝肾功能、血电解质、血糖、感染性疾病筛查（乙型肝炎、丙型肝炎、艾滋病、梅毒等）。

（3）心电图、胸部 X 线平片。

（4）头颅 CT、MRI。

（5）神经电生理检查：视觉诱发电位、听觉诱发电位、体感诱发电位、运动诱发电位、面肌电图。

（6）其他检查：纯音测听、视力视野、前庭功能检查。

2. 特殊检查

根据病人病情，必要时行心肺功能检查、DTI、DWI 检查和认知功能评定。

3. 预防性抗菌药物选择与使用时机

（1）按照《抗菌药物临床应用指导原则》选择用药。建议使用第一代、第二代头孢菌素，头孢曲松等；明确感染病人，可根据药敏试验结果调整抗菌药物。

（2）预防性用抗菌药物，时间为术前 30min。

（二）手术适应证

（1）临床诊断为三叉神经良性肿瘤，有颅内压增高症状或局灶性症状者需手术治疗，手术方法是开颅三叉神经肿瘤切除术。

（2）手术风险较大者（高龄、妊娠期、合并较严重内科疾病），需向病人或病人家属交代病情；如不同意手术，应当充分告知风险，履行签字手续，并予严密观察。

三、术中质控

为入院第 3 ~ 4d。

1. 麻醉方式

全身麻醉。

2. 手术方式

开颅三叉神经肿瘤切除术，术中行神经电生理监测，根据病人病情，可选用的手术相关设备包括神经导航系统、超声吸引器系统等。

3. 手术置入物

颅骨、硬脑膜修复材料，止血材料，颅骨固定材料。

4. 术中用药

激素、脱水药、抗菌药物。

5. 输血

根据手术失血情况决定。

四、术后质控

术后住院恢复 12d。

1. 必须复查的检查项目

头颅 CT 或 MRI 扫描、血常规、肝肾功能、血电解质等。

2. 特殊检查

根据病人病情，必要时行心肺功能、认知功能评定、DTI、DWI、视力视野、神经电生理检查、纯音测听、前庭功能检查等。

3. 术后用药

脱水药、激素、抗菌药物，可根据病人病情应用抗癫痫药物。

五、手术并发症控制与分析

常见手术并发症为神经功能障碍，包括新发的或恶化的三叉神经功能障碍，展神经麻痹、动眼神经麻痹、面瘫、听力下降等大多可恢复，但仍可遗留不同程度的三叉神经感觉障碍（37% 左右）和咀嚼肌萎缩（20%）。其他并发症有脑脊液漏、颅内感染、颅内血肿和脑积水等。故手术时应严密缝合硬脑膜，填补修复颅底，防止脑脊液漏。

1. 脑脊液漏

预防措施：①严密缝合硬脑膜是防止脑脊液漏的关键；对于硬脑膜无法严密缝合者，可取肌肉筋膜进行修补，同时应用生物胶将人工硬脑膜与硬脑膜贴敷完全。②用骨蜡严密封闭开放的气房。③严格按照肌肉、筋膜、皮下组织、皮肤四层缝合切口，不留无效腔。

2. 其他并发症

六、疗效评定及预后

由于显微外科技术的应用和手术入路的不断改进，三叉神经鞘瘤的手术全切除率有了显著提高，大组病例报道已达 90% 以上，神经功能损害为 9%，死亡率为 0 ~ 1%，长期随访肿瘤复发率为 0 ~ 3%，故手术全切除仍是提高治疗效果的关键。

七、出院及随访

（一）出院标准

（1）病人病情稳定，体温正常，手术切口愈合良好；生命体征平稳。

（2）没有要住院处理的并发症和（或）合并症。

（二）随访期限

出院后2w、1个月、3个月、半年及1年时间常规随访，以后每年定期随访1～2次。

（幸标　李俊）

第七节　颅内转移瘤

颅内转移瘤（intracranial metastases，又称脑转移瘤）系指原发于身体其他部位的肿瘤细胞转入颅内，其发病率占颅内肿瘤的3.5%～10%，国内外均认为以肺癌脑转移最多见，其次是乳腺癌和消化道肿瘤，亦有相当部分病人找不到原发灶，即使有脑转移瘤，手术后仍不能确定肿瘤来源。发病年龄高峰为40～60岁，男性多于女性。

一、住院过程及一般诊疗质控

（一）收治对象

第一诊断为恶性肿瘤伴脑转移瘤，行开颅手术或放射治疗需住院者。

（二）诊断依据

1.临床表现

头痛、恶心呕吐、癫痫发作、轻偏瘫、言语障碍、精神障碍、认知障碍、共济失调、感觉异常、视盘水肿等；脑转移瘤病程短，可在原发瘤的任何时间表现出症状与体征，大多慢性起病，早期仅表现头痛且日渐加重、四肢无力、视盘水肿、癫痫，根据病变部位不同可出现局限性定位体征，如偏瘫、偏身感觉障碍、失语、眼震、共济失调等体征。但病程往往进展迅速，呈进行性加重，如发生肿瘤出血、坏死，病情呈突然加重，也可呈卒中样发病。

2.辅助检查

头颅MRI或者头颅CT证实存在脑转移瘤；原发肿瘤病理学诊断明确（组织病理学、细胞病理学）。

二、术前质控

（一）术前准备

一般 2 ～ 4d。

1）必需的检查项目

（1）血常规、尿常规、大便常规。

（2）肝功能、肾功能、电解质、CRP/PCT。

（3）肿瘤标志物、心电图。

（4）头颅增强 MRI 或者 CT 扫描。

（5）头颅定位 CT。

2）根据病人病情进行的检查项目

（1）肺功能、超声心动图。

（2）凝血功能、乙肝三系。

（3）ECT 骨扫描。

（4）上腹部 CT 增强扫描或腹部超声检查。

（5）胸片或胸部 CT。

（6）PET–CT。

（7）临床需要的其他检查项目。

3）预防性抗菌药物选择与使用时机

（1）按照《抗菌药物临床应用指导原则》选择用药。

（2）预防感染用药时间为术前 30min。

（二）手术适应证

1. 手术治疗

（1）适应证：①单发性转移瘤，原发灶已切除或暂时尚未找到原发灶，且能耐受手术者。②多发性病灶，较大者已引起明显颅内高压，威胁病人生命者。

（2）禁忌证：①原发肿瘤晚期，呈恶病质者。②多发性病灶伴弥散性脑水肿者。

2. 非手术治疗

（1）γ 刀或 X 刀治疗：适合于单发或多发转移瘤，其疗效与手术治疗相仿。适应证为原发灶不能切除以及转移灶不超过 3 个。单病灶直径不超过 3cm 者。

（2）化学治疗：根据原发灶的病理性质选用化学治疗药物。

（3）其他治疗：①糖皮质激素。②中医中药治疗及生物治疗。

根据2015年《NCCN脑转移瘤诊断治疗指南》及《肿瘤放射治疗学》（第四版）。

1. 靶区的确定

头颅增强MRI或CT扫描，可为靶体积及其边界的确定提供参考（图3–5）。

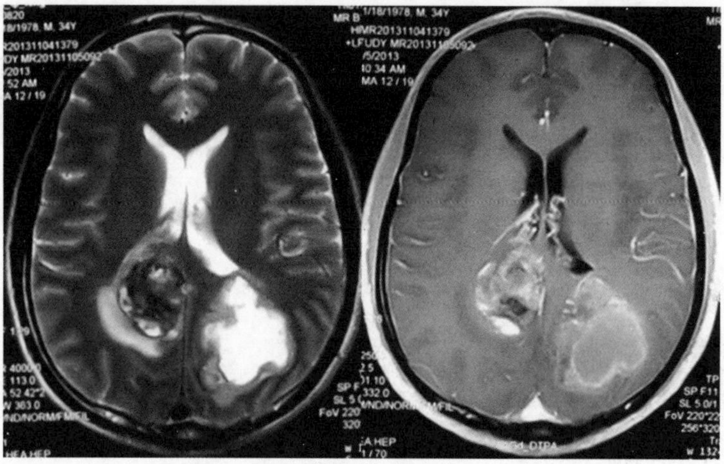

图3–5　脑内多发转移瘤的MRI表现

2. 放射治疗计划

推荐使用CT模拟定位和三维计划系统，应该静脉注射对比剂以增进显像。

3. 放射治疗剂量

根据原发肿瘤、转移瘤个数、病灶大小、病人卡诺夫斯凯计分（KPS）等具体情况选择放射治疗方案。常用方案有：立体定向放射治疗（SBRT）为50Gy/5 ~ 10F；全脑为30Gy/10F；全脑为25Gy/10F，同步推量至50Gy/10F。

三、术中质控

为入院第3 ~ 4d。

（一）麻醉方式

气管插管静脉复合麻醉。

（二）手术方式

开颅探查+肿瘤切除术：根据肿瘤所在部位选择骨瓣开颅，转移瘤一般边界清晰，沿边界行肿瘤完整切除，术中彻底止血。

四、术后质控

住院恢复7 ~ 10d。

（1）术后回病房平卧 6h。

（2）术后第 1d 给切口换药，注意观察切口渗出情况。

（3）术后出现发热、头痛、颈项强直的病人，需要尽早行腰椎穿刺进行脑脊液检查。

（4）术后第 7 ~ 9d 给切口拆线。

五、手术并发症控制与分析

常见手术并发症有术区脑出血、术后脑水肿、脑血管痉挛、继发性脑梗死、术后硬膜下和硬膜外血肿和积液、脑脊液漏、伤口感染、颅内感染、癫痫、脑积水等。根据转移瘤侵及范围，术前精准定位规划开颅及切除边界、术中彻底止血、注意正常脑组织保护、严格无菌操作等将有利于减少术后并发症，减轻继发损害。

六、疗效评定及预后

观察术后有无相关并发症，复查头颅 CT 有无严重脑水肿、中线移位等，根据病理结果，需请相关科室如肿瘤科等医生会诊，协助拟定后续治疗计划，动态追踪复查进行评估。

七、出院及随访

（一）出院标准

（1）病人术后恢复良好，无新发症状。

（2）切口愈合良好。

（二）随访

出院后 2w、3 个月及 1 年时间等常规随访，以后每年定期随访。

（邸方　李俊）

第八节　颅内上皮样囊肿或皮样囊肿

本病可见于任何年龄，以 20 ~ 30 岁多见。囊肿大多单发，亦可多发，偶与皮样囊肿同时存在并伴有先天性畸形或异常，如耳后藏毛窦、脊柱裂等。颅内上皮样囊肿可位于硬脑膜外、硬脑膜下、蛛网膜下腔、脑实质及脑室内等处，按起源部位好发于脑桥小脑三角、鞍区、大脑半球、脑室内、四叠体区、小脑等处，约 25% 的囊肿可发生在颅骨板障或脊柱内。

一、住院过程及一般诊疗质控

（一）收治对象

第一诊断为颅内上皮样囊肿。

（二）诊断依据

根据《临床诊疗指南（神经外科学分册）》（中华医学会编著，人民卫生出版社），《临床技术操作规范（神经外科分册）》（中华医学会编著，人民军医出版社），《神经外科学》（人民卫生出版社）等。

1. 临床表现

1）病程

多在数年到数十年。本病因其生长缓慢，虽然肿瘤很大，甚至累及 1 个以上脑叶，其临床症状仍可以很轻微，故曾有学者报告，自出现症状到就诊的时间平均达 16 年之久。近年有学者报告平均时间为 5 年。约 70% 病人病程在 3 年以上。

2）伴发畸形

本病可伴皮瘘、脊柱裂、脊髓空洞症、基底凹陷症等。

3）症状与体征

不同部位的上皮样囊肿临床症状及体征亦不相同。根据颅内上皮样囊肿发源部位和它们与颅底血管及脉络丛的关系，将其分为 3 组：①鞍后或椎－基底动脉组。②鞍上、鞍旁或颈内动脉组。③脑室内或脉络丛组。各部位上皮样囊肿的症状与体征分述如下。

（1）脑桥小脑三角上皮样囊肿：约 70% 病人以三叉神经痛为首发症状，少数以面肌痉挛、面部感觉减退、耳鸣、耳聋起病。体征包括面部感觉减退、听力下降、共济失调、后组脑神经麻痹，后期可表现为脑桥小脑三角综合征。根据其临床表现又可分为以下 3 种类型。①单纯三叉神经痛型：约占全部颅内上皮样囊肿的 42.9%。此型肿瘤多发生在脑桥小脑三角中上部三叉神经根周围。特点为患侧三叉神经分布区出现发作性电击样剧痛，常有扳机点，多不伴有神经系统其他异常体征，极易误诊为原发性三叉神经痛。故对青年或中年人三叉神经痛应警惕上皮样囊肿的存在。②脑桥小脑三角肿瘤型：约占 18.1%，肿瘤多位于脑桥小脑三角下部，多以耳鸣、头晕、面肌痉挛及Ⅶ、Ⅷ脑神经受累等脑桥小脑三角综合征为主要表现。个别病例可出现舌咽、迷走和副神经损害，并发小脑体征及脑干受累体征。因此，应与听神经瘤相鉴别。此型对听神经、耳蜗神经和前庭神经的影响程度很不一致，值得注意。③颅内压增高型：此型肿瘤多沿脑池方向伸展生长，对周围脑组织压迫轻微。当进一步发展时，梗阻脑脊液循环通路，发生脑积水而出现颅内压增高。

（2）颅中窝上皮样囊肿：颅中窝上皮样囊肿位于三叉神经旁，起源于硬脑膜外，沿岩骨嵴侵入颅中窝，位于半月神经节下，首先累及三叉神经，而后可累及Ⅱ、Ⅲ、Ⅳ、Ⅵ、Ⅶ、Ⅷ脑神经。50% 跨越岩骨嵴侵入天幕下脑桥小脑三角内，形成骑跨于颅中窝、颅后窝的“骑跨型”肿瘤。病人主要表现为三叉神经麻痹症状，如面部感觉减退、咀嚼肌无力等，有时亦可出现视力视野障碍及眼球运动障碍等。

（3）鞍区上皮样囊肿：占全部上皮样囊肿的 3% 左右。主要表现为进行性视力视野损害，晚期可出现视神经萎缩。内分泌障碍较少见，个别病人可出现性功能障碍、多饮、多尿等。向额叶发展者可出现额叶精神症状，向后发展可梗阻第三脑室或室间孔而出现脑积水。鞍上上皮样囊肿一般不累及眼球外的脑神经，鞍旁上皮样囊肿，向外侧发展可引起西氏裂综合征，病人表现为颞叶癫痫伴偏瘫。极少病例发生语言障碍。

（4）脑实质内上皮样囊肿：发生于大脑半球者约 41% 出现癫痫发作，50% 的病人有视盘水肿，有时亦可出现进行性轻偏瘫。发生于小脑半球者可有共济失调等小脑受损症状。

（5）脑室内上皮样囊肿：侧脑室上皮样囊肿多位于侧脑室三角区和体部，早期病人可没有明显的症状。随着囊肿的增大，可出现波动性或阵发性头痛发作，当阻塞脑脊液循环通路时，可出现颅内压增高症状。部分病人表现为布鲁津斯基征及强迫头位。向脑室外发展者可引起轻偏瘫、偏盲及偏身感觉障碍。第三脑室者主要表现为梗阻性脑积水、内分泌症状不明显。第四脑室上皮样囊肿尚可引起步态不稳。

（6）大脑半球上皮样囊肿：多位于大脑纵裂、外侧裂、半球表面。主要表现为癫痫、偏瘫、精神异常及颅内压增高症状。蒂斯图（Tytus，1956）报告的 143 例大脑半球上皮样囊肿病人，41% 有癫痫发作，50% 视盘水肿。除此之外，尚可出现语言障碍等。

（7）颅骨板障上皮样囊肿：常表现为颅骨局部增大的头皮下肿物，多无神经系统体征。向内发展累及颅内者可出现癫痫或颅内压增高。

（8）其他部位上皮样囊肿：小脑蚓部上皮样囊肿主要表现为颅内压增高及躯干性共济失调，步态不稳。脑干旁上皮样囊肿表现为脑干损害及颅内压增高。松果体区上皮样囊肿晚期主要表现为颅内压增高和双眼上视困难、瞳孔对光反射消失、调节反射存在等帕里诺（Parinaud）综合征。头皮上皮样囊肿可仅表现为头皮肿物、质韧。

2. 辅助检查

1）CT

上皮样囊肿在 CT 上的典型影像特征为均匀低密度区，CT 值在 -2 ~ 12Hu，低于脑脊液值，形态不规则，多为孤立，有占位效应。强化扫描一般无明显增强。野坂（Nosaka，1979）报告 1 例右脑桥小脑三角原发性上皮癌，强化扫描影像增强，认为脑桥小脑三角为上皮样囊肿恶性变的常见部位，占 57.1%。

2）MRI

MRI 检查对于诊断及发现颅后窝上皮样囊肿，尤其是脑干旁上皮样囊肿优于 CT。它能显示其占位效应肿瘤范围血管移位等。多数病例呈长 T_1 和长 T_2，在 T_1 加权像上呈低信号，T_2 加权像上为高信号，瘤质不均匀而致信号强度变化不定是其 MRI 特征（图 3–6）。

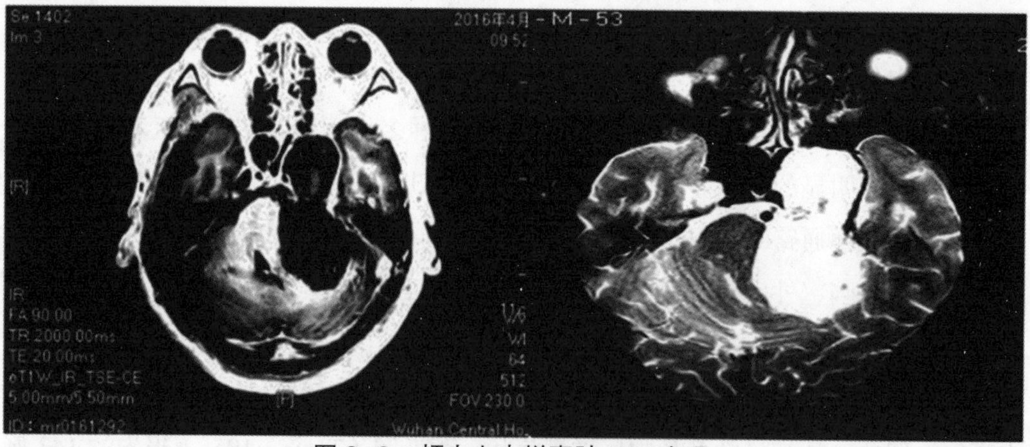

图 3–6　颅内上皮样囊肿 MRI 表现

3. 病理改变

上皮样囊肿的大体形态为色泽洁白带珍珠光泽的块状肿物，呈不规则的小结节状，瘤壁薄脆而透明，与周围组织界限清楚，血供不丰富，囊肿深部常与大血管紧密相邻。囊肿内排列为同心圆样，呈白色微黄的豆渣状物，内含胆固醇结晶。偶尔可能出现继发感染而呈黄绿色或棕褐色黏稠物，有脓臭味，囊肿内容物溢出可引起周围组织及脑膜的炎症反应。显微镜下可见囊肿外层为一层纤维结缔组织，内层为复层鳞状上皮细胞，表面有角化层，偶尔见钙盐沉积。角化细胞不断脱落，形成囊肿的内容物，呈层状排列并使肿瘤不断增长。与囊肿相邻的蛛网膜组织常呈纤维增生及玻璃样变。皮样囊肿与上皮样囊肿的主要差别是皮样囊肿的囊壁较厚，除有复层鳞状表皮覆盖外，其基底层内含有较多的纤维组织及真皮层，内含皮肤的附件如汗腺、皮脂腺及毛囊等，囊内容物也不同，比较湿润，含有较多的水分和油脂，常混有毛发。

二、术前质控

（一）术前准备

一般 2 ~ 4d。

1. 必需的检查项目

（1）血常规、血型、尿常规。

（2）肝肾功能、血电解质、血糖。

（3）凝血功能。

（4）感染性疾病筛查（乙型肝炎、丙型肝炎、艾滋病、梅毒等）。

（5）心电图、胸部 X 线片。

2. 根据病人病情选择

心、肺功能检查。

3. 预防性抗菌药物选择与使用时机

（1）按照《抗菌药物临床应用指导原则》选择用药。

（2）预防感染用药时间为术前 30min。

实验室检查：脑脊液检查脑压力可轻度增高，少数脑脊液蛋白含量轻、中度增高，多数病人脑脊液化验正常。

其他辅助检查。

颅骨 X 线片：除有颅内压增高征的表现外，不同部位亦有各自改变。脑桥小脑三角上皮样囊肿可出现岩骨尖吸收，内听道外形正常；颅中窝上皮样囊肿可发生岩骨尖或岩骨嵴破坏；鞍区上皮样囊肿蝶鞍多正常，一侧前床突或后床突有骨质改变，亦可有蝶鞍扩大及骨质破坏，累及眶内者可见眶上裂、视神经孔扩大。颅骨板障上皮样囊肿可见局限性圆形或椭圆形密度减低或骨质破坏，边缘锐利，有明显的骨质密度增高，边缘有硬化带，内板破坏较外板严重。个别病例可见有钙化斑。

（二）手术适应证

上皮样囊肿的治疗以手术切除为主。尽量争取全切除，因为囊肿包膜是生长最活跃的部分。对于囊肿与血管及其他重要结构粘连较严重的，没有必要全切，可留下部分囊肿壁，但应清除囊肿内容物并避免溢出，同时保护好周围脑组织，用生理盐水反复冲洗，以防止和减少术后脑膜炎的发生。颅骨板障中的囊肿生长缓慢，对持续生长及有疼痛者应予以全切除。上皮样囊肿术后约有 40% 因囊肿内容物溢出可并发无菌性脑膜炎，在脑室内囊肿或囊肿非全切者更为常见，故有学者主张术中应用含氢化可的松的液体冲洗，术后 3w 逐步停用激素，以减轻症状。上皮样囊肿在病变表面的头皮上可见皮肤窦道，呈条索状，通过颅骨上的小孔与颅内的皮样囊肿相连。治疗上以手术切除为原则，有皮肤窦道者，应同时一并切除，手术效果良好。

三、术中质控

为入院第 3 ~ 4d。

（一）麻醉方式

气管插管静脉复合麻醉。

（二）手术方式

开颅肿瘤切除术：上皮样囊肿与周围组织界限明显，几乎无粘连，应完全切除。

四、术后质控

住院恢复 7 ~ 10d。

（1）术后回病房平卧 6h。

（2）术后第 1d 给切口换药，注意观察切口渗出情况。

（3）术后出现发热、头痛、颈项强直的病人，需要尽早行腰椎穿刺进行脑脊液检查。

（4）术后第 7 ~ 9d 给切口拆线。

五、手术并发症控制与分析

常见手术并发症包括脑出血、脑水肿、术后硬膜下和硬膜外血肿和积液、脑膜炎、发热、颅神经损害、脑脊液漏、伤口感染、颅内感染等。术中力争完整切除包膜，保护周围脑组织，术区反复冲洗等有利于减轻术后反应及并发症。

六、疗效评定及预后

术后复查头颅CT、MRI等观察术后情况及有无残留，手术完全切除以后复发的概率相对较低，如果术后有部分残留，则要注意复发可能。

七、出院及随访

（一）出院标准

（1）病人术后恢复良好，无新发症状。

（2）切口愈合良好。

（二）随访

出院后2w、3个月及1年时间常规随访，以后每年定期随访。

（余小祥　李俊）

第九节　脊　索　瘤

脊索瘤（chordoma）起源于胚胎残留的脊索组织。在胚胎期间，脊索上端分布于颅底的蝶骨和枕骨，部分达到颅内面，并与蝶鞍上方的硬脑膜相衔接，在枕骨部分可达该骨之下面（即舌咽面），一部分亦可位于颅底骨和咽壁之间。脊索的下端分布于骶尾部的中央及中央旁等部位。因此脊索瘤好发于这些部位，尤以颅底蝶枕部和骶尾部为最多见，脊柱型者次之。脊索瘤年发生率为每10万人口0.2 ~ 0.5，占骨性肿瘤的1% ~ 5%。颅底脊索瘤占颅内肿瘤的0.1% ~ 0.5%。

一、住院过程及一般诊疗质控

（一）收治对象

第一诊断为脊索瘤，行经蝶/经额或其他入路脊索瘤切除术。

（二）诊断依据

1. 临床表现

头痛为最常见的症状，有时在就医前即已头痛数年，常为全头痛，也可向后枕部或颈部扩展。头痛性质呈持续性钝痛，一天中无显著变化。

颅内脊索瘤的临床表现可因肿瘤部位和肿瘤的发展方向而有所不同。

（1）鞍部脊索瘤：垂体功能低下，主要表现在阳痿、闭经、身体发胖等。视神经受压产生原发性视神经萎缩、视力减退以及双颞侧偏盲等。

（2）鞍旁部脊索瘤：主要表现在Ⅲ、Ⅳ、Ⅵ脑神经麻痹，其中，以外展受累较为多见，展神经的近端常是肿瘤的起源部位，以致其发生率较高。脑神经麻痹常为单侧，难以理解的是往往在左侧。

（3）斜坡部脊索瘤：主要表现为脑干受压症状，即步行障碍，锥体束征，第Ⅵ、Ⅶ脑神经障碍，其中，双侧展神经损害为其特征。

（4）广泛型：病变范围广泛，超出以上某一类型，甚至延伸至颅底移位区域，具有以上相关类型的临床症状和影像学表现。

（5）由于肿瘤发生于颅底，可引起交通性脑积水。如肿瘤向脑桥小脑三角发展，则出现听觉障碍、耳鸣、眩晕。脊索瘤突出到鼻咽或浸润一个或更多的鼻旁窦。引起鼻不能通气，阻塞、疼痛，常见有脓性或血性鼻分泌物，也因机械性阻塞，致吞咽困难，必须切记查看鼻咽腔，有 13% ~ 33% 的机会看到肿块。

2. 辅助检查

（1）检查视力视野。

（2）X 线最显著的变化为颅底骨质的破坏，溶骨常偏重一侧，肿瘤内常有不规则斑点状或片状钙化。

（3）CT 平扫示肿瘤呈等密度或略高密度，增强后表现为轻度至中度不均匀强化，颅骨破坏和瘤内钙化斑块显示清楚。

（4）MRI 上肿瘤呈混杂信号，常可区分肿瘤和邻近神经组织的分界。

二、术前质控

（一）术前准备

一般 2 ~ 4d。

1. 必需的检查项目

（1）血常规、血型、尿常规。

（2）肝肾功能、血电解质、血糖。

（3）凝血功能。

（4）感染性疾病筛查（乙型肝炎、丙型肝炎、艾滋病、梅毒等）。

（5）心电图、胸部 CT（X 线片）。

2. 根据病人病情选择

心、肺功能检查。

3. 预防性抗菌药物选择与使用时机

（1）按照《抗菌药物临床应用指导原则》选择用药。

（2）预防感染用药时间为术前 30min。

（二）治疗方案

（1）手术：经蝶 / 经额或其他入路脊索瘤切除术。

（2）术后酌情行放射治疗。

（3）常规放射治疗：是外科治疗的重要辅助治疗。

（4）放射外科治疗：包括 γ 刀、质子刀和 X 刀等。特别是质子刀可采用大剂量分割治疗，综合放射外科和常规放射治疗的优点，显示了安全性和有效性，适用于手术后神经血管重要区域的残余肿瘤。

（5）其他治疗：包括热疗、^{90}Y 局部埋藏治疗及化学治疗等，但疗效不肯定。

三、术中质控

为入院第 3 ~ 4d。

（一）麻醉方式

全身麻醉。

（二）手术方式

经蝶 / 经额或其他入路脊索瘤切除术。

应尽量切除肿瘤，但迄今为止没有一种手术入路适用于全部脊索瘤，在选择手术入路时应考虑下列因素：肿瘤部位、术者对入路的解剖熟悉程度、颅颈稳定性等。对累及海绵窦的富含黏液、质地较软的脊索瘤，应该将窦内的瘤组织一并切除，但对瘤内有许多条索、碎骨或钙化，较坚韧或血供较丰富者，如果累及海绵窦，不应过分强调根治，以免损伤颈内动脉和脑神经。颅后窝型脊索瘤的手术入路需按肿瘤的具体部位确定：位于颈静脉孔区或枕骨大孔区者多采用枕下远外侧入路，后者还可经口咽入路；主要向脑桥小脑三角发展者可选乳突后入路。

（三）术中用品

硬脑膜修补片（经蝶手术）；颅骨固定材料（开颅手术）。

（四）输血

根据术中情况决定是否输血。

四、术后质控

住院恢复 7d。

1. 必须复查的检查项目

头颅或者腰椎 MRI。

2. 术后常用药

抗菌药物，预防性使用抗癫痫药物。

五、手术并发症控制与分析

常见并发症有损伤脑神经、颈内动脉、术后出血、脑脊液漏等，详细并发症可参考各章节手术术式。

六、疗效评定及预后

国内外早期报道中，颅底脊索瘤的生存率普遍偏低，5 年生存率维持在 30% ~ 40%。近几年，国内外的相关报道逐渐增多，颅底脊索瘤的术后生存率有明显提高，5 年生存率维持在 60% ~ 70%。

七、出院及随访

（一）出院标准

（1）切口愈合良好，切口无感染，无皮下积液（或门诊可以处理的少量积液）。

（2）无发热，无脑脊液鼻漏，已拔除鼻腔纱条。

（3）没有要住院处理的并发症和（或）合并症。

（二）随访期限

出院后 3 个月、半年及 1 年内常规随访，以后每年定期随访 1 次。

（邸方　李俊）

第四章　脑血管疾病

第一节　颅内动脉瘤

颅内动脉瘤（intracranial aneurysm）是脑动脉的局限性异常扩大，以囊性动脉瘤最为常见，其他还有梭形动脉瘤、夹层动脉瘤、假性动脉瘤等。囊性动脉瘤，也称浆果样动脉瘤，通常位于颅内动脉的分叉处，尤以大脑动脉环（威利斯环）多见，即血管壁受血流动力学冲击力最大的部位。梭形动脉瘤则在椎基底动脉系统更常见。颅内动脉瘤是引起自发性蛛网膜下腔出血（SAH）最常见的原因，约占 85%（图 4–1）。

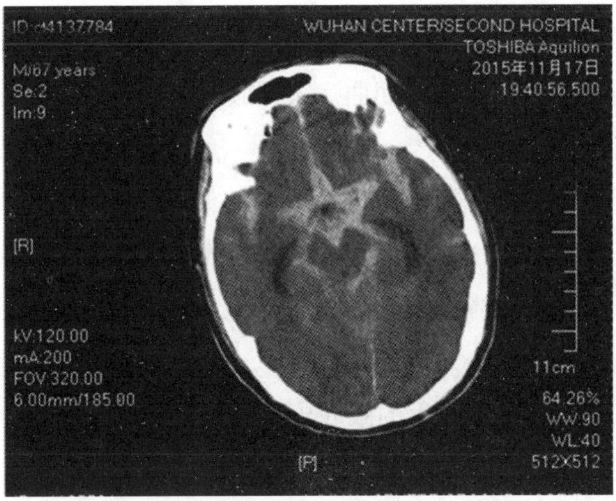

图 4–1　蛛网膜下腔出血的 CT 表现

一、住院过程及一般诊疗质控

（一）收治对象

第一诊断为颅内动脉瘤，行颅内动脉瘤开颅夹闭术或颅内动脉瘤血管内介入治疗的病人，一般住院日为 10 ~ 14d。

（二）诊断依据

1. 临床表现

1）破裂出血症状

破裂出血症状是颅内动脉瘤最常见的临床表现。动脉瘤破裂可引起蛛网膜下腔出血、脑内出血、脑室出血或硬脑膜下腔出血等。其中，蛛网膜下腔出血最为常见。典型症状有剧烈头痛、呕吐甚至昏迷等。当有脑室内出血时通常预后较差，而脑室大小是影响预后的重要因素之一。

（1）SAH 症状：突发剧烈头痛是最常见的症状，见于 97% 的病人。通常伴呕吐、意识障碍甚至呼吸骤停、晕厥、颈部及腰部疼痛（脑膜刺激征）及畏光。如果有意识丧失，病人可能很快恢复神志。可伴发局灶性颅神经功能障碍，如动眼神经麻痹而导致复视和（或）上睑下垂，出血随脑脊液沿蛛网膜下腔向下流动，刺激腰神经根引起腰背部疼痛。然而警示性头痛可能发生于无 SAH 或由于动脉瘤增大或局限于动脉瘤壁的出血。警示性头痛通常突然发生，程度严重，在 1d 之内消失。

（2）SAH 体征：

A. 脑膜刺激征：颈项强直（特别是屈曲时）常发生于出血后 6 ～ 24h，病人克尼格征阳性（大腿屈曲 90°，同时膝关节弯曲，然后伸直膝关节，阳性表现为腘肌疼痛），或布鲁津斯基征阳性（屈曲病人颈部，阳性表现为不自主髋膝部屈曲）。

B. 高血压。

C. 局灶性神经功能丧失，如动眼神经麻痹、偏瘫等。

D. 迟钝或昏迷：在 SAH 后可因下述原因导致昏迷，包括颅内压升高、脑实质内出血损伤脑组织（同样导致颅内压升高）、急性脑积水、弥漫性缺血（可能继发于颅内压升高或血管痉挛）、抽搐等。

E. 眼底出血：伴随 SAH 发生的眼底出血可以有 3 种形式，可以单独或以不同组合形式出现，主要包括如下方面。

a. 透明膜下（视网膜前）出血：眼底观察可见视神经盘旁边有明亮的红色出血，使视网膜静脉模糊不清，死亡率高。

b. 视网膜（内）出血：可以发生于中央凹周围。

c. 玻璃体积血：通常为双侧，也可以发生于包括动静脉血管畸形（AVM）破裂等原因所致的颅内压增高。眼底可见玻璃体混浊，初次检查常遗漏。通常在初次检查时即可表现，但 SAH 后迟发性者也可发生，可能伴随再出血。有玻璃体积血的病人死亡率高于无玻璃体积血的病人。大部分病人在 6 ～ 12 个月内可自行消除，对于视力无望恢复或想要更快地改善视力的病人，可以考虑玻璃体置换术。

（3）脑血管痉挛：脑血管痉挛分为早期和迟发性血管痉挛。早期血管痉挛，发生于出血数小时之内，也称即刻脑血管痉挛，多由机械性损伤因素引起，表现为意识障碍、出血量不大但呼吸突然停止、四肢瘫痪或截瘫。迟发性脑血管痉挛发生于 SAH 的 4 ~ 5d 以后，也称为“迟发性缺血性神经功能缺失（DIND）”，或“症状性血管痉挛”，是 SAH 后病情加重的原因之一。临床表现为精神错乱或意识障碍加深，伴局灶性神经功能缺损（语言或运动）。症状通常缓慢发生，包括头痛加重、昏睡、脑膜刺激征和局灶性神经体征，可出现以下临床综合征。①大脑前动脉综合征：额叶症状为主，可表现为意识丧失、握持 / 吸吮反射、尿失禁、嗜睡、迟缓、精神错乱、低语等。双侧大脑前动脉分布区梗死通常由大脑前动脉瘤破裂后血管痉挛引起。②大脑中动脉综合征：表现为偏瘫、单瘫、失语（或非优势半球失认）等。

“迟发性血管痉挛”这一诊断是在排除其他原因的基础上建立的，单凭临床较难确诊，可行经颅多普勒超声（TCD）检查协助诊断；必要时可行 3D-CTA 和 DSA 明确诊断。

2）非出血症状

非出血症状包括如下。

（1）占位效应。

A. 巨大动脉瘤：可压迫周围脑组织产生偏瘫和颅神经障碍。

B. 颅神经障碍：主要包括如下方面。

a. 动眼神经麻痹：表现为眼球外斜、瞳孔散大、对光反射缺失，多由颈内动脉 - 后交通动脉瘤扩张引起，偶可见于基底动脉顶端动脉瘤。

b. 视觉丧失：原因有眼动脉瘤压迫视神经，眼动脉、前交通或基底动脉顶端动脉瘤压迫视交叉。

c. 面部疼痛综合征：海绵窦内或床突上动脉瘤压迫眼神经及上颌神经，分布区可能类似三叉神经痛。

（2）内分泌紊乱：由鞍内或鞍上动脉瘤压迫垂体及垂体柄所致。

（3）小梗死或短暂的缺血：包括一过性黑蒙、同向偏盲等。

（4）癫痫发作：术中可能会发现相邻区域的脑软化。目前尚没有资料说明这一组病人出血的风险增加。

（5）非出血性头痛：大多数病例治疗后缓解。

急性：头痛较重，主要原因是动脉瘤扩大、血栓形成或瘤内出血等。

超过 2w：大约半数为单侧（部位多为眶后或眶周），可能由于动脉瘤壁上的硬脑膜受刺激所致；另一半为弥散性或双侧，可能由颅内压升高所致。

（6）偶然发现（无症状，由于其他原因而做血管造影、CT 或 MRI 时发现）。

3）伴随疾病

可能伴有颅内动脉瘤的疾病包括如下。

（1）常染色体显性遗传多囊肾。

（2）纤维肌发育不良（FMD）。

（3）动静脉畸形（AVM）和烟雾病。

（4）结缔组织病：埃勒斯 – 当洛综合征 Ⅳ型（胶原蛋白Ⅲ型缺乏），马方综合征。

（5）其他多个家族成员有颅内动脉瘤的病人。

（6）主动脉缩窄。

（7）奥斯勒 – 韦伯 – 朗迪病。

（8）动脉粥样硬化。

（9）细菌性心内膜炎等。

2. SAH 分级

目前已有许多种关于 SAH 分级标准，临床常用的是亨特（Hunt）和赫斯（Hess）分级。

（1）Hunt 和 Hess 分级。

SAH 的 Hunt 和 Hess 分级：在Ⅰ ~ Ⅲ级病人一旦诊断为动脉瘤应立即行手术；Ⅲ级以上病人应先对症治疗，直至病人的情况改善或恢复至Ⅱ级或Ⅰ级；若存在危及生命的血肿或多次出血时，建议不必考虑分级而进行手术；Ⅰ级或Ⅱ级病人主要死亡原因是再出血（表 4–1）。

（2）世界神经外科医师联盟（WFNS）SAH 分级（表 4–2）。

根据国际合作组对动脉瘤研究数据分析表明，如果意识清醒，Hunt 和 Hess Ⅰ级和Ⅱ级有相同的结局，轻偏瘫和（或）失语对死亡率没有影响。由于缺乏描述症状严重程度的项目，如头痛、颈强直、主要神经功能缺失等，它使用格拉斯哥昏迷量表（GCS）来评估意识状态水平，用主要局灶性神经功能缺失的有无来区分Ⅱ级和Ⅲ级。

表 4-1　Hunt 和 Hess 分级

分级	临床症状与体征
Ⅰ	无症状或轻度头痛和轻度颈强直
Ⅱ	颅神经麻痹（如Ⅲ、Ⅵ），中、重度头痛颈强直
Ⅲ	轻度局灶性神经功能缺失，嗜睡或意识模糊
Ⅳ	木僵，中至重度偏侧不全身麻醉痹，早期去脑强直
Ⅴ	深昏迷，去脑强直，濒死状态

注：若有严重的全身疾患如高血压、糖尿病、严重的动脉硬化、慢性梗阻性肺病及动脉造影上显示有严重的血管痉挛则加 1 级。

修订的分级增加以下内容：

0 级：未破裂动脉瘤。

a 级：无急性脑膜 / 脑反应，但有固定的神经功能缺失。

表 4-2　（WFNS）SAH 分级

WFNS 分级	GCS 评分*	重要局灶性神经功能缺失†
0‡		
1	15	－
2	13 ～ 14	－
3	13 ～ 14	＋
4	7 ～ 12	＋或－
5	3 ～ 6	＋或－

注：†—失语、轻偏瘫或偏瘫（＋为有，－为无）；‡—未破裂动脉瘤。

（三）辅助检查

包括 SAH 和脑动脉瘤两个方面的评估诊断。

1. 头颅 CT

主要用于 SAH 的诊断，为首选检查，也可对脑动脉瘤的某些方面做初步评估。

如果 SAH 后 48h 内进行 CT 扫描，超过 95% 的 SAH 病人可确诊 SAH。出血表现为蛛网膜下腔内高密度（白色）影。通过颅脑 CT 扫描还可评定以下方面。

（1）脑室大小：21% 动脉瘤破裂病人立即发生脑积水。

（2）血肿：有占位效应的脑内血肿或大量硬脑膜下血肿。

（3）梗死。

（4）脑池和脑沟中出血量：血管痉挛的重要预后因素。

（5）合并多发动脉瘤时，CT 可以初步估计出哪个动脉瘤是出血的责任动脉瘤。

（6）大部分病人可以通过颅脑 CT 初步预测动脉瘤的位置。

A. 出血主要在脑室内：特别是第四脑室和第三脑室，提示低位后颅窝来源如小脑后下动脉瘤或椎动脉瘤。

B. 出血主要在前纵裂有时额叶底部有小血肿并破入脑室者提示前交通动脉瘤。

C. 出血主要在鞍上池符合颈内动脉 - 后交通动脉瘤。

D. 出血主要在侧裂池提示为大脑中动脉瘤。

CTA，尤其是 3D-CTA 对诊断脑动脉瘤有较大参考价值，在急诊情况下可作为首选（图 4-2）。

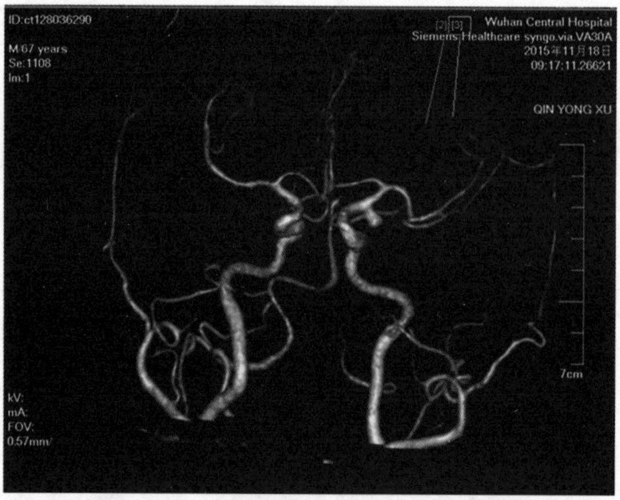

图 4-2　蛛网膜下腔出血的 CTA 表现

2. 腰椎穿刺

腰椎穿刺是 SAH 最敏感的检查方法，但目前已不常用。假阳性也可发生，例如穿刺损伤。脑脊液检查阳性表现包括如下方面。

（1）开放压力：升高。

（2）性状。

A. 无血凝块的血性液体，连续几管不变清。

B. 脑脊液黄变：黄变通常经过 1 ～ 2d 出现（偶尔见于 6h）。如果液体血性非常浓，需要离心沉淀并观察上清液黄变，分光光度计较肉眼观察更精确。

（3）细胞计数：红细胞（RBC）计数通常大于 100000 /mm^3，比较第 1 管与最后 1 管 RBC 计数（不应该有差别）。

（4）蛋白：由于血分解产物而升高。

（5）糖：正常或减少（RBC 可以代谢部分糖）。

注意：降低脑脊液压力有可能由于增加跨壁压力而促使再出血，所以建议仅用于 CT 不能证实而临床高度怀疑的病例，放出少量脑脊液（几毫升）即可，同时应用较细的腰椎穿刺针。

3. 数字减影脑血管造影

数字减影脑血管造影是诊断颅内动脉瘤的“金标准”，大部分病人可显示出动脉瘤的部位、大小、形态、有无多发动脉瘤，仅少数病人归于“不明原因 SAH”。另外，脑血管造影还可以显示是否存在血管痉挛及其程度。

脑血管造影的一般原则：

（1）首先检查高度怀疑的血管，以防病人病情改变，而不得不停止操作。

（2）即使动脉瘤已经显现，建议继续完成全脑血管（4 根血管：双侧颈内动脉和双侧椎动脉）造影，以确诊有无多发动脉瘤并且评价侧支循环状况。

（3）如确诊有动脉瘤或者怀疑有动脉瘤，应摄取更多的位像以帮助判断和描述动脉瘤颈的指向。

（4）随着技术进步，三维血管造影作为二维 DSA 的有力补充，提供了更高的血管密度分辨率及进行全方位观察的机会，明显提高了血管造影的准确性。

（5）如果未发现动脉瘤，在确定血管造影阴性之前，建议如下。

A. 使双侧小脑后下动脉起始部显影：1% ～ 2% 动脉瘤发生在下脑下后动脉（PICA）起始部。如果有足够的血流返流到对侧椎动脉，通过一侧椎动脉注射双侧 PICA 通常可以显影，偶尔除了观察对侧 PICA 的返流外，还需要观察对侧椎动脉情况。

B. 颈内动脉交叉造影，了解脑内前后交通动脉及侧支循环情况，即在照汤氏位相时，可通过一侧颈内动脉注入造影剂，压迫对侧颈内动脉，使造影剂通过前交通动脉使对侧颈内动脉显影；在照侧位相时，通过一侧椎动脉注入造影剂，压迫另一侧颈内动脉，使颈内动脉系统显影（图 4–3）。

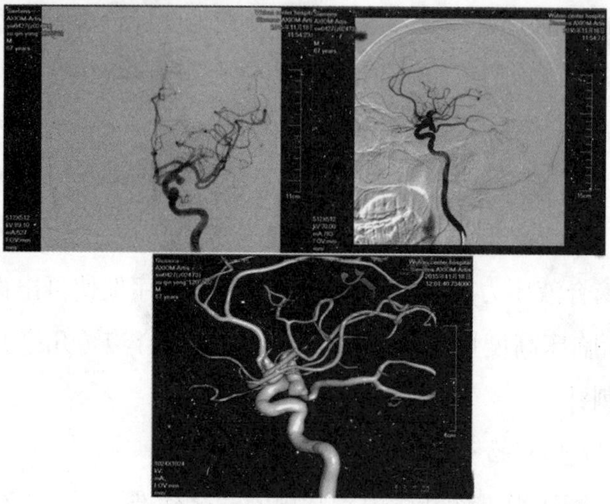

图 4–3　蛛网膜下腔出血的 DSA 表现

4. MRI

最初 24 ~ 48h 内不敏感（高铁血红蛋白含量少），尤其是薄层出血。4 ~ 7d 后敏感性提高（对于亚急性到远期 SAH，10 ~ 20d，效果极佳）。对于确定多发动脉瘤中的出血来源有一定帮助，并可发现以前陈旧出血的迹象。MRA 作为无创检查对诊断脑动脉瘤有一定参考价值，可作为辅助诊断方法之一。

二、术前质控

（一）术前准备

1. 告知

对于因蛛网膜下腔出血急诊入院的病人，应及时向家属交代，病人在住院期间随时可能因动脉瘤再次破裂出血而死亡。

2. 病人绝对卧床，有条件者在 ICU 观察

监测神志、血压、脉搏、呼吸等生命体征；给予镇静（如地西泮等）、止血、脱水、通便（番泻叶）等对症治疗；钙离子拮抗剂（如尼莫地平等）；应用降压药物控制高血压等。

3. 注意

抗纤溶治疗（如 6– 氨基己酸）虽可降低再出血，但有可能增加动脉血管痉挛、

脑梗死和脑积水的发生率；腰椎穿刺可能增加动脉瘤破裂的危险，临床应慎用。

4. 必需的检查项目

（1）血常规、血型、尿常规。

（2）肝肾功能、血电解质、血糖。

（3）凝血功能。

（4）感染性疾病筛查（乙型肝炎、丙型肝炎、艾滋病、梅毒等）。

（5）心电图、胸部 CT/X 线片。

5. 根据病人病情选择

心、肺功能检查。

6. 预防性抗菌药物选择与使用时机

如行介入治疗原则上不预防性使用抗生素。

（1）按照《抗菌药物临床应用指导原则》选择用药。

（2）预防感染用药时间为术前 30min。

（二）手术适应证

1. 无禁忌证者

对无明显手术禁忌证的病人（在征得病人同意的情况下）均可开颅手术或介入治疗。

2. 动脉瘤手术治疗的时机

颅内动脉瘤手术依据手术时间可分为：早期手术（SAH 后 6 ~ 96h 内）和晚期手术（SAH 后 10 ~ 14d 以上）。在 SAH 后的 4 ~ 10d（血管痉挛期）手术效果较差，不如早期或晚期手术效果好。

1）早期手术的适应证

（1）病人一般情况良好。

（2）Hunt 和 Hess 分级≤Ⅲ级。

（3）SAH 后形成大的血肿有占位效应。

（4）动脉瘤早期再出血，尤其多次再出血者。

（5）急性再出血的征兆：如后交通动脉瘤引起动眼神经麻痹，重复血管造影可见动脉瘤有增大趋势。

（6）临床高度怀疑 SAH 为动脉瘤破裂而全脑血管造影阴性的病人，为防止其再次出血而危及病人生命时，在征得病人家属同意后也可进行开颅探查，寻找并处理动脉瘤。

2）适于晚期手术的情况

（1）病人一般情况差。

（2）Hunt 和 Hess 分级≥Ⅳ级。

（3）CT 可见明显脑水肿。

（4）伴有迟发性血管痉挛。

（5）基底动脉分叉或中段动脉瘤、巨大动脉瘤等由于瘤体较大或位置困难使动脉瘤显露和夹闭困难者。

三、术中质控

为入院第 2 ~ 3d。

（一）麻醉方式

气管插管静脉复合麻醉。

（二）手术方式

1.开颅手术

（1）夹闭（切除）术：开颅手术中利用动脉瘤夹直接夹闭动脉瘤的颈部，使其与脑循环隔离，可以阻止动脉瘤的再出血和增大，同时保留载瘤动脉的通畅，是最为理想的治疗方法。对于有占位效应的动脉瘤，在夹闭成功后，应尽可能切除瘤体以缓解占位效应。

（2）包裹或加固动脉瘤：对于无法夹闭的脑动脉瘤（如基底动脉主干的梭形动脉瘤，有明显的分支起自瘤底，或瘤颈部分在海绵窦内），可以考虑使用一定的材料加固动脉瘤壁，尽可能地阻止动脉瘤再出血的发生。目前临床常用的加固材料是自体肌肉，其他还包括棉花或棉布，可塑性树脂或其他多聚物、聚四氟乙烯和纤维蛋白胶等。

（3）孤立术：通过手术（结扎或用动脉瘤夹闭塞）或结合球囊栓塞的方法有效阻断动脉瘤的近端和远端动脉，使其孤立。

（4）近端结扎：是指夹闭或结扎动脉瘤的输入动脉，是一种间接的手术方法。分急性结扎和慢性结扎两种。可能增加血栓栓塞和对侧动脉瘤形成的危险，仅作为直接手术的一种替代方法。

2. 血管内栓塞治疗动脉瘤

通过微导管技术将一定的栓塞材料放置在颅内动脉瘤腔内，达到闭塞动脉瘤的目的。主要包括以下方法。

（1）各种类型的可脱性弹簧圈：通过微导管向动脉瘤腔内放置电解、水解可脱性铂金弹簧圈，闭塞动脉瘤囊腔，从而达到闭塞动脉瘤和防止动脉瘤破裂（或再破裂）出血的目的。

（2）球囊：包括单腔球囊辅助弹簧圈栓塞或双腔球囊辅助弹簧圈栓塞技术。球囊能够提供对弹簧圈的支撑，保护载瘤血管，防止弹簧圈脱出，提高动脉瘤内微导管的稳定性，获得更加致密的弹簧圈填塞。

（3）支架：支架辅助使得复杂动脉瘤的治疗变得简单，放置支架跨越瘤颈，提供对弹簧圈的支撑，保护载瘤血管，减少弹簧圈疝入载瘤血管可能；为防止支架内血栓形成，术前、术后需选择合适的抗血小板治疗；放置支架的相对禁忌证包括急性蛛网膜下腔出血、抗血小板药物不耐受及缺乏合适路径。

（4）血流导向装置（Pipeline 栓塞装置）：近年来血流导向装置（密网支架）的发展为血管内介入治疗增加了另一种选择，2011 年 FDA 批准 Pipeline 栓塞装置用于颈内动脉岩段至垂体上段大型或宽颈动脉瘤的治疗。

（5）液体栓塞剂：主要是 ONYX 栓塞剂单独或配合弹簧圈在球囊辅助下栓塞动脉瘤的治疗。

（6）带膜支架：覆膜支架隔绝动脉瘤血流，在临床上逐步应用于复杂动脉瘤的治疗。

四、术后质控

（一）一般性治疗

（1）卧床休息，床头抬高 15°，减少外界刺激，限制探视，禁止噪音。

（2）神志和生命体征监测。

（3）24h 尿量监测，留置尿管的指征包括如下。

A. Hunt 和 Hess 分级Ⅲ级和Ⅲ级以上（情况好的Ⅲ级病人除外）。

B. 可能有脑性耗盐综合征或抗利尿激素分泌不当病人。

C. 血流动力学不稳定病人。

（4）昏迷或呼吸道不通畅的病人（如哮喘）应进行气管内插管或气管切开；

同时监测血气分析，必要时给予呼吸机辅助通气。

（5）饮食：如果准备早期手术应禁食、禁水；如果不考虑早期手术，对于清醒病人建议清淡饮食，而伴有意识障碍者早期可禁食，后期给予静脉营养或鼻饲饮食。

（6）预防深静脉血栓和肺梗死：可给予弹力袜等。

（7）补液。

（8）吸氧。

（9）血压和容量控制：应进行动脉压监测，必须避免血压过高以减少再出血的危险。但低血压会加重缺血，也应该避免。理想的血压控制水平仍存在争议。必须考虑到病人的基础血压水平，袖带测量收缩压120～150mmHg（1mmHg=0.133kPa）可作为临床的一个指导标准。应用血管扩张剂降低血压时，理论上可以增加未夹闭动脉瘤破裂的危险。对于不安全（未夹闭）的动脉瘤，轻度扩容和血液稀释以及略微升高血压有助于防止或减少血管痉挛及脑性耗盐。对于夹闭的动脉瘤，可应用积极的扩容和提高血流动力的治疗。

（二）药物治疗

（1）不推荐常规预防性应用抗癫痫药物；对于SAH继发性癫痫病人，可长时程抗癫痫预防治疗。

（2）镇静：如应用苯巴比妥30～60mg口服或苯巴比妥100mg肌内注射每6h 1次，同时亦可帮助降低高血压，并且预防癫痫。

（3）止痛药：同样帮助降血压及镇静。

（4）通便药物。

（5）止吐药。

（6）H_2受体阻滞剂：如雷尼替丁，减少应激性溃疡的危险。

（三）脑血管痉挛的预防和治疗

关键是首先行病因治疗后，尽快采取脑室外引流或腰大池置管引流释放血性脑脊液，这是防治脑血管痉挛的根本，“防重于治”，在此基础上采用下列措施。

1.血管痉挛的预防

（1）输液可通过改善低血容量和贫血来预防或减轻血管痉挛的发生。

（2）早期手术可以通过消除再出血的危险而允许安全使用高动力疗法，同时清除血块，使痉挛发生率降低，从而有助于血管痉挛的治疗。

2. 血管痉挛的治疗选择

（1）钙通道阻滞剂：属于扩血管药物，主要是平滑肌松弛剂。钙通道阻滞剂可阻滞钙离子流入，从而降低平滑肌和心肌的收缩，但是不影响骨骼肌。所以理论上可缓解引起血管痉挛的异常血管平滑肌收缩。同时，钙通道阻滞剂在神经保护方面比预防血管痉挛方面更有益；副作用包括系统性低血压、肾衰竭和肺水肿等。

（2）高动力疗法：间接性动脉舒张治疗，同时，血管内血液流变学的改善可增加缺血区的灌注。高动力疗法即“3H”治疗，包括高血容量、高血压和血液稀释，又称“诱发性动脉高压”。在痉挛之后实施该疗法可降低脑血管痉挛的致残率，但对于未夹闭的破裂动脉瘤是危险的。此法在临床应用不多，具体包括以下方法。

A. 扩容：目标是维持正常或轻度高血容量；静脉输液主要是晶体液，通常用等张液（如生理盐水）；血细胞比容（Hct）<40% 时补血（全血或成分红细胞）；胶体液（如血浆或 5% 白蛋白）维持 40% Hct，若 Hct>40%，则使用晶体液；20% 甘露醇 0.25mg/（kg·h）静脉点滴可改善微循环的血流变特性，但应避免利尿后的低血容量。

B. 升压药：逆转缺血症状需使收缩压达到 100 ~ 220mmHg，通常对于动脉瘤已夹闭且无潜在缺血性心脏病的病人是安全的。

C. 心动过缓（迷走神经反射）治疗用阿托品 1mg 肌注，每 3 ~ 4h 1 次，保持脉搏 80 ~ 120 次 /min，或通过肺动脉导管安装起搏器提高心率。

D. 补液性利尿：用白蛋白平衡尿出量。利尿作用可被抗利尿激素所对抗，注意可能引起低钠血症的加重。

E. 氟氢可的松 2mg/d，或脱氧可的松 20mg/d，分次给药。

高动力疗法的并发症包括以下内容。

A. 颅内并发症：可能加重脑水肿和颅内压增高；可在缺血区造成出血性梗死。

B. 颅外并发症：包括肺水肿、再出血、稀释性低钠血症、心肌梗死等。

C. 直接机械性动脉扩张：微导管球囊血管成形术，仅适用于局限性脑血管痉挛。

D. 血管致痉因子的清除：包括手术中清除血凝块，经腰椎穿刺或持续脑室引流或术后脑池引流血性脑脊液等。

3. SAH 后脑积水的处理

SAH 后脑积水可分为急性脑积水和慢性脑积水两种。急性脑积水通常是由于血凝块阻塞脑脊液循环通路而导致的梗阻性脑积水。慢性脑积水通常发生在 SAH 后期阶段，可能由于血液分解产物对蛛网膜颗粒的毒性作用而发生，通常为交通性脑积水。

（1）脑室外引流（脑室造口引流术）：适用于急性 SAH 后脑积水，或严重的脑室内出血，以及 Hunt 和 Hess Ⅲ级以上的病人。通过外引流装置可以测量颅内压并同时引流血性脑脊液，进而可能改善病人的症状，但同时也可能增加未明病因治疗的动脉瘤再出血危险。当进行脑室穿刺引流术时，建议保持颅内压在 15 ~ 25mmHg，避免压力迅速下降（除非绝对必要）以减少脑室外引流诱发动脉瘤再出血的危险。如果颅内压升高，可用甘露醇以及连续腰椎穿刺来治疗。连续腰椎穿刺可作为脑室外引流的替代方法，但应谨慎地降低颅压，防止诱发颅内动脉瘤破裂的危险。

（2）脑脊液分流术：常用脑室－腹腔分流术，主要适用于SAH后的慢性脑积水。如颅内动脉瘤术后存在症状性脑积水可采用此方法。

五、手术并发症控制与分析

脑动脉瘤开颅夹闭的主要并发症有：术中动脉瘤破裂、大血管梗阻、脑挫裂伤、颅内血肿、动脉瘤颈夹闭不全、术后再出血等。

脑动脉瘤血管内栓塞的主要并发症有：动脉瘤或血管穿孔、血栓栓塞、弹簧圈移位、弹簧圈解旋、血管夹层、动脉瘤复发等。

充分的术前评估，安全合理的手术策略，规范的手术操作，早期发现并及时处理并发症，有助于减少并发症的发生。随着术者经验的积累，发生并发症的概率逐渐下降。

六、疗效评定及预后

颅内动脉瘤治疗的目的是完全，持久的闭塞动脉瘤，其中瘤颈的处理至关重要。各种因素（包括动脉瘤大小、位置、病人年龄、医疗条件和各种疾病相关情况，如颅内出血、脑室内出血、动脉瘤破裂与否、临床分级等）都可能影响动脉瘤病人术后的预后，治疗前应该考虑这些因素。

大多数病例预后良好，手术并发症致残致死率为 3% ~ 7%。

七、出院及随访

（一）出院标准

（1）病人术后恢复良好，无新发症状。

（2）切口愈合良好。

（二）随访

开颅夹闭术后 5 ~ 7d 有条件者均应复查脑血管造影，确定动脉瘤夹闭情况。开颅夹闭及血管内介入治疗病人均应 3 ~ 6 个月后复查脑血管造影观察动脉瘤，每年复查头部 CTA 或 MRA 随访。

（三）出院医嘱

一般出院休息 3 个月后门诊复查。手术前有癫痫发作的病人，术后服用抗癫痫药，监测血药浓度来指导用药。无癫痫发作 6 ~ 12 个月后，可逐渐减（停）药。使用支架辅助栓塞动脉瘤的病人出院后应服用抗血小板药物预防支架内血栓形成。

（何苗　陈文　李俊）

第二节　脑动静脉畸形

脑动静脉畸形（arteriovenous malformation，AVM）是一种先天性局部脑血管发生学上的变异。在病变部位脑动脉和脑静脉之间缺乏毛细血管，致使动脉与静脉直接相通，形成动静脉之间的短路，导致一系列脑血流动力学的紊乱。临床上常表现为反复的颅内出血、部分性或全身性癫痫发作、短暂性脑缺血发作和进行性神经功能障碍，也是引起颅内自发性蛛网膜下腔出血的第二位病因。

脑动静脉畸形发生率为动脉瘤的 1/7 ~ 1/4，男性为女性的 2 倍，年龄高峰为 20 ~ 39 岁，平均年龄为 25 岁，60 岁以上者不足 5%。因此，60 岁以上的脑出血和蛛网膜下腔出血者，应首先考虑高血压和动脉粥样硬化等病因。

一、住院过程及一般诊疗质控

（一）收治对象

第一诊断为脑动静脉畸形，行开颅切除术或血管内栓塞术，一般住院日为

10 ~ 12d。

（二）诊断依据

有自发性蛛网膜下腔出血或脑内出血的年轻病人，特别是曾有局限性或全身性癫痫发作者应怀疑此病。

1. 临床表现

（1）出血：多发生于年龄较小者，可表现为蛛网膜下腔出血、脑内出血或硬膜下出血，常于体力活动或情绪波动后，突然出现剧烈头痛、呕吐、意识丧失、颈项强直和克尼格征阳性。

（2）癫痫：见于 40% ~ 50% 的病人，约半数为首发症状，多见于较大的、有大量“脑盗血”的动静脉畸形者，以部分性发作为主，可呈继发性全身扩散型，具有杰克逊癫痫的典型特征。

（3）头痛：60% 的病人有长期头痛史，多局限于一侧，出血时头痛的性质发生改变。

（4）进行性神经功能障碍：主要表现为运动性或感觉性瘫痪（见于 40% 的病人，10% 为首发症状），主要原因为“脑盗血”引起的短暂性脑缺血发作、较大的动静脉畸形引起的脑水肿或脑萎缩，以及出血引起的脑损害或压迫。

（5）智力减退：多为巨大型动静脉畸形因严重的“脑盗血”引起的弥漫性缺血和脑发育障碍，也可因反复癫痫发作和长期服用抗癫痫药引起。

（6）颅内杂音：见于较大、较表浅的动静脉畸形。

（7）眼球突出：见于某些病侧，特别是颞叶前端动静脉畸形有较大引流静脉导入海绵窦时。

幕下动静脉畸形的临床表现较幕上者隐袭，除自发性蛛网膜下腔出血外，较少有其他症状。

2. 辅助检查

（1）头部 CT 检查：可见局部不规则低密度区，病变内钙化、新鲜的出血、血肿，血肿吸收或脑梗死后所遗留的空洞；增强后呈不规则高密度区（相当于动静脉畸形的部位），供血动脉和引流静脉。

（2）数字减影血管造影（DSA）：最具有特征性。动脉期摄片可见一不规则扭曲的血管团，有一根或数根粗大、显影较深的供血动脉，引流静脉早期出现于动脉期摄片上、扭曲扩张、导入静脉窦，病变远侧的脑动脉充盈不良或不充盈。

（3）磁共振成像（MRI）：血管团、供血动脉和引流静脉均因“流空效应”而显示为黑色。

二、术前质控

（一）术前准备

一般 2 ~ 4d。

1. 必需的检查项目

（1）血常规、血型、尿常规。

（2）肝肾功能、血电解质、血糖。

（3）凝血功能。

（4）感染性疾病筛查（乙型肝炎、丙型肝炎、艾滋病、梅毒等）。

（5）心电图、胸部 CT/X 线片。

2. 根据病人病情选择

心、肺功能检查。

3. 开颅病人预防性抗菌药物选择与使用时机

（1）按照《抗菌药物临床应用指导原则》选择用药。

（2）预防感染用药时间为术前 30min。

4. 病人准备

（1）详细了解病史，进行全面体检，尤其是系统的神经系统检查。

（2）有癫痫病史者，术前给予抗癫痫药物治疗。

（3）术前根据病情行 CT 平扫加增强扫描，MRI、MRA 检查。

（4）术前进行血、尿常规，出血、凝血时间，肝、肾功能，胸部透视，心、脑电图等检查。

（5）术前禁食，碘过敏试验，穿刺部位（如会阴部）备皮，留置导尿管。

（二）手术适应证

脑动静脉畸形的主要危害为出血和盗血，均可引起严重的后果，最合理的治疗为手术全切除；对低级别的动静脉畸形只要病人有决心便可考虑全切术；但级别较高者因病变范围过于广泛或部位险要而必须权衡手术利弊、慎重对待，抽搐或轻度的局灶性神经功能障碍均不是手术指征（病变反复出血为手术指征），尤其有如下情况者：

（1）病变广泛深在，不适宜直接手术者。

（2）病变位于脑重要功能区，如运动区、言语区和脑干，手术后会产生严重并发症和后遗症者。

（3）高血流病变、盗血严重、手术切除出血多或手术后可能发生过度灌注综合征者，可先行部分畸形血管团或供血动脉栓塞，再行手术切除。

（4）病变为低血流者，供血动脉太细，微导管无法插入，或微导管不能到达畸形病灶内，不能避开供应正常脑组织的穿支动脉者。

（5）超选择性脑血管造影显示病灶为穿支供血者，区域性功能闭塞试验产生相应神经功能缺失者。

（6）严重动脉硬化、动脉扭曲，导引管无法插入颈内动脉或椎动脉者。

非手术治疗适用于Ⅲ级以上动静脉畸形、未出血的其他病例和因故暂不适合手术的病例。内容包括调节日常生活（避免情绪激动、禁烟酒、疏通大便、改善睡眠、降低血压、卧床 4 ～ 6w）、控制癫痫、对症治疗和防止再出血。

三、术中质控

（一）麻醉方式

（1）局部麻醉。

（2）气管插管静脉复合麻醉。

（3）局部麻醉或加神经安定镇痛（静脉应用全量或半量氟哌利多 + 芬太尼）。

笔者多采用第 2 种方法。①病人仰卧于血管造影台上。②凡能合作的病人均采用神经安定麻醉加穿刺部位浸润麻醉，以便于术中观察病人意识状态、语言功能、肢体运动等。对不能合作的小儿及特殊病人采用气管插管全身麻醉。③术中请麻醉师监护病人生命体征并记录。

（二）手术治疗

1. 动静脉畸形全切除

为最合理的首选治疗方案，术前应明确主要的供血动脉和引流静脉的数目、部位、来源、大小和对侧参与供血的情况；足够大的手术切口以便显露主要的供血动脉；必要时术中临时阻断供血动脉并静点脑保护剂；充分利用动静脉畸形周围的脑软化灶和胶质增生带；遵循先切断动脉、再切断小静脉、最后切断大的主要引流静脉的程序；每切断一根血管后必须用双极电凝牢固焊封，步步为营。

2. 供血动脉结扎术

适用于Ⅲ～Ⅳ级和Ⅳ级以上、不能手术切除又常有出血的动静脉畸形的姑息性手术，或作为巨大动静脉畸形切除术中的前驱性手术；结扎后可明显缩小，但仍有其他脑动脉再供血而导致出血的可能。

3. 介入治疗

一般多采用经股动脉穿刺插管入路。

（1）会阴及两侧腹股沟常规消毒，铺无菌巾。

（2）用1%或2%利多卡因在右（或左）侧腹股沟韧带下2～3cm，股动脉搏动明显处逐层进行浸润麻醉，并给病人神经安定麻醉。

（3）用16G或18G穿刺针穿刺右（或左）侧股动脉，采用Seldinger法循序插入6F导管鞘，导管鞘侧臂带三通连接管与动脉加压输液管相连，排净管道内气泡，调节加压输液袋速度缓慢滴入，并用消毒胶布固定导管鞘。

（4）经6F导管鞘插入6F导引管，在电视监视下将其依次插入左颈内动脉、右颈内动脉、左颈外动脉、右颈外动脉，左椎动脉、右椎动脉进行选择性全脑血管造影（造影剂注入速度和用量：颈内动脉6mL/s，总量8mL；颈外动脉4mL/s，总量6mL；椎动脉5mL/s，总量7mL）。了解病变部位、范围、供血动脉、畸形血管团、引流静脉、盗血现象及动静脉循环时间等。明确诊断后，将导引管插入病变侧颈内动脉或椎动脉，导引管末端达第2颈椎平面。

（5）在插入微导管前，给病人实施全身肝素化，按1mg/kg静脉注射，一般成人首次剂量为50mg，2h后如继续治疗，则按0.5mg/kg体重追加，成人给25mg静脉注射，以此类推。

（6）将6F导引管尾端二通开关去掉，与“Y”形带阀接头连接，“Y”形带阀接头侧臂与带三通连接管相连，再连接于动脉加压输液袋、输液管，排净管道内气泡后，调节加压输液袋速度缓慢滴入。再将Magic或Magic-MP微导管经“Y”形带阀接头阀臂端插入导引管内，待微导管前部软而可弯曲的部分插入后扭紧阀，抽出微导管内不锈钢导丝。微导管型号的选择视病变部位、大小、供血动脉粗细及供血动脉弯曲度而定，一般病变靠近主干血管、大病灶、供血动脉粗且较直，选用Magic 1.8或1.5F微导管；如病灶位于颅内末梢血管、病灶较小、供血动脉较细且弯曲度较多，则选用 Magic 1.2 或 1.5F 微导管。

如微导管前端不带开孔球囊，则待微导管内有血液溢出并排净空气后，可在尾端接一 1mL 注射器。如微导管末端带开孔球囊，可在微导管尾端接 1mL 注射器间断推入生理盐水，将微导管内空气排至导引管内，将“Y”形带阀接头侧臂打开，利用导引管内动脉血压力将空气泡从“Y”形带阀接头侧臂排空。待排净空气后，再将与动脉加压输液袋输液管相连的带三通连接管接于“Y”形带阀接头侧臂，在电视监视下，将微导管继续沿导引管送入，直至送出导引管。利用血流自然冲击力，从导引管内注入生理盐水加大血流冲击力，改变血流动力学方向，轻轻充盈球囊，利用微导管末端塑型以及体外捻转导管导向方法，将微导管送至病变供血动脉，而后再将微导管前端送入 AVM 病灶内。

（7）经微导管对病变进行超选择脑血管造影（用高压注射器注入造影剂，1mL/s，总量 3mL），对病变的血管结构进行分析，决定对动静脉畸形是否行血管内栓塞治疗，并选择栓塞材料及注射方法。

（8）如病变为非重要功能区，单支动脉终末型供血，则宜首选氰基丙烯酸异丁酯（NBCA）栓塞。操作方法和要求：①根据病变血流情况和动静脉循环时间，将 NBCA 调制成 17% ~ 25% 的混合液。②请麻醉师观察病人情况，对高血流病人实施控制性低血压，把病人血压降至基础血压的 2/3 水平。③用 5% 葡萄糖溶液反复冲洗微导管并充满微导管。④请投照技术人员准备好 X 线机。⑤直接注射时，用 1mL 注射器抽吸 NBCA 混合液，连接 Magic 导管尾端，启动机器后，在电视监视下将 NBCA 直接注入，等病变血流变慢或引流静脉端有 NBCA 时立即停止注射，手术者与助手配合，一起将微导管连同导引管从病人体内抽出。或采用“三明治”注射技术（sandwich technique），用 1mL 注射器先抽入 5% 葡萄糖 0.5mL，再抽吸 NBCA 混合液（其量视病变大小而定），接于充满 5% 葡萄糖溶液的微导管末端（使 NBCA 夹于 5% 葡萄糖中间，在体外不与血液直接接触），在电视监视下将其注入，并很快抽出微导管。⑥如需行病变第二支供血动脉及病灶栓塞时，再插入第二根 Magic 微导管。一般一次治疗只栓塞 2 支供血动脉。

（9）栓塞完毕，尽快了解病人病情变化，注意有无不良反应及并发症出现，并做相应处理。如病人情况良好，可通过导引管进行与栓塞前同样条件的脑血管造影，了解病变栓塞结果，并与栓塞前比较。

（10）治疗结束时，先酌情静脉注入鱼精蛋白（按 1mL 含鱼精蛋白 10mg，可中和肝素 1000U 计算），再拔出导引管、导管鞘。穿刺部位压迫 15 ~ 20min，待无出血时，局部盖无菌纱布，用沙袋压迫 5 ~ 6h。

4. 人工栓塞术和血管内手术

（脱离球囊导管、电解可脱弹簧圈）适用于不能手术切除者，以及巨大动静脉畸形切除前的准备。

（1）本手术成败的关键在于微导管超选择插管是否到达病变供血动脉，进入畸形血管团，并避开供应正常脑组织的穿支血管，这样行血管内栓塞治疗才不致引起并发症和后遗症。高血流病变插管到位一般困难不大，而在病变体积小、血流量不高、又位于颅内末梢血管的畸形血管团则往往插管到位困难。因此应借助：①加大血流动力学，如从导引管内推注生理盐水。②改变血流动力学方向，如欲使微导管避开血流量较大的大脑中动脉而进入血流量较低的大脑前动脉，可让助手在台下压迫对侧颈内动脉，增加大脑前动脉血流量促使微导管到位。③微导管末端塑形成一定弯曲度。④不断充盈球囊。⑤体外旋转导管改变微导管在颅内的前进方向，把微导管插到病灶内。

（2）经微导管超选择脑血管造影，对脑动静脉畸形的血管结构学分析至关重要，因它可精确提供畸形血管团的供血方式，对选择栓塞的适应证、选择栓塞材料以及注射方法提供重要参考依据，因此，一定要做此项检查，尤其在选用 NBCA 作为栓塞剂时。

（3）手术要在全身肝素化下进行，如用真丝线段作为栓塞剂，要间断经微导管注入罂粟碱溶液，以预防血管痉挛导致拔管困难。

（4）操作要在质量良好的 DSA 下进行，并有一组由神经外科医师、放射医师、麻醉师、技术人员和导管室护士组成的训练有素、配合默契的专业技术队伍。

5. 放射及放射外科治疗

（1）适应证：手术切除困难或风险较大者，病人年龄较大或伴有其他系统疾病而难以耐受手术者，手术未成功或术后有较大残留者，以及病人拒绝手术者。

（2）放射治疗方法：立体定向回旋加速器氦离子放射外科、立体定向回旋加速器 Bragg 峰质子束（光子）放射外科、立体定向回旋加速器中子束放射外科和立体定向聚焦 γ 射线放射外科（γ 刀治疗）。

（3）治疗效果：可减少出血的风险并维持正常生活，可作为脑深部和不能手术者的选择。

（4）并发症：出血、短暂的脑放射反应（脑水肿、放射性脑部、脑功能障碍）、永久性脑功能障碍和放射性脑坏死等。

四、术后质控

（1）严密观察病情变化，尤其注意病人意识状态、语言功能、肢体运动，有无癫痫发作、生命体征变化、穿刺部位出血、穿刺侧足背动脉搏动及肢体血循环等，并做相应处理。

（2）应用抗生素防治感染。

（3）应用脱水剂（如 20% 甘露醇）及肾上腺皮质激素防治脑水肿。

（4）术前有癫痫病史或病灶位于致癫区者，应进行抗癫痫治疗。

（5）对高血流病变或有可能发生过度灌注综合征者，酌情采用控制性低血压。

（6）对术后有可能发生脑血管痉挛者，应用血管解痉药，如尼莫同、罂粟碱等。

（7）如微导管断于颅内者，术后应用肝素化治疗，持续 3 ~ 5d。

五、手术并发症控制与分析

脑动静脉畸形血管内栓塞治疗的主要并发症有：误栓正常脑供血动脉、引流静脉或静脉窦致神经功能缺失、过度灌注综合征、颅内出血、导管断于脑血管内和脑血管痉挛等。

（1）误栓塞的主要原因如下。①微导管插管不到位，没有避开供应正常脑组织的穿支。②脑动静脉畸形的供血方式不是终末供血，而是穿支供血，栓塞时无法避开供应正常脑组织的穿支，为避免这种并发症，一定要将微导管送到位，且如果不能避开供应正常脑组织的穿支时不能实施栓塞治疗。③引流静脉或静脉窦栓塞，多见于高血流病变，动静脉循环时间短，应用 NBCA 栓塞时浓度调配不当，NBCA 很快流入回流静脉或静脉窦将其栓塞，而供应动脉、畸形血管团尚未栓塞，会立即发生颅内出血。为预防此种并发症，在高血流病变应用 NBCA 栓塞时，一定要根据动静脉循环时间来调配好 NBCA 的浓度，或改用真丝线段栓塞，或先用真丝线段、电解可脱性弹簧圈（GDC）或液体弹簧（Liquid coil）部分栓塞病变，待其血流由高变低时再用 NBCA 栓塞。

（2）过度灌注综合征主要发生在高血流病变栓塞时，尤其应用 NBCA 栓塞时，由于在瞬间将动静脉短路堵塞，原被病变盗去的血液迅速回流向正常脑血管，因正常脑血管长期处于低血流状态，其自动调节功能失调，不能适应颅内血流动力学的变化，将会出现过度灌注，致严重脑水肿、脑肿胀，甚至发生不可控制的颅内出血。为预防此种情况发生，对高血流的巨大病变栓塞时，应逐渐闭塞动静脉短路，每次只能栓塞病变体积的 1/3 或 1/4；同时在栓塞时，甚至栓塞后酌情采用控制性低血压措施，将病人血压降至基础血压的 2/3 水平；或采用真丝线段栓塞逐渐闭塞动静脉短路，慢慢改变颅内血流动力学。对老年人、动脉粥样硬化与高血压病人更应慎重。

（3）颅内出血的原因，除见于误栓引流静脉与静脉窦和过度灌注综合征外，也见于微导管进入病变内，用 NBCA 栓塞导管粘住病变，拔管时牵拉出血。

（4）导管断于脑血管内的原因如下。①用 NBCA 栓塞时微导管与病变粘住。②导管材料存在的质量问题。

六、疗效评定及预后

（一）出血率

儿童动静脉畸形趋向于发展增大，出血率也增高；动静脉畸形初次出血后第 1 年有 6% 的再出血率，以后每年有 2% 的再出血率。

（二）癫痫发生率

以癫痫为首发症状者占 17% ~ 40%；发作以局限性者为多，一般与动静脉畸形的部位和类型密切相关，位于颞叶和额叶的癫痫发生率高于幕上的其他部位，额叶以全身性为多，顶叶以局限性为多；手术是病人术后发生癫痫的最重要危险因素。

（三）自发血栓形成

极为罕见，单根回流静脉阻塞为动静脉畸形闭塞的主要原因；需注意动静脉畸形虽已闭塞，但仍有可能发生出血，故仍有手术的必要。

（四）神经精神障碍

多数动静脉畸形病人在 40 岁之前出现症状，以出血、癫痫最为常见，可见短暂进行性或永久性神经功能障碍，心力衰竭、脑积水和智力减退甚至痴呆。

（五）手术预后

死亡率在 2% 以下，致残率低于 10%。

七、出院及随访

（一）出院标准

（1）病人术后恢复好，无头痛、发热。

（2）切口愈合良好。

（二）随访期限

出院后1个月、3个月、半年及1年时间常规随访，以后每年定期随访1～2次。

（李俊　段发亮）

第三节　烟　雾　病

烟雾病（moyamoya disease）是一种病因不明的、以双侧颈内动脉末端及大脑前动脉、大脑中动脉起始部慢性进行性狭窄或闭塞为特征，并继发颅底异常血管网形成的一种脑血管疾病。1969年，由日本学者Suzuki和Takaku首先报道。由于这种颅底异常血管网在脑血管造影图像上形似“烟雾”，故称为烟雾病。烟雾状血管是扩张的穿通动脉，起着侧支循环的代偿作用，是该病的重要特征。

烟雾病在东亚国家高发，且有一定的家族聚集性，遗传因素可能参与发病，女性多发，有儿童和青壮年2个高峰发病年龄，脑缺血和颅内出血是该病的2种主要危害，总体上儿童和成年病人均以脑缺血为主，而颅内出血多见于成年病人。

一、住院过程及一般诊疗质控

（一）收治对象

第一诊断为烟雾病行直接和间接的血管重建手术，一般住院日为10～14d。

（二）诊断依据

1.临床表现

（1）自发性脑出血，尤其是下述部位出血：脑室周围、脑室内出血、脑实质出血破入脑室，烟雾病病人发生单纯蛛网膜下腔出血较少见。

（2）脑缺血所致的临床症状、体征：TIA或脑梗死所致偏瘫、语言障碍、感觉障碍、运动障碍等，尤其是小儿哭吵、过度通气或体育运动后易诱发。

2. 辅助检查

包括头颅 CT、MRI、CTA/MRA、脑血管造影、CTP/MRP、SPECT 以及 PET 等。

3. 诊断依据

1）数字减影脑血管造影（DSA）的表现

（1）颈内动脉（ICA）末端和（或）大脑前动脉（ACA）和（或）大脑中动脉（MCA）起始段狭窄或闭塞。

（2）动脉相出现颅底异常血管网。

（3）上述表现为双侧性，但双侧的病变分期可能不同。

2）MRI 和 MRA 的表现

（1）ICA 末端和（或）ACA 和（或）MCA 起始段狭窄或闭塞。

（2）基底节区出现异常血管网（在 1 个扫描层面上发现基底节区有 2 个以上明显的血管流空影时，提示存在异常血管网）。

（3）上述表现为双侧性，但双侧的病变分期可能不同。

3）确诊烟雾病需排除的合并疾病

动脉粥样硬化、自身免疫性疾病（如系统性红斑狼疮、抗磷脂抗体综合征、结节性周围动脉炎、干燥综合征）、脑膜炎、多发性神经纤维瘤病、颅内肿瘤、Down 综合征、头部外伤、放射性损伤、甲状腺功能亢进、特纳综合征、Alagille 综合征、Williams 综合征、努南综合征、马方综合征、结节性硬化症、先天性巨结肠、Ⅰ型糖原贮积症、Prader-Willi 综合征、肾母细胞瘤、草酸盐沉积症、镰状细胞性贫血、Fanconi 贫血、球形细胞增多症、嗜酸细胞肉芽肿、Ⅱ型纤维蛋白原缺乏症、钩端螺旋体病、丙酮酸激酶缺乏症、蛋白质缺乏症、肌纤维发育不良、成骨不全症、多囊肾、口服避孕药以及药物中毒（如可卡因）等。

4）对诊断有指导意义的病理学表现

（1）在 ICA 末端及其附近发现内膜增厚并引起管腔狭窄或闭塞，通常双侧均有；增生的内膜内偶见脂质沉积。

（2）构成 Willis 动脉环的主要分支血管均可见由内膜增厚所致的程度不等的管腔狭窄或闭塞；内弹力层不规则变厚或变薄断裂以及中膜变薄。

（3）Willis 动脉环可发现大量的小血管（开放的穿通支及自发吻合血管）。

（4）软脑膜处可发现小血管网状聚集。

4. 诊断标准

（1）成人病人具备上述诊断依据中的（1）或（2）+（3）可做出确切诊断。

（2）儿童病人单侧脑血管病变 +（3）可做出确切诊断。

（3）无脑血管造影的尸检病例可参考诊断依据中的（4）。

值得注意的是，由于影像技术的限制，使用MRI/MRA做出烟雾病的诊断只推荐应用于儿童及其他无法配合进行脑血管造影检查的病人，在评估自发代偿及制订手术方案等方面更应慎重。

5. 烟雾综合征的诊断标准

单侧或双侧病变［可同时或单纯累及大脑后动脉（PCA）系统］，伴发上述诊断依据中所列的合并疾病者为烟雾综合征，或称为类烟雾病。

（三）鉴别诊断

1. 单侧烟雾病

定义为成人单侧病变而无上述诊断依据（3）中所列合并疾病者，可向烟雾病进展。

2. 疑似烟雾病

定义为单侧或双侧病变而无法确切排除诊断依据（3）中所列合并疾病者。

二、术前质控

（一）术前准备

一般2～4d。

1. 必需的检查项目

（1）实验室检查：血常规、血型、尿常规、肝肾功能、血电解质、血糖、感染性疾病筛查、凝血功能。

（2）术前应该对病人进行充分的评估，包括临床评估分型、影像学评估（脑实质和脑血管评估）、血流动力学评估（CTP、MRP、SPECT以及PET），必要时应包含认知功能评估，以便根据评估结果制订手术方案（可于住院前完成）。

（3）心电图、胸部X线片。

2. 预防性抗菌药物选择与使用时机

（1）按照《抗菌药物临床应用指导原则》选择用药。

（2）预防感染用药时间为术前30min。经病人术后预防性使用抗菌药物

2 ~ 3d。

（二）手术适应证

根据《临床诊疗指南（神经外科学分册）》（中华医学会编著，人民卫生出版社），《临床技术操作规范（神经外科分册）》（中华医学会编著，人民军医出版社），《神经外科学》（人民卫生出版社）。

（1）铃木分期 2 期或以上（5 ~ 6 期病人，存在尚未建立自发代偿的颈外动脉分支者）。

（2）烟雾病相关的进展性脑缺血的临床表现：如 TIA、脑梗死、认知功能障碍、神经功能发育迟滞及癫痫等。

（3）其他与烟雾病相关的脑缺血证据，如陈旧性脑梗死、微小出血灶、白质变性或脑萎缩等与脑缺血相关的实质性脑损害。

（4）血流动力学受损，如 CBF、CVR 下降，OEF 升高及 $CMRO_2$ 下降等。

（5）任何形式的颅内出血，排除其他原因。

（6）不推荐对烟雾病的狭窄性病变进行血管内干预，包括球囊扩张或支架成形术。

三、术中质控

为入院第 3 ~ 5d。

（一）麻醉方式

气管插管全身麻醉，一般麻醉常采用的过度通气和降颅压的方法应当避免。理想的动脉 $PaCO_2$ 应保持在 40mmHg 左右。平均动脉压 75mmHg 以上。

（二）手术方式

1. 直接血管重建手术

（1）颞浅动脉 –MCA 分支吻合术，最常用；颞浅动脉 –ACA 或颞浅动脉 –PCA 吻合术可作为补充或替代，当 MCA 动脉分支过于纤细或者缺血区位于 ACA 或 PCA 分布区时选择应用。

（2）枕动脉或耳后动脉 –MCA 分支吻合术，在颞浅动脉细小时可以选用。

（3）枕动脉 –PCA 吻合术，主要改善 PCA 分布区的血流灌注，较少应用。

2. 间接血管重建手术

间接血管重建手术的方式很多，较常用的包括：脑 – 硬脑膜 – 动脉血管融合术

（encephalo-duro-arterio-synangiosis，EDAS）、脑 - 肌肉血管融合术（encephalo-myo-synangiosis，EMS）、脑 - 肌肉 - 动脉血管融合术（encephalo-myo-arterio-synangiosis，EMAS）、脑 - 硬脑膜 - 动脉 - 肌肉血管融合术（encephalo-duro-arterio-myo-synangiosis，EDAMS）、脑 - 硬膜 - 肌肉 - 血管融合术（encepho-duro-myo-synangiosis，EDMS）、多点钻孔术（multiple burr holes，MBH）以及大网膜移植术（omental transplantation，OT）等。

3. 联合手术

联合手术是直接和间接血管重建手术的组合。首选直接 + 间接的联合血运重建手术，特殊情况下可行间接血管重建手术。

（三）手术内置物

颅骨固定材料（开颅手术）。

（四）补液

充足的静脉补液，术中控制血压维持于正常或稍高水平，维持血氧饱和度稳定和稍高的呼气末二氧化碳水平。

（五）术中用药

抗菌药物、止血剂、脱水药、抗癫痫药、神经保护药物。

（六）输血

视术中情况决定。

（七）病理

无。

四、术后质控

住院恢复 7 ~ 10d。

（1）充足的静脉补液，控制血压于基础值或稍高水平，神经保护剂，预防癫痫治疗。

（2）减少患儿疼痛或哭闹，可能可以减少卒中风险。

（3）术后常用药：抗菌药物、抗癫痫药物、扩容药物、抗血管痉挛药物，止血剂、脱水药、神经保护药物。

（4）切口愈合良好：切口无感染，无皮下积液（或门诊可以处理的少量积液）。

（5）无发热。

（6）没有要住院处理的并发症和（或）合并症。

五、手术并发症控制与分析

（1）脑梗死：烟雾病病人耐受能力差，血压的波动、搭桥后血流再分布、病人情绪激动等都可能造成脑梗死。

（2）硬膜下和硬膜外血肿。

（3）伤口感染。

（4）吻合血管闭塞。

（5）头皮坏死。

（6）缺血再灌注损伤。

六、疗效评定及预后

术后无相关并发症，复查吻合血管通畅，脑功能成像提示灌注增加。

七、出院及随访

（一）出院标准

（1）病人术后恢复好，无新发症状。

（2）切口愈合良好。

（二）随访期限

（1）告知病人该病有进展的可能，即使是在成功的脑血管重建手术后仍有发生卒中的风险。

（2）参与随访的临床医师应当是对烟雾病熟知的神经外科或神经内科医师。

（3）至少对病人进行每年 1 次的终身随访。

（4）影像学随访建议包括脑实质及脑血管评估，如头部 MRI、MRA 或 CTA 或 DSA 等，血管检查建议包含颈外动脉系统。

（5）单侧烟雾病病人应当每年进行 1 次头颅 CTA 或 MRA 随访，以评估疾病的进展情况，至少持续 3 ～ 5 年。

（6）建议对烟雾病病人进行动态的血流动力学及代谢评估随访，如 Xe-CT、SPECT、磁共振灌注成像、CTP 或 PET 等。

（黄伟　陈文　李俊）

第四节　颈内动脉海绵窦瘘

颈内动脉海绵窦瘘（carotid-cavernous fistula，CCF）是指海绵窦段的颈内动脉或其分支破裂后与海绵窦形成的异常动静脉交通，导致海绵窦内的压力增高，继而引起眶部、中枢神经系统的相应症状。

一、住院过程及一般诊疗质控

（一）收治对象

第一诊断为颈内动脉海绵窦瘘行血管内治疗，一般住院日为 10 ~ 12d。

（二）诊断依据

1.临床表现

搏动性突眼、球结膜充血、血管性杂音、耳鸣是 CCF 最常见的临床症状。颈内动脉及其脑膜支穿过海绵窦，一旦这些动脉破裂，动脉血便直接流入静脉窦内，使窦内压升高，逆流入眼上静脉，回流受限，表现出搏动性突眼、眼肌麻痹、球结膜充血以及与动脉搏动一致的血管性杂音等症状，如为外伤引起的，还多伴头痛和眼眶痛。很多病人因为明显的眼部不适而首诊于眼科，实际上这是神经外科的疾病，并且需要血管内介入治疗，临床上容易误诊误治。值得一提的是，突眼不一定同时伴有搏动性、血管性杂音，因为杂音的出现可能与瘘口的大小、海绵窦内的压力和血流的速度有关。瘘口小，海绵窦压力高，高速的血流才容易形成涡流，出现杂音。低流瘘病人一般不出现杂音，此时的突眼一般也不伴有搏动性。

当出现视力下降及眶部疼痛时应高度重视！眼静脉高压会导致视网膜中央静脉回流受阻，当出现颅内高压时，视盘充血水肿会更明显，黄斑水肿和视网膜出血会更严重，造成视力和视功能的严重丧失。

CCF 也有出现中枢症状的可能，5% 的 CCF 可能发生自发性蛛网膜下腔出血或脑内血肿。此外，当瘘口流量过大或侧支循环不良时，CCF 瘘口盗血，可发生脑缺血甚至脑梗死。

海绵窦区硬脑膜动静脉瘘（Barrow B、C、D 型）的临床表现与静脉的引流方向和动静脉瘘的流量有关。眼静脉引流者多表现为和 A 型 CCF 类似的眼部症状，皮层静脉引流者会出现局灶性神经功能缺失，甚至有颅内出血的危险，需急症处理。

2. 辅助检查

CT、磁共振 MRI 可作为初步检查，较为直观地反映出病变的主要病理变化，如海绵窦扩张，眼上、下静脉扩张，以及眼球突出，眼外肌增粗，眼球后软组织肿胀。部分创伤性 CCF 在 CT 平扫上可以显示颅底骨折、脑组织挫伤甚至脑内血肿或蛛网膜下腔出血。但 CT 和 MRI 不能准确观察供血动脉的来源和瘘口的情况。

全脑血管造影（DSA）是颈内动脉海绵窦瘘诊断的金标准，也是行手术治疗前最重要的疾病评估手段。行 DSA 检查时，应做包括双侧颈外动脉在内的全脑血管造影。DSA 可以清晰地显示瘘口和瘘口后的静脉引流途径，但其缺点是需要经股动脉穿刺，属于有创性检查，需住院后在医院的导管手术室里完成。

二、术前质控

（一）术前准备

一般 2 ~ 4d。

1. 必需的检查项目

（1）血常规、血型、尿常规。

（2）肝肾功能、血电解质、血糖。

（3）凝血功能。

（4）感染性疾病筛查（乙型肝炎、丙型肝炎、艾滋病、梅毒等）。

（5）心电图、胸部 X 线片。

2. 根据病人病情选择

心、肺功能检查。

（二）手术适应证

（1）颈内动脉海绵窦瘘诊断明确。

（2）经球囊阻塞试验（BOT）或保守治疗，治疗效果不佳。

（3）严重眼部症状影响病人视力。

（4）病人一般情况好，无严重高血压、糖尿病、冠心病、凝血功能障碍等严重器质性病变，能够耐受全身麻醉手术。

三、术中质控

为入院第 3 ~ 4d。

（一）麻醉方式

①局部麻醉。②气管插管静脉复合麻醉。③局部麻醉或加神经安定镇痛（静脉应用全量或半量氟哌利多 + 芬太尼）。笔者多采用第 1 种方法，其优点为：手术过程病人清醒，利于手术效果的观察，瘘口栓塞后，病人感搏动性杂音消失，说明手术成功。

（二）手术方式

血管内治疗。

少部分 A 型 CCF 的病人症状较轻微，瘘口流量低，可以在医生指导下采用压迫颈内动脉的方法治愈该病。大部分 A 型瘘的病人瘘口流量较高，需采用血管内治疗，也就是常说的脑血管介入手术。

（1）压迫患侧颈内动脉的方法保守治疗，通常每日按压数次，持续 4 ~ 6w。对颈动脉有明显粥样斑块及高凝状态者，不宜行颈动脉压迫，以防斑块脱落。

（2）应用可脱性球囊栓塞是治疗 A 型 CCF 的首选方法。手术方式是经颈内动脉向海绵窦内填塞可脱球囊，封闭瘘口。该方法创伤小、费用低，可以使 75% ~ 88% 的病人治愈并成功保留患侧颈内动脉，复发率为 8% ~ 10%。虽然球囊栓塞优势明显，但下列情况不适合用可脱球囊治疗：①颈内动脉破口过小，可脱球囊不能通过。②海绵窦太小，球囊充盈时突入颈内动脉。③海绵窦瘘口附近有锐利的骨折片导致球囊充盈时破裂。④瘘口过大或海绵窦过度扩张，使用多枚球囊仍不能完全闭塞瘘口。⑤海绵窦段颈内动脉横断。在反复治疗无法成功，确认脑底动脉环代偿良好的情况下，可以闭塞患侧颈内动脉，但此种操作属于破坏性治疗，需谨慎。单纯覆膜支架也是近年出现的新技术，用覆膜支架封闭瘘口可作为 A 型 CCF 的首选治疗或者球囊闭塞瘘口后的补救治疗。覆膜支架的缺点是硬度较大，对过于迂曲的颈内动脉支架难以到位，瘘口若在颈内动脉转折处，则覆膜支架难以将其完全封闭，会有内漏。此外，支架植入后需服用半年以上的抗血小板药物，同时支架费用也较球囊要高。

海绵窦区硬脑膜动静脉瘘（Barrow B、C、D 型）首选经静脉途径，使用 Onyx 胶或弹簧圈等材料行栓塞治疗，动脉途径手术成功率低，治疗效果也差。当存在皮层静脉引流时提示有颅内出血危险，需紧急治疗。静脉入路按照引流模式来选择，股静脉 – 岩下窦入路使用最多，此外还有经股静脉 – 面静脉 – 眼上静脉入路，颞浅静脉入路等。当各种入路都无法到达病灶的时候，可采用切开眶部皮肤，直视下穿刺或切开眼上静脉，再放置微导管填塞海绵窦的方法，但这种方法成功率低，危险性高。

当以上所有方法都无法成功手术的时候，只能采用透视下经眶直接穿刺海绵窦的方法治疗。该方法手术成功率很高，但是手术难度高，对手术医生的放射损伤也较大。

四、术后质控

严密观察生命体征，术后安置于监护病房，严密监测瞳孔、血压、心率、呼吸、尿量等变化，15 ~ 30min 巡视病房 1 次并记录。病人术后意识清醒，生命体征平稳。预防血栓形成：因血管内膜损伤，有血栓形成的倾向。注意观察下肢动脉搏动、血运的情况。病人双下肢足背动脉搏动好，远端血运温度正常。防止出血：双侧股动脉穿刺处术后沙袋加压 24h，严密观察切口处有无渗血，保持敷料干燥、清洁。嘱卧床休息 3d，1w 内避免用力及剧烈活动。术后换药严格无菌操作，谢绝探视及陪护，病房定时通风。预防肢体活动障碍：术后病人双下肢平伸、制动 6 ~ 8h，48h 后床上轻微活动，逐渐增加活动量，护士在病人卧床期间给予翻身、协助肢体功能锻炼，1 次 /2h。病人术后 5d 床边行走，肢体活动好。出院指导：病人术后 12d 痊愈出院。嘱注意休息，加强营养，保持情绪稳定及大小便通畅，定期复查。如有不适，及时就诊。

五、手术并发症控制与分析

（1）穿刺部位血肿，是因为局部加压力量不够或肝素化未完全解除，所以术后应仔细检查，避免此类事情的发生。

（2）脑神经瘫痪。

（3）假性动脉瘤，CCF 治疗后定期造影复查是有必要的。

（4）球囊早脱脑梗死。

（5）脑过度灌注：病人表现为剧烈的头痛，经用脱水药后 3 ~ 5d 症状缓解。

六、疗效评定及预后

不同的病因会导致治疗过程和效果的不同，如脑外伤颅底骨折引起者，容易造成球囊破裂，使栓塞失败或增加治疗难度，解决的办法如下：①准确地判断瘘口的位置。②充盈球囊时不要用力过猛。③球囊充盈造影剂不要过量。④采用多枚球囊治疗。自发性的CCF，瘘口往往不止1个，称为复杂性CCF，有的颈外动脉也会参与，有的累及双侧颈内动脉，这样会给治疗带来难度，解决的办法如下：①造影要全面，以防遗漏。②先选择压颈试验症状减轻明显的一侧进行治疗，效果满意并保持该侧颈内动脉通畅后再行对侧治疗。③先填塞离瘘口较远的海绵窦空间，必要时微弹簧圈辅助，这样会避免遗漏瘘口。④采用多球囊栓塞。

七、出院及随访

（一）出院标准

（1）病人术后恢复好，眼部症状消失。

（2）切口愈合良好。

（二）随访期限

出院后1个月、3个月、半年及1年时间常规随访，以后每年定期随访1 ~ 2次。

（段发亮　李俊）

第五节　颈内动脉狭窄

颈内动脉狭窄（internal carotid artery stenosis）是导致脑卒中的常见病因之一，早在20世纪50年代开始，颈动脉内膜切除术（carotid endarterectomy，CEA）已被视作治疗颈动脉狭窄、预防卒中的有效方法。20世纪90年代初以“北美症状性颈动脉狭窄内膜切除试验”（NASCET）和“欧洲颈动脉外科试验”（ECST）等为代表的临床试验结果公布以后，CEA在颈动脉粥样硬化狭窄治疗中的作用与地位已毋庸置疑。

一、住院过程及一般诊疗质控

（一）收治对象

第一诊断为颈动脉狭窄颈内动脉闭塞和狭窄或颈内动脉狭窄，一般住院日为12 ~ 14d。

（二）诊断依据

1.临床表现

定位表现包括对侧肢体肌力弱、感觉异常或丧失，同侧单眼盲或视觉－空间能力异常，以及同侧同向偏盲等。具有这些定位症状的病人可以称为症状性颈动脉狭窄，其他临床表现包括头晕、头昏，或反应迟钝、记忆力降低，甚至认知功能障碍等，仅有这些非定位体征的病人被视作无症状性颈动脉狭窄。

2.辅助检查

颈动脉超声、TCD、CTA、MRA 和 DSA 证实颈动脉存在明确的狭窄（图 4–4 和图 4–5）。

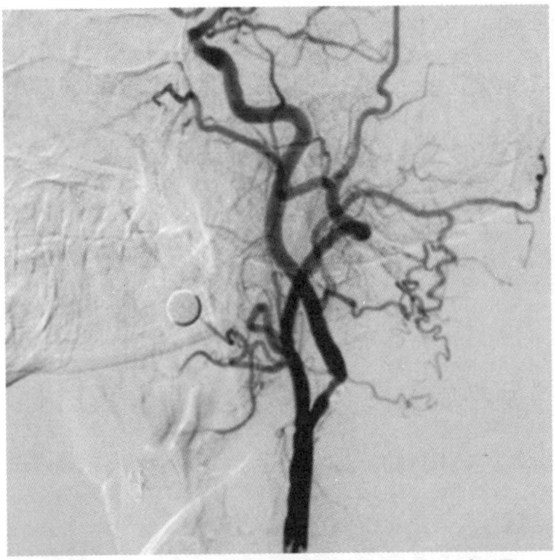

图 4–4　颈内动脉狭窄的 DSA 表现

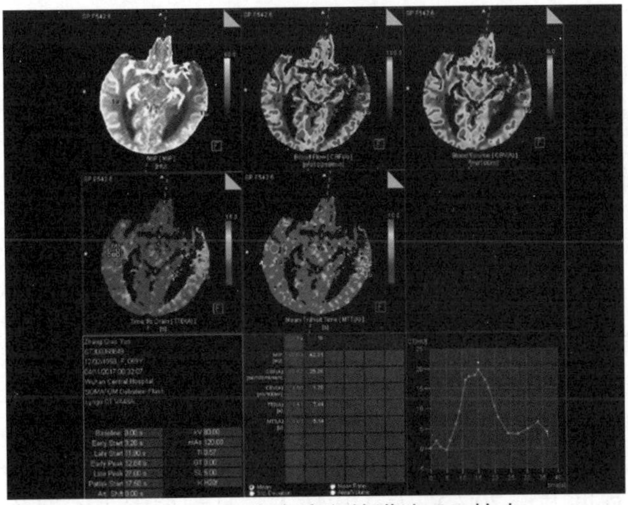

图 4–5　颈动脉狭窄的灌注 CT 检查

3. 诊断原则

建议采用“侧别 / 症状与否 / 狭窄度”的组合方式做出规范诊断，例如左侧症状性颈动脉重度狭窄；其中，狭窄度推荐按照 NASCET 方法测量。

NASCET：（1–a/d）×100%；

ECST：（1–a/b）×100%。

二、术前质控

（一）术前准备

一般 2 ~ 3d。

1. 必需的检查项目

（1）血常规、尿常规、大便常规。

（2）肝肾功能、电解质、血糖、血脂、凝血功能、纤维蛋白原水平、感染性疾病筛查（乙型肝炎、丙型肝炎、梅毒、艾滋病等）。

（3）X 线胸片、心电图。

（4）头颅 MRI/CT、颈动脉血管超声和 TCD。

2. 检查

（1）化验检查：同型半胱氨酸、抗凝血酶Ⅲ、蛋白 C、蛋白 S、抗“O”、抗核抗体、ENA、类风湿因子、CRP、ESR 等。

（2）超声心动图检查。

（3）影像学检查：CTA、MRA 或 DSA、灌注 CT 或灌注 MRI 等。

3. 预防性抗菌药物选择与使用时机

（1）按照《抗菌药物临床应用指导原则》选择用药。

（2）预防感染用药时间为术前 30min。

（二）手术适应证

1. 症状性病人

6 个月内有过非致残性缺血性卒中或一过性大脑缺血症状（包括大脑半球事件或一过性黑蒙），具有低中危外科手术风险；无创性成像证实颈动脉狭窄超过 70%，或血管造影发现狭窄超过 50%，且预期围手术期卒中或死亡率应小于 6%。

2. 无症状病人

颈动脉狭窄程度大于 70% 的无症状病人，且预期围手术期卒中或死亡率应小于3%。

3.慢性完全性闭塞病人

鉴于该类病人的卒中发生率可能并不高，指南并不推荐对该类病人行CEA治疗，但近年来部分中心的闭塞再通尝试似乎有所帮助，因此，建议仅在下述情况下尝试闭塞再通治疗。

（1）症状性病人。

（2）脑灌注影像证实闭塞侧大脑半球呈现血流动力学障碍。

（3）仅在有经验的中心或医院实施。

（4）建议在严谨的前瞻性临床试验中实施。

三、术中质控

为入院第3 ~ 4d。

（一）麻醉方式及术中监测

全身麻醉，术中血压在血流开通前应维持在术前同等水平，血流开通后应控制在150mmHg以下。CEA术中推荐进行相应的监测，目的是明确脑血流在阻断和开放颈动脉时的变化，从而降低手术风险。目前主要的监测手段有经颅多普勒超声（transcranial Doppler，TCD）、脑饱和度、残端压、脑电图（EEG）、诱发电位、颈静脉饱和度以及颈静脉乳酸水平等，尚无法确定哪一项特异性和准确性最好，参考国外Meta分析结果，推荐残端压与TCD或EEG联合使用能获得最好的监测结果。

（二）手术方式

颈内动脉内膜剥脱术、颈动脉支架血管成形术、颅内外搭桥术。这里仅仅讨论CEA术式。

1.手术体位

正中仰卧位，双侧肩部下方垫以肩垫，两肩部同等程度抬高，从而使颈部充分伸展；其次头后仰并向病变对侧适度（20°）旋转。

2.切口

直切口、横切口、弧形切口。

3.手术过程

（1）标准颈动脉内膜切除手术（standard CEA，sCEA）：病人取仰卧位，头偏向对侧，取胸锁乳突肌前直切口，如果病变位置较高，切口上缘应沿下颌缘向后上转折，以避免损伤面神经下颌缘支，依次切开皮肤、皮下及颈阔肌，沿胸锁乳突肌前缘纵行分离，显露颈动脉鞘后，游离暴露出颈总动脉、颈内动脉和颈外动脉，分别阻断甲状腺上动脉、颈外动脉、颈内动脉和颈总动脉。

纵行切开颈总动脉及颈内动脉血管壁，剥除颈动脉内膜及斑块，阻断甲状腺上动脉、颈外动脉、颈内动脉和颈总动脉后，沿颈内动脉起始端横行切断颈内动脉，沿颈内动脉周径环形分离斑块与血管壁，提起颈内动脉血管壁，并用剥离子剥除颈动脉内膜及斑块，像套袖一般将颈内动脉血管壁向上分离，直至斑块和正常内膜的移行部，锐性切断，去除斑块，然后将颈内动脉端侧吻合到原切口处。依次缝合切口，手术结束。sCEA 是 CEA 的基础和标准，适用范围更加广泛，虽然后期有补片成型技术和翻转式 CEA 的诞生，但 sCEA 仍是国内外最主要的手术方式之一。

（2）翻转式颈动脉内膜切除手术（eCEA）：在分别阻断甲状腺上动脉、颈外动脉、颈内动脉和颈总动脉后，沿颈内动脉起始端横行切断颈内动脉，沿颈内动脉周径环形分离斑块与血管壁，提起颈内动脉血管壁，并用剥离子剥除颈动脉内膜及斑块，像套袖一般将颈内动脉血管壁向上分离，直至斑块和正常内膜的移行部，锐性切断，去除斑块，然后将颈内动脉端侧吻合到原切口处。依次缝合切口，手术结束。eCEA 的优点是，避免颈内动脉远端的切开和缝合，从而可能降低因缝合导致的再狭窄率。

（3）补片成形修补技术：在 sCEA 中，外科医生很担心由于连续缝合的技术原因，而导致术后管径丢失或远期再狭窄，因此，补片成形修补技术得以使用。采用的补片包括静脉补片和合成材料等，方法是在 sCEA 清除斑块后，先将补片一端固定在切口上缘，然后分别做连续缝合。

（4）改良翻转式颈动脉内膜切除术：Kumar 等对翻转式 CEA 进行了改良，首先从颈总斑块近段纵切动脉，剪到颈内球部分叉处，不横行切断颈内动脉，直接翻转剥离斑块，该方法也取得了较好疗效，但在实际手术中，操作并不简便。

（5）CEA 术中需要的转流技术，目的是为了在阻断颈动脉后保持一定的脑血流，从而避免阻断导致的脑梗死。

A. 转流与否的选择：CEA 术中是否需要转流存在一定争议，建议通过有效的术中监测手段来判断是否需要转流，例如，在动脉阻断后，如果 TCD 监测显示同侧大脑中动脉血流降低至 50% 以下，推荐使用转流技术。有一些学者对所有病例均采用转流，但存在转流管损伤动脉内膜等风险；也有的学者对所有病例均不进行转流，代之以大幅度提升血压，但有证据表明，术中血压的大幅度变化可能造成病人心脏功能的损害，存在潜在的风险。

B. 转流技术：放置转流是在动脉阻断并切开后一般先放置颈总动脉端，在转流管排气后，再放置颈内动脉端。而在动脉结束缝合前，取出转流管，再进行动脉管腔的排气，最后缝合剩余的几针。

（6）显微颈动脉内膜切除术（Micro-GEA）：显微 CEA 手术是现代显微镜与外科技术相结合的产物，与肉眼下或手术放大镜下的 CEA 相比，Micro-CEA 具有很多优势。

第一，可以提供更为理想的手术光源和照明，尤其对于很高位病变手术的深部照明；第二，显微镜下可以清晰地分辨出动脉壁各层与斑块的关系，使分离变得非常清晰和简便。第三，颈内动脉远端内膜的处理更为精细，在显微镜下，可以清楚地分辨斑块与正常内膜的移行部，锐性切断并修剪远端内膜，无须额外的钉缝，降低了术后血栓或夹层的可能；第四，在缝合过程中，针距更小，缝合更细致，且可以避免将外膜组织带入吻合缘，从而降低术后血栓或远期再狭窄的可能。

虽然有部分临床研究显示 Micro-CEA 的优势，但由于需要额外的培训和设备条件，目前 Micro-CEA 仍限于神经外科医生，显微镜下与肉眼下或手术放大镜下的手术仍有差异。

纵观所有的手术方法，不同的技术方法和改进都是为了更好地解决问题，因此，会存在基于医生习惯和病人病情的个体化差异，虽然有的方法显示出较好的趋势，但单就技术本身而言，没有先进与落后之分，现在尚没有哪一种手术方法可以完全取代其他方法（图 4-6）。

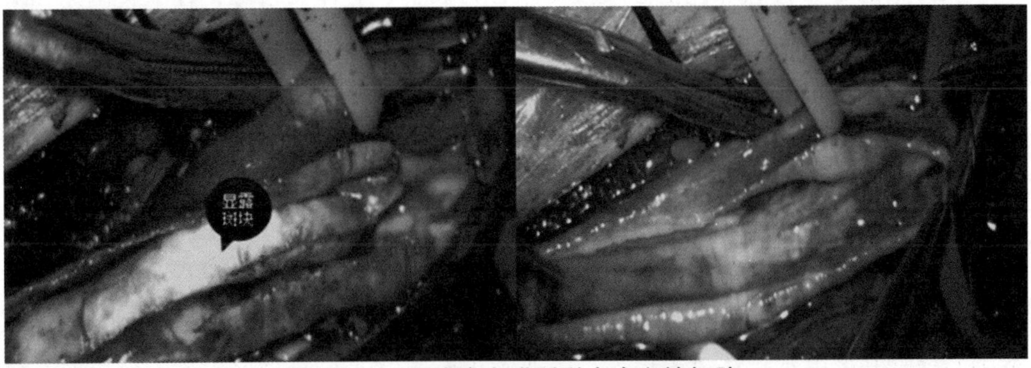

图 4-6　颈动脉内膜剥脱术中斑块切除

四、术后质控

住院恢复7d。

（1）术后回病房，伤口加压，术后监测血压。

（2）术后1d切口换药，注意观察切口渗出情况，复查CT无出血后拔除引流管并加用抗血小板药物。

（3）控制血压、血脂、血糖。

五、手术并发症控制与分析

手术并发症的发生率各家报道不一，为7.4%～24%。其发生率主要与手术方法及术者操作技巧有很大关系。

（一）卒中和死亡

在最初的北美症状性颈动脉内膜切除术研究中，症状性重度狭窄病人术后30d内的卒中和死亡率为5.8%，而ACAS中，无症状性重度狭窄病人围手术期卒中和死亡率为2.1%，因此，美国卒中学会对于症状性病人要求围手术期死亡和卒中在6%以下，而无症状病人在3%以下。

其中，CEA后死亡发生率较低，大多数报道在1%左右，其中，心肌梗死占50%。因此，术前、术后认真评价心脏和冠状动脉的功能非常重要，并应给予积极的内科处理。其他相关因素还可能包括急诊CEA、同侧卒中、对侧颈动脉闭塞、年龄大于70岁等。而对于术后卒中，有出血性卒中和缺血性卒中，一般要求术中和术后严格的个体化血压管理，术中密切监测以降低血流动力学障碍的梗死，术中轻柔操作减少栓塞风险，围手术期加强抗血小板治疗等。

（二）心血管并发症

CEA中的心血管意外包括心肌梗死、心力衰竭、心律失常等，在欧美国家相对较多，但国内多个中心的发生率都在1%以内，可能与国人心肌梗死发生率较白种人低有关。但严重并发症多伴随心血管意外，因此，术前还是要严格评价病人的心血管状况，并给予相应治疗。

（三）局部并发症

包括局部血肿、脑神经损伤、皮神经损伤等，其中，局部血肿大多与局部止血不彻底、动脉缝合不严密有关；因此，应强化缝合技术、术中仔细止血，尤其是大范围的静脉和淋巴结在分离中损伤，应严密止血；CEA后颅神经损伤的发生率在各中心变异较大，为1.7% ~ 17.6%，一般而言，发生率在5%左右，最常见于舌下神经、迷走神经、副神经等，多为暂时性症状，可能与手术牵拉水肿有关，一般会在术后1 ~ 2w好转，个别病人可能延续到术后6个月好转，在分层次解剖、细致手术的情况下，永久性损伤相对少见。皮神经损伤对于CEA而言，一般很难避免，因此，术后病人会出现下颌周围或耳后麻木，但不会造成其他影响，一般在术后6个月左右会有不同程度的改善。

（四）其他并发症

包括肺部感染、伤口不愈合等，一般与合并症相关，应在术前评价时予以关注。

（五）CEA后再狭窄

CEA后再狭窄的发生率一般较低，在1% ~ 3%，相关的原因包括术中处理不当、术后药物治疗不充分、平滑肌和内膜过度增生等，对于CEA后再狭窄的病人，优先推荐CAS治疗，避免二次手术的困难。

六、疗效评定及预后

复查颈内动脉无狭窄，无相关并发症。

七、出院及随访

（一）出院标准

（1）病人术后恢复好，无不适症状。

（2）切口愈合良好。

（二）随访期限

出院后2w、3个月及1年时间常规随访，以后每年定期随访1 ~ 2次。

（马钊　李俊）

第六节　高血压脑出血外科治疗

脑出血（intracerebral hemorrhage，ICH）是神经内外科最常见的难治性疾病之一，亚洲国家ICH占脑卒中病人的25% ~ 55%，而欧美国家ICH仅占脑卒中病人的10% ~ 15%。ICH 1个月死亡率高达35% ~ 52%，6个月仍有80%左右的存活病人遗留残疾，是中国居民死亡和残疾的主要原因之一。规范 ICH 的诊断标准和治疗技术，有利于降低其死亡率和致残率。

一、住院过程及一般诊疗质控

（一）收治对象

第一诊断为高血压脑出血行脑内血肿清除术，一般住院日为 10 ~ 12d。

（二）诊断依据

1.临床表现

根据突然发病、剧烈头痛、呕吐、出现神经功能障碍等临床症状体征，结合 CT 等影像学检查，ICH 一般不难诊断。但原发性脑出血、特别是高血压脑出血的诊断并无金标准，一定要排除各种继发性脑出血疾病，避免误诊，做出最后诊断需达到以下全部标准。

（1）有确切的高血压病史。

（2）典型的出血部位：包括基底节区、脑室、丘脑、脑干、小脑半球。

（3）DSA/CTA/MRA 排除继发性脑血管病。

（4）早期（72h 内）或晚期（血肿消失 3w 后）增强 MRI 检查排除脑肿瘤或海绵状血管畸形（CM）等疾病。

（5）排除各种凝血功能障碍性疾病。

2.辅助检查

1）CT 扫描

CT 扫描可以快速且清楚地显示出血灶，血肿为高信号。血肿体积可以根据以下公式近似计算：血凝块体积 = $1/2 \times A \times B \times C$，A、B、C 分别代表血块的三个方向的直径。平均血凝块体积下降 0.75mm/d，而血凝块密度下降 2 个 CT 单位 / 日。

2）MRI 扫描

不作为首选检查。高血压脑出血的 MRI 表现非常复杂，它根据血凝块体积吸收缩小的时间长短（血块寿命）而有所不同，详见表 4–3。

3）脑血管检查

脑血管检查有助于了解 ICH 病因和排除继发性脑出血，指导制订治疗方案。常用检查包括 CTA、MRA、CTV、DSA 等。

表 4-3　出血后 MRI 信号的改变

出血期		血块寿命	血红素情况	T_1W_1	T_2W_2
超急性期		<24h	氧化血红蛋白（细胞内）	等 T_1 信号	略高信号
急性期		1 ～ 3d	去氧血红蛋白（细胞内）	略低 T_1 信号	极低信号
亚急性期	早期	>3d	甲基血红蛋白（细胞内）	极高 T_1 信号	极低信号
	晚期	>7d	甲基血红蛋白（细胞外）	极高 T_1 信号	极高信号
慢性期	中央区	>14d	血色素（细胞外）	等 T_1 信号	略高信号
	周边区		含铁血黄素（细胞内）	略低 T_1 信号	极低信号

（1）CTA、MRA、CTV、MRV：是快速、无创性评价颅内外动脉血管、静脉血管及静脉窦的常用方法，可用于筛查可能存在的脑血管畸形、动脉瘤、动静脉瘘等继发性脑出血，但阴性结果不能完全排除继发病变的存在。

（2）全脑血管造影（DSA）：能清晰地显示脑血管各级分支，可以明确有无动脉瘤、AVM 及其他脑血管病变，并可清楚地显示病变位置、大小、形态及分布，目前仍是血管病变检查的重要方法和金标准。

4）实验室检查

对疑似 ICH 病人都应进行常规的实验室检查排除相关系统疾病，协助查找病因。最好同时完成各项手术前检查，为一旦需要的紧急手术做好准备工作，包括血常规、血生化、凝血常规、血型及输血前全套检查、心电图及胸部 X 线、动脉血气分析等检查。必要时应行特殊检查，如疑似脑血管淀粉样变，可行 APOE 基因检测，部分疑似毒药物滥用病人还可选择毒药物检查。

二、术前质控

（一）内科治疗

ICH 病人在发病的最初数天内病情往往不稳定，应常规持续生命体征监测（包括血压监测、心电监测、氧饱和度监测）和定时神经系统评估，密切观察病情及血肿变化，定时复查头部 CT，增强 CT 扫描发现造影剂外渗的“点征”是提示血肿扩大高风险的重要证据。ICH 治疗的首要原则是保持安静，稳定血压，防止继续出血，根据情况，适当降低颅内压，防治脑水肿，维持水电解质、血糖、体温平衡；同时加强呼吸道管理及护理，预防及防止各种颅内和全身并发症。

1. 控制血压

急性脑出血病人常伴有明显血压升高，且血压升高的幅度通常超过缺血性脑卒中病人，这增加了ICH病人残疾、死亡等风险。急性脑出血抗高血压研究（ATACH）和急性脑出血积极降压治疗研究（INTERACT）、急性脑出血积极降压治疗研究-2（INTERACT-2）三个研究为ICH病人早期降压提供了重要依据。研究显示将收缩压控制在140mmHg以下，可以降低血肿扩大的发生率而不增加不良反应事件，但对3个月的病死率和致残率没有明显改善。脑出血早期以及血肿清除术后，应立即使用药物迅速控制血压，但也要避免长期严重高血压病人血压下降过快、过低可能产生的脑血流量下降。如因库欣反应或中枢性原因引起的异常血压升高，则要针对病因进行治疗，不宜单纯盲目降压。

（1）常用静脉降压药物：乌拉地尔、尼卡地平、硝酸甘油等。

（2）常用口服降压药物：长效钙通道阻滞剂、血管紧张素Ⅱ受体阻滞剂、β1肾上腺素能受体阻滞剂等。

2. 降低颅内压，控制脑水肿

（1）抬高床头约30°，头位于中线上，以增加颈静脉回流，降低颅内压。

（2）对需要气管插管或其他类似操作的病人，需要静脉应用镇静剂。镇静剂应逐渐加量，尽可能减少疼痛或躁动引起颅内压升高。常用的镇静药物有丙泊酚、依托咪酯、咪达唑仑等。镇痛药有：吗啡、阿芬太尼等。

（3）药物治疗：若病人具有颅内压增高的临床或影像学表现，和（或）实测ICP>20mmHg，可应用脱水剂，如20%甘露醇［1～3g/（kg·d）］、甘油果糖、高渗盐水、白蛋白、利尿剂等，应用上述药物均应监测肾功能、电解质，维持内环境稳定；必要时可行颅内压监护。

3. 血糖管理

无论既往是否有糖尿病，入院时的高血糖均预示ICH病人的死亡和转归不良风险增高。然而，低血糖可导致脑缺血性损伤及脑水肿，故也要及时纠正。血糖可控制在7.8～10mmol/L，加强血糖监测并相应处理。

4. 止血药

氨甲环酸有助于限制血肿体积扩大和降低早期病死率，但是否长期获益不确定。

重组Ⅶa因子（rFⅦa）治疗临床脑出血疗效不确定，不推荐常规使用。

5. 抗血管痉挛治疗

对于合并蛛网膜下腔出血的病人，可以使用钙离子通道拮抗剂（如尼莫地平）。

6. 激素治疗

尚有争议。高血压脑出血病人激素治疗无明显益处，而出现并发症的风险增加（如感染、消化道出血和高血糖等）。如果影像学表现有明显水肿亦可考虑短期激素治疗，可选用甲强龙、地塞米松或氢化可的松。

7. 呼吸道管理

若意识障碍程度重、排痰不良或肺部感染者，可考虑气管插管或尽早气管切开，排痰防治肺部感染，怀疑肺部感染病人，应早期做痰培养及药敏实验，选用有效抗生素治疗。

8. 神经保护剂

脑出血后是否使用神经保护剂尚存在争议，神经保护剂、中药制剂的疗效和安全性尚需开展更多临床试验证实。

9. 体温控制

入院72h内病人的发热持续时间与临床转归相关。一般控制体温在正常范围，尚无确切的证据支持低温治疗。

10. 预防应激性溃疡

脑出血早期可使用质子泵抑制剂预防应激性溃疡。

11. 维持水和电解质平衡

定期检查血生化，监测及纠正电解质紊乱。

12. 抗癫痫治疗

若出现临床癫痫性发作应进行抗癫痫药物治疗。不推荐预防性应用抗癫痫药物。

13. 下肢深静脉血栓和肺栓塞的预防

ICH病人发生深静脉血栓形成和肺栓塞的风险较高，应鼓励病人尽早活动、腿抬高；尽可能避免穿刺下肢静脉输液，特别是瘫痪侧肢体；可使用间歇性空气压缩装置预防下肢深静脉血栓及相关栓塞事件， 但疑似病人宜先行D–二聚体及肢体血管多普勒超声检查。

（二）外科治疗

外科治疗 ICH 在国际上尚无公认的结论，我国目前外科治疗的主要目标在于及时清除血肿、解除脑压迫、缓解严重颅内高压及脑疝、挽救病人生命，并尽可能降低由血肿压迫导致的继发性脑损伤和残废。

1. 手术适应证

1）基底节区出血

外科手术指征：有下列表现之一者，可考虑紧急手术。

（1）颞叶钩回疝。

（2）CT、MRI 等影像学检查有明显颅内压升高的表现（中线结构移位超过 5mm；同侧侧脑室受压闭塞超过 1/2；同侧脑池、脑沟模糊或消失）。

（3）实际测量颅内压（ICP）>25mmHg。

2）丘脑出血

（1）外科手术指征：同基底节区脑出血。

（2）手术方法

A. 各种血肿清除手术：参照基底节区脑出血。

B. 脑室钻孔外引流术：适用于丘脑出血破入脑室，丘脑实质血肿较小，但发生梗阻性脑积水并继发颅内高压病人，一般行侧脑室额角钻孔外引流术。

3）脑叶出血

参照基底节区脑出血。

4）脑室出血

外科治疗适应证。

A. 少量到中等量出血，病人意识清楚，GCS>8 分，无梗阻性脑积水，可保守治疗或行腰池持续外引流。

B. 血量较大，超过侧脑室 50%，GCS<8 分，合并梗阻性脑积水者。行脑室钻孔外引流。

C. 出血量大，超过侧脑室容积 75% 甚至脑室铸型，GCS<8 分，明显颅内高压者，需开颅手术直接清除脑室内血肿。

5）小脑出血

外科手术指征。

A. 血肿超过 10mL，四脑室受压或完全闭塞，有明显占位效应及颅内高压。

B. 脑疝病人。

C. 合并明显梗阻性脑积水。

D. 实际测量颅内压（ICP）>25mmHg。

6）脑干出血

严重脑干出血保守治疗死亡率及残废率很高，国内有手术治疗的探索及报告，有助于降低死亡率。但其手术指征、术式及疗效等有待进一步研究和总结。

2. 必需的检查项目

（1）血常规、血型、尿常规。

（2）肝肾功能、血电解质、血糖。

（3）凝血功能。

（4）感染性疾病筛查（乙型肝炎、丙型肝炎、艾滋病、梅毒等）。

（5）心电图、胸部 CT/X 线片。

（6）根据病人病情选择：心、肺功能检查。

3. 预防性抗菌药物选择与使用时机

（1）按照《抗菌药物临床应用指导原则》选择用药。

（2）预防感染用药时间为术前 30min。

三、术中质控

（一）麻醉方式

气管插管全身麻醉。

（二）手术方式

1. 骨瓣开颅血肿清除术

一般做病变侧颞瓣或额颞瓣开颅，经颞中回或侧裂入路，在无血管或少血管区域用脑针穿刺，到达血肿腔，抽吸证实为陈旧性血液或血凝块后，将颞中回或岛叶皮质切开或分离 0.5 ~ 1.0cm，用脑压板边探查边分离进入血肿腔，根据出血时间和血肿硬度，用小号到中号吸引器轻柔抽吸血肿，个别血肿较韧难以吸出者，可用超声碎吸或肿瘤镊夹取血肿。彻底清除血肿后检查血肿腔，若有活动性动脉出血可用弱电凝准确烧灼止血，一般渗血用止血材料及脑棉压迫止血即可，如果术中脑组织水肿肿胀明显，清除血肿后颅压下降不满意，可适当扩大骨窗范围并做去骨瓣减压。骨瓣开颅虽然对头皮颅骨创伤稍大，但可在直视下彻底清除血肿，止血可靠，减压迅速，还可根据病人的病情及术中颅内压变化决定是否行去骨瓣减压，是较为常用和经典的手术入路。小脑出血采用幕下正中或旁正中入路，骨瓣开颅血肿清除术。

2. 微创手术

小骨窗开颅血肿清除术：小骨窗开颅对头皮颅骨损伤小，手术步骤相对简便，可迅速清除血肿，直视下止血也较满意。于病人颞骨上做平行于外侧裂投影线的皮肤切口，长 4 ~ 5cm，在颞骨上钻孔 1 ~ 2 孔，用铣刀铣成直径 3cm 左右游离骨瓣，硬脑膜十字切开。在颞上回或颞中回脑针穿刺，确定血肿部位后做脑皮质切口，切口长约 1cm，用小号脑压板逐渐向深部分离进入血肿腔，轻柔吸除血肿。彻底止血且确认脑压不高，脑搏动良好后，缝合硬脑膜，固定颅骨骨瓣，逐层缝合头皮。

神经内镜血肿清除术：采用硬质镜与立体定向技术相结合来清除血肿。在 CT、B 超或神经导航下定位血肿腔，在不损伤血管壁、周围脑组织及不引起新的出血的前提下尽可能清除血肿，但不必强求彻底清除，以免引起新的出血，达到减压目的即可，然后放置引流管做外引流，如遇有小动脉出血，可以通过内镜的工作用高频射频凝固止血。

微创血肿穿刺引流术、脑室外引流术：根据 CT 定位血肿部位，采用立体定向头架标尺定位，避开重要血管和功能区，选择局部浸润麻醉，小直切口（2cm）切开头皮，钻孔后切开硬脑膜，在直视下运用一次性颅内血肿粉碎穿刺针或普通吸引器等器械穿刺血肿，首次抽吸血肿量不做限制，应以减压为目的，血肿腔留置引流通道或引流管持续引流 3 ~ 5d。常规脑室外引流术联合人重组纤溶酶原激活物有助于更快速清除脑室内积血。

（三）手术要点

无论采用何种入路和术式，都要避免或尽量减少手术对脑组织造成的新的损伤，应遵循以下注意事项。

（1）尽量镜下（显微镜、内镜）精细操作。

（2）要特别注意保护脑组织、侧裂静脉、大脑中动脉及其分支及未破裂出血的豆纹动脉。

（3）脑皮质切口一般不超过 2cm，保持无牵拉或轻牵拉操作，牵拉力度保持在 40mmHg 以内。

（4）轻吸引、弱电凝，保持在血肿腔内操作，避免损伤血肿周围的脑组织和血管。

四、术后质控

（一）血压控制

同内科治疗。

（二）感染控制

颅内感染多与侵袭性操作有关（手术、钻孔、腰穿等），一般术后 3d 左右为高发期，症状体征多为头痛、持续性高热、脑膜刺激征阳性等，腰穿或引流管内脑脊液细胞学检查和细菌培养可以证实。

治疗可遵循以下原则：①选择有效及敏感抗生素。②腰穿或腰池穿刺置管引流脑脊液。③提高免疫力治疗（主动或被动免疫治疗）。④控制体温，预防继发性损害。

肺部感染：脑出血后意识不清醒病人，肺部感染发生率较高。应注意肺部感染控制与呼吸道管理：①昏迷病人应考虑气管插管或气管切开。②保持呼吸道通畅，防治肺部感染。③怀疑肺部感染病人，早期痰培养及药敏实验，运用敏感有效抗生素治疗。④加强全身营养支持。⑤重视呼吸道管理，有效排痰，口腔护理，有呼吸功能障碍、氧饱和度下降者，尽早呼吸机支持。

（三）体温控制

体温升高原因如下。①颅内血肿刺激：脑室内出血、蛛网膜下腔出血。②感染：全身及颅内、肺部等各部位器官感染。③中枢性高热：脑干丘脑出血或脑疝后，体温中枢功能紊乱。降温措施包括治疗感染、物理降温及亚低温治疗。降温目标是将体温控制在正常范围，尽量不低于 35℃，但不推荐长时间运用亚低温治疗。

（四）内环境稳定

维持内环境稳定，及时纠正电解质紊乱，控制随机血糖在 11.1mmol/L 以下。

（五）营养支持

术后行常规营养风险评估，早期给予营养支持治疗。具体包括如下：①术前营养不良病人。②部分病人术后胃肠功能恢复缓慢，2 ~ 3d 内不能恢复正常饮食者。③手术创伤大，病人恢复较缓，短期内不能恢复正常饮食者等。营养支持原则上以经肠营养为首选，也可以肠外营养与经肠内营养交替应用或同时应用。营养支持量根据体重计算每日热量 25 ~ 30kcal/kg，若合并感染高热者应酌情增加能量供给量。

（六）术后再出血或脑梗死

术后再出血或脑梗死的判断：发生以下情况应高度怀疑术后再出血或脑梗死，需及时复查 CT。①意识障碍加深。②瞳孔变化不等大或双侧瞳孔散大，特别是手术侧瞳孔散大，常提示颅内压升高及脑疝可能。③血压升高或库欣反应。④一侧肢体活动差或肌力下降，痛刺激反应减退。⑤颅内压监测显示颅内压升高。

五、手术并发症控制与分析

（1）脑再出血。

（2）脑梗死。

（3）硬膜下和硬膜外血肿。

（4）伤口感染。

（5）颅内感染。

六、疗效评定及预后

术后无相关并发症，复查头颅 CT 无严重脑水肿，中线移位，一般预后可。

七、出院及随访

（一）出院标准

（1）病人术后恢复良好，无新发症状。

（2）切口愈合良好。

（二）随访

出院后 2w、3 个月及 1 年时间常规随访，以后每年定期随访。

（周赤忠　李俊）

第五章　脊髓脊柱疾病

第一节　椎管内肿瘤

椎管内肿瘤（intraspinal tumors）可分为硬脊膜外肿瘤、髓外硬脊膜下肿瘤和髓内肿瘤 3 类。①硬脊膜外肿瘤（55%）：多起自椎体或硬脊膜外组织。转移癌占大多数，如淋巴瘤、肺癌、乳腺癌和前列腺癌转移。其他肿瘤包括脊索瘤、神经纤维瘤（穿过椎间孔）等。其他骨性肿瘤，如动脉瘤样骨囊肿、软骨肉瘤、骨软骨瘤少见。②髓外硬脊膜下肿瘤（40%）：脊膜瘤、神经纤维瘤、许多髓外脂肪瘤向髓内侵入等。③髓内肿瘤（5%）：星形细胞瘤、室管膜瘤常见。

一、住院过程及一般诊疗质控

（一）收治对象

第一诊断为椎管内肿瘤。

（二）诊断依据

1. 临床表现

（1）疼痛：为最常见的症状，几乎见于所有的脊神经根瘤。表现为根性痛，脊柱局部僵硬疼痛，脊髓空洞也可导致压迫感、烧灼感和感觉缺失。

（2）运动异常：肢体肌力减弱常在感觉异常不久后出现，也可能因脊髓空洞所致。

（3）感觉障碍：分离性感觉缺失，痛、温觉降低，轻触觉存在。

（4）括约肌功能障碍：排尿困难、尿潴留、尿失禁和阳痿。圆锥或马尾病变，尤其是脂肪瘤（疼痛不明显）出现早。

2. 辅助检查

（1）腰椎穿刺：做脑脊液压力测定和脑脊液实验室检查，但要注意髓外肿瘤压迫脊髓时，此项操作可加重病情，现已经很少做此项检查。

（2）X 线片：可以发现椎管的病变，如椎体的吸收、破坏、锥弓根间距增大、椎间孔增大等。

（3）MRI：最具定位及定性诊断意义，可直接观察肿瘤的形态、部位、大小以及脊髓的关系。

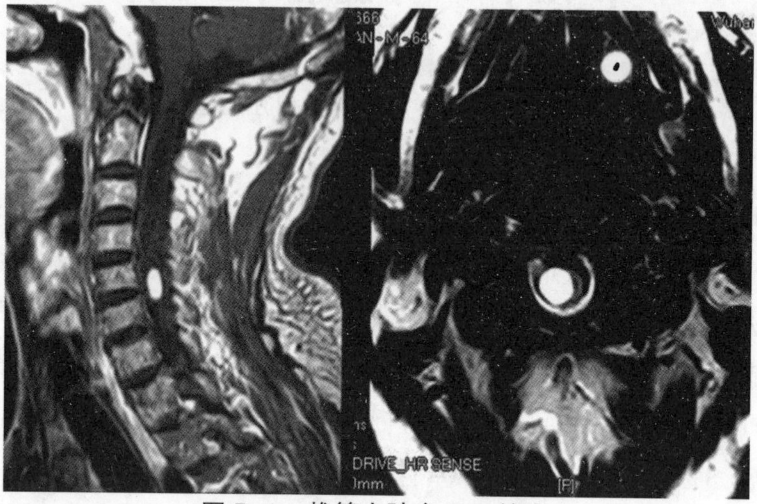

图 5-1　椎管内肿瘤 MRI 检查

二、术前质控

术前准备，一般 3 ~ 5d。

1. 必需的检查项目

（1）血常规、血型、尿常规。

（2）肝肾功能、血电解质、血糖。

（3）凝血功能。

（4）感染性疾病筛查（乙型肝炎、丙型肝炎、艾滋病、梅毒等）。

（5）胸片、心电图、心肺功能检查。

（6）颈椎正侧伸屈位片、CT 和 MRI。

2. 根据病人病情可选择

（1）肺功能、超声心动图（老年人或既往有相关病史者）。

（2）术前可能需要肌电图、诱发电位检查。

（3）有相关疾病者，必要时请相应科室会诊。

3. 选择用药

抗菌药物：按照《抗菌药物临床应用指导原则》执行，预防感染用药时间为术前 30min。

三、术中质控

手术治疗

（1）麻醉方式：一般采用气管内插管全身麻醉，采用保留呼吸的麻醉方式便于监测。高颈髓节段的病变手术时应注意保护呼吸功能。

（2）体位：通常采用侧卧位或俯卧位，需要和其他科室合作时术前共同讨论决定。

（3）切口：背部中线纵行直切口。腰骶部病变的手术切口尽量远离肛门以减少污染，也可以采用与脊柱垂直的横行或弧形切口；根据病变确定切口长度。

（4）术前 1d 根据体表标志，初步定位标志病变所在的锥板节段，再应用 C 形臂 X 线准确定位，确定手术切口。术中处理椎板前最好再次应用 C 形臂 X 线准确定位。

（5）根据病变的性质和大小决定切开锥板的范围，尽量减少创伤。

（6）术中神经电生理功能监测越来越受到重视，可预防手术创伤，建议应用。

（7）脊柱肿瘤切除后可能影响脊柱的稳定性，某些肿瘤侵蚀脊柱需行植骨融合术。因此，有可能植骨的手术，做好髂骨区消毒以备取髂骨植骨，或备用人工材料。

（8）手术应在显微镜下进行。

四、术后质控

术后应依据致病菌敏感程度使用抗生素。细菌培养阴性者，首选一线可透过血脑屏障的抗生素，同时应用甘露醇和（或）呋塞米以减轻术后脊髓水肿。当疑有感染加重时，可行腰椎穿刺检测 CSF，必要时还可放液或行持续引流。

五、手术并发症控制与分析

（1）围手术期并发症：伤口感染、脊髓等神经损伤、血管损伤、食管损伤、硬膜外血肿和伤口血肿、内植物松动等造成住院日延长和费用增加。

（2）内科合并症：老年病人常合并基础疾病，如脑血管或心血管病、糖尿病、血栓等，手术可能导致这些疾病加重而需要进一步治疗，从而延长治疗时间，并增加住院费用。

（3）内植物的选择：由于病情不同，使用不同的内植物，可能导致住院费用存在差异。

六、疗效评定及预后

术后临床症状、体征明显缓解或消失，无并发症出现。磁共振平扫＋增强复查了解肿瘤切除情况。

七、出院及随访

（一）出院标准

（1）体温正常，常规化验指标无明显异常。

（2）伤口情况良好：引流管拔除，伤口无感染征象（或可在门诊处理的伤口情况），无皮瓣坏死。

（3）没有要住院处理的并发症和（或）合并症。

（二）随访期限

出院后2w、1个月、3个月、半年及1年时间常规随访，以后每年定期随访1～2次。

（陈西亚　李俊）

第二节　脊髓损伤

脊髓损伤（spinal cord injury）是一种致残率高、后果严重的疾病，直接或间接暴力作用于脊柱和脊髓皆可造成脊髓损伤。随着现代交通和工矿、建筑业的发展，脊髓损伤的发生也呈增加趋势。脊髓损伤占全身损伤的0.2%～0.5%，在地震灾害中发病率高达10%，多伴发于脊柱外伤与骨折，在脊柱骨折脱位中伴发脊髓损伤的约占20%。脊髓损伤，虽然其死亡率已从20世纪初的50%降至目前的6%左右，但神经损伤的恢复程度仍令人失望，且病人大多数是健康青壮年，给个人、家庭、社会带来巨大压力与负担。

一、住院过程及一般诊疗质控

（一）收治对象

第一诊断为脊髓损伤。

（二）诊断依据

1.临床表现

脊髓损伤在结构上无论是否完全横断，在急性期均可表现为伤后立即出现的损伤水平以下运动、感觉和括约肌功能障碍；伴有脊柱骨折的部位可有后突畸形；伴有胸腹脏器伤者，可有休克等表现。

1）脊髓震荡

表现为损伤平面以下感觉、运动和括约肌功能不完全神经功能障碍，持续数分钟至数小时后恢复正常。

2）脊髓休克

损伤水平以下脊髓失去高级中枢控制，感觉完全消失、肢体弛缓性瘫痪、尿潴留、大便失禁、各种深浅反射消失。一般24h后开始恢复，但完全度过休克期需2 ~ 8w。

3）不完全性损伤

脊髓不完全损伤后立即或在休克期过后，表现为感觉、运动和括约肌功能的部分丧失、病理征可阳性。常见以下几种特殊类型的不完全损伤。

（1）脊髓半切综合征：表现同侧瘫痪及本体感觉、振动觉、两点分辨觉障碍，损伤水平皮肤感觉节段性缺失，而对侧在损伤水平几个节段以下的痛觉和温觉丧失。

（2）脊髓前部损伤综合征：损伤平面以下运动障碍，痛觉和温度觉丧失，但本体觉、触觉正常。多见于屈曲性楔形或泪滴骨折以及椎前动脉受损和阻塞。

（3）脊髓中央损伤综合征：通常上肢瘫痪重于下肢，损伤平面以下表现为分离性感觉障碍，即痛觉和冷热觉消失，触觉和深感觉保存，并多伴有括约肌功能障碍。

（4）脊髓后部损伤综合征：表现为损伤平面以下深部感觉消失，对侧运动障碍，但痛觉、触觉和冷热觉仍保留。

4）完全损伤

休克期过后，脊髓损伤水平以下表现为上运动神经元损伤，肌张力增高、腱反射亢进、出现病理反射、无自主运动、感觉完全消失和括约肌障碍。脊髓各节段完全性损伤的临床表现如下。

（1）上颈段脊髓损伤：四肢瘫痪，膈肌和肋间肌瘫痪，出现呼吸困难、咳嗽无力，死亡率较高。

（2）下颈段脊髓损伤：双上肢表现为下运动神经元瘫痪、肌肉萎缩、腱反射低下、可有麻木，下肢呈痉挛性瘫痪。

（3）胸段脊髓损伤：有一清晰的感觉障碍平面，双下肢呈痉挛性瘫痪，两侧对称。

（4）胸腰段脊髓损伤：感觉障碍在腹股沟的上方或下方，双下肢呈痉挛性瘫痪，膀胱及肛门括约肌失控，大小便失禁。

（5）马尾神经损伤：腰椎 3 ~ 5 节损伤时，造成马尾神经功能障碍大多为不完全性的，双下肢大腿以下呈弛缓性瘫痪，大小便失禁。

2. 相关检查

1）临床检查

受伤病史、临床症状和体征。

2）实验室检查

腰椎穿刺：测量脑脊液的压力，行脑脊液动力学检查，了解脑脊液是否含血和椎管通畅情况。该项检查可以在影像学检查后进行。

3）神经影像学检查

（1）X 线平片：脊柱 X 线正位片、侧位片，检查脊柱损伤的水平和脱位情况，椎体有无骨折，并根据脊椎骨受损位置估计脊髓受损的程度。

（2）CT 及三维重建：可显示骨折部位，有无椎管内血肿。

（3）MRI：可清楚地显示脊髓受压及损伤的程度、性质、范围，有无出血，以及晚期出现的外伤性脊髓空洞及软化灶（图 5–2）。

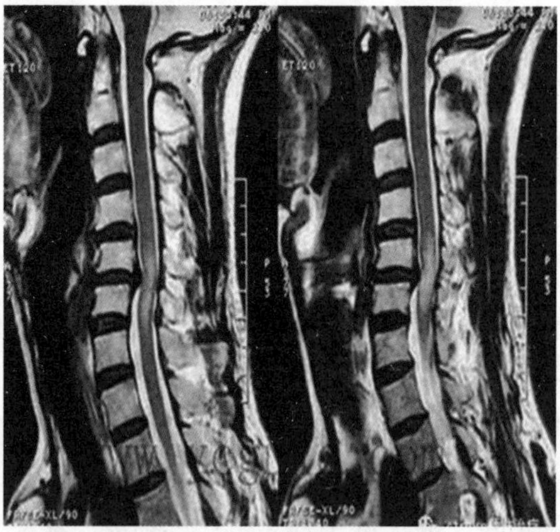

图 5–2　脊髓损伤 MRI 表现

3. 肌电图检查

（三）一般治疗

1. 开放性脊髓损伤

先处理合并伤，积极抗休克，早期应用抗生素，及早实施清创术，椎管内有异物和血肿、压迫脊髓，脑脊液通路受阻严重者行骨折复位和椎板切除术。

2. 闭合性脊髓损伤

早期综合治疗，手术复位，固定解除压迫，防治并发症，早期康复训练。

1）非手术治疗

（1）酌情行颅骨牵引、颈胸支架、手法整复、姿势复位。

（2）药物治疗：大剂量的甲泼尼龙、甘露醇等、防止脊髓水肿及继发性损伤。

大剂量中泼尼龙（MP）冲击治疗不作为一种常规的治疗方案，可作为一种治疗选择。

大剂量 MP 冲击治疗的绝对禁忌证包括：胸腰段损伤无神经功能障碍，脊髓连续性中断的脊髓损伤，损伤时间超过 8h。

相对禁忌证包括存在消化道出血或溃疡病史，已存在感染疾病或严重心脏疾患。

（3）对受伤的脊髓损伤病人，可使用神经节苷脂（GM1）、神经生长因子等药物治疗。可作为一种治疗选择。

（4）条件允许时，及早行高压氧治疗。

（5）脊髓震荡、脊髓休克和脊髓挫伤一般采用非手术方法。

2）手术治疗

手术治疗椎体骨折的切开复位和固定、椎板切除、脊髓及受损神经根减压术。目的在于尽早解除对脊髓的压迫和稳定脊柱。手术方式和途径需视骨折的类型和受压部位而定。

二、术前质控

术前准备，一般为急诊。

1. 必需的检查项目

（1）血常规、血型、尿常规。

（2）肝肾功能、血电解质、血糖。

（3）凝血功能。

（4）感染性疾病筛查（乙型肝炎、丙型肝炎、艾滋病、梅毒等）。

（5）胸片、心电图、心肺功能检查。

（6）脊柱正侧位片、CT 和 MRI。

2. 选择用药

抗菌药物：按照《抗菌药物临床应用指导原则》执行，预防感染用药时间为术前30min。

三、术中质控

1. 开放性脊髓损伤

先处理合并伤，积极抗休克，早期应用抗生素，及早实施清创术，椎管内有异物和血肿、压迫脊髓，脑脊液通路受阻严重者行骨折复位和椎板切除术。

2. 闭合性脊髓损伤

1）手术指征

（1）脊柱骨折脱位有关节交锁者。

（2）脊柱骨折复位后不满意或仍有不稳定因素存在者。

（3）影像学显示有碎骨片突至椎管内压迫脊髓者。

（4）截瘫平面不断上升，提示椎管内有活动性出血者。

2）手术治疗

椎体骨折的切开复位和固定、椎板切除、脊髓及受损神经根减压术。目的在于尽早解除对脊髓的压迫和稳定脊柱。手术方式和途径：需视骨折的类型和受压部位而定。

四、术后质控

1. 必须复查的检查项目

脊柱正侧位片、脊柱CT/MRI。

2. 术后处理

（1）抗菌药物：按照《抗菌药物临床应用指导原则》选择用药。

（2）术后镇痛。

（3）激素、脱水药物和神经营养药物。

（4）部分病人可根据病情给予抗凝治疗，预防下肢深静脉血栓。

五、手术并发症控制与分析

（1）围手术期并发症：伤口感染、脊髓等神经损伤、血管损伤、肺部感染、内植物松动等造成住院日延长和费用增加。

（2）内科合并症：老年病人常合并基础疾病，如脑血管或心血管病、糖尿病、血栓等，手术可能导致这些疾病加重而需要进一步治疗，从而延长治疗时间，并增加住院费用。

（3）内植物的选择：由于病情不同，使用不同的内植物，可能导致住院费用存在差异。

六、疗效评定及预后

术后临床症状、体征明显缓解或消失，无并发症出现。磁共振平扫 + 增强复查了解脊柱稳定情况及脊髓、神经受压是否改善。

七、出院及随访

出院后 2w、1 个月、3 个月、半年及 1 年时间常规随访，以后每年定期随访 1 ~ 2 次。

出院指导：

（1）病人出院后须继续康复锻炼，并预防并发症的发生。

（2）指导病人练习床上起坐，使用轮椅、助行器等上下床和行走方法。

（3）指导病人及其家属应用清洁导尿技术进行间歇导尿，预防长期留置导尿而引起泌尿系统感染。

（4）告知病人需定期返院检查，进行理疗有助于刺激肌肉收缩和功能恢复。

（钟海　李俊）

第三节　颈　椎　病

颈椎病（cervical spondylopathy）又称颈椎综合征，是一种以退行性病理改变为基础的疾患，主要由于颈椎急性损伤或长期劳损、骨质增生，或椎间盘脱出，韧带增厚，致使脊髓、神经或血管受压，出现颈、头、肩、胸、上下肢疼痛、麻木等一系列功能失常的临床综合征。

一、住院过程及一般诊疗质控

（一）收治对象

第一诊断为颈椎病（脊髓型）行颈前路减压植骨固定、颈后路减压植骨固定、颈前后联合入路减压植骨固定术，一般住院日为 7 ~ 15d。

（二）诊断依据

1. 临床表现

1）神经根型颈椎病

（1）症状：病人常先有颈痛及颈部僵硬，继而面向肩部及上肢放射，咳嗽、打喷嚏及活动时疼痛加剧。上肢有沉重感；皮肤可有麻木、过敏等感觉异常；上肢肌力和手握力减退。

（2）体征：颈部肌肉痉挛，颈肩部有压痛，颈部和肩关节活动有不同程度受限。上肢牵拉试验阳性（检查者一手扶患侧颈部，一手握患侧腕部外展上肢，双手反向牵引，诱发已受压的神经根出现放射痛与麻木感）。压头试验阳性（病人端坐，头后仰并偏向患侧，检查者用手掌在其头顶加压，出现颈痛并向患侧手臂放射）。

2）脊髓型颈椎病

（1）症状：手部发麻、活动不灵活，特别是精细活动失调，握力减退，下肢无力、发麻、步态不稳，有踩棉花的感觉，躯干有紧束感等。

（2）体征：随病情加重可发生上运动神经元性瘫痪。

3）椎动脉型颈椎病

（1）症状：眩晕、头痛、视物障碍、耳鸣、耳聋、恶心、呕吐、猝倒等一过性脑缺血或脊髓缺血的表现；头部活动时可诱发或加重；体位改变，血供恢复后症状缓解。

（2）体征：颈部有压痛、活动受限。

4）交感神经型颈椎病

有交感神经兴奋症状，如头痛或偏头痛、头晕、恶心、呕吐、视物模糊、心跳加速、心律不齐、血压升高、耳鸣、听力下降等。也可出现交感神经抑制症状，如头昏、眼花、流泪、鼻塞、心动过缓、血压下降，以及胃肠胀气等；交感神经型颈椎病常与心血管疾病、内分泌疾病等混杂在一起，注意鉴别。

5）食管压迫型颈椎病

吞咽有异物感，临床上非常罕见。

6）混合型颈椎病

临床上有两型或两型以上的颈椎病症状、体征者，即可视为混合型颈椎病。混合型颈椎病在临床上较为常见。

2. 辅助检查

（1）X 线平片：颈部的 X 线平片表现为骨赘性骨刺，可能对线不好。测量椎管直径缩小（≤ 10mm）。

（2）MRI：MRI 提供了椎管的信息，同时也显示了髓内的异常（脱髓鞘、脊髓空洞、脊髓萎缩、水肿等）。

（3）CT 平扫：CT 可能显示椎管狭窄，但不能提供椎间盘、韧带、脊髓和神经根的足够信息。

（4）脊髓造影及脑脊液动力学试验：脊髓型颈椎病者显示椎管有梗阻现象。

（5）椎动脉成像或造影：可提示椎动脉型颈椎病。

二、术前质控

（一）术前准备

一般 3 ~ 5d。

1. 必需的检查项目

（1）血常规、血型、尿常规。

（2）肝肾功能、血电解质、血糖。

（3）凝血功能。

（4）感染性疾病筛查（乙型肝炎、丙型肝炎、艾滋病、梅毒等）。

（5）胸片、心电图、心肺功能检查。

（6）颈椎正侧伸屈位片、CT 和 MRI。

2. 根据病人病情可选择

（1）肺功能、超声心动图（老年人或既往有相关病史者）。

（2）术前可能需要肌电图、诱发电位检查。

（3）有相关疾病者，必要时请相应科室会诊。

3. 选择用药

抗菌药物：按照《抗菌药物临床应用指导原则》执行，预防感染用药时间为术前 30min。

（二）手术适应证

（1）第一诊断必须符合颈椎病（脊髓型）疾病编码。

（2）当病人同时具有其他疾病，但在住院期间不需要特殊处理也不影响第一诊断的临床路径流程实施时，可以进入路径。

（3）经非手术疗法无效和反复发作，或脊髓型颈椎病压迫症状进行性加重者，病情需手术治疗。

三、术中质控

（一）麻醉方式

全身麻醉。

（二）手术方式

颈前路减压植骨固定术、颈后路减压植骨固定术、颈前后联合入路减压植骨固定术等。

（三）术中用品

前路钛板、Cage或后路螺钉、固定板（棒）、钛缆、钛网、人工椎间盘、各种植骨材料。

（四）输血

视术中情况而定。

四、术后质控

（一）必须复查的检查项目

颈椎正位片、侧位片。

（二）术后处理

（1）抗菌药物：按照《抗菌药物临床应用指导原则》选择用药。

（2）术后镇痛：参照《骨科常见疼痛的处理专家建议》。

（3）激素、脱水药物和神经营养药物。

（4）部分病人可根据病情给予抗凝治疗。

（5）术后康复：支具保护下逐渐进行功能锻炼，颈托固定2～3个月，指导病人双手做捏橡皮球、健身球或毛巾的练习，手指进行对指、系纽扣等各种锻炼；每日进行四肢与关节的锻炼，防止肌萎缩和关节僵硬。

五、手术并发症控制与分析

（1）围手术期并发症：内植物松动、伤口感染、脊髓等神经损伤、血管损伤、食管损伤、硬膜外血肿和伤口血肿等造成住院日延长和费用增加。

（2）内科合并症：老年病人常合并基础疾病，如脑血管或心血管病、糖尿病、血栓等，手术可能导致这些疾病加重而需要进一步治疗，从而延长治疗时间，并增加住院费用。

（3）有上胸椎同时累及者，可能同期手术。

（4）内植物的选择：由于病情不同，使用不同的内植物，可能导致住院费用存在差异。

六、疗效评定及预后

术后临床症状、体征明显缓解或消失，无并发症出现。

七、出院及随访

（一）出院标准

（1）体温正常，常规化验指标无明显异常。

（2）伤口情况良好：引流管拔除，伤口无感染征象（或可在门诊处理的伤口情况），无皮瓣坏死。

（3）术后复查内植物位置满意。

（4）没有要住院处理的并发症和（或）合并症。

（二）随访期限

出院后2w、1个月、3个月、半年及1年时间常规随访，以后每年定期随访1～2次。

（钟海　李俊）

第四节　腰椎间盘突出症

椎间盘的功能是在运动的情况下支撑和分散负载，同时保证稳定的运动。椎间盘的髓核随年龄的增长，其蛋白多糖减少，同时出现脱水，黏液蛋白变性，发生纤维组织的长入。椎间盘间隙高度减少，并且易受损伤。机械负载下，核内的压力上升，可发生纤维环撕裂和髓核疝出。

椎间盘突出症（protrusion of lumbar intervertebral diseases）是指由于外伤和退行性改变，椎间盘纤维环破裂，髓核脱出压迫神经根或脊髓，造成疼痛和神经功能障碍。在各节段椎间盘突出中，以腰椎间盘突出最多见。

一、住院过程及一般诊疗质控

（一）收治对象

第一诊断为腰椎间盘突出症行椎间盘切除术；椎间盘置换术，一般住院日为7 ~ 15d。

（二）诊断依据

1.临床表现

（1）腰痛：首发症状可能是背痛，有时是突然产生根性疼痛。坐骨神经痛对于腰椎间盘突出诊断的敏感性极高，如果没有坐骨神经痛，病人存在有临床意义的腰椎间盘突出的可能性非常小。屈膝屈股时疼痛减轻。病人通常避免过多活动，然而一个姿势（坐、站或卧）保持过久也可能会加重疼痛。咳嗽、打喷嚏或用力排便时疼痛加重。

（2）神经根性疼痛：下肢放射性疼痛、肌力减弱、皮肤感觉改变、反射改变。查体的时候可以发现有明显的神经紧张表现：如直腿抬高试验（Lasegue）阳性。有时表现为神经根综合征，即多根神经根受累。

（3）马尾神经受压综合征：表现有括约肌功能紊乱，如尿潴留、尿和（或）便失禁、肛门括约肌张力减小。还出现“马鞍区感觉缺失”，分布于肛门区域、生殖器下部、会阴、臀部、大腿后上侧。可伴有显著的运动力弱和跟腱反射消失。性功能障碍通常发生较晚。

（4）活动受限和姿势改变：脊柱向各方活动受限，尤以伸展和向患侧侧弯受限为著。为使坐骨神经呈松弛状态以缓解疼痛，站立病人用健侧腿支持体重，躯干向健侧倾斜，患侧骨盆抬高，膝关节屈曲，足尖着地。

（5）感觉、运动障碍及反射异常：腰椎间盘突出压迫神经根，相应区域出现感觉异常或麻木、运动障碍及反射异常。

（6）膀胱功能障碍：可见于某些中央型腰椎间盘突出，表现为完全性尿潴留、慢性部分性尿潴留、膀胱刺激征或缺乏尿意和排空感。

2. 辅助检查

（1）腰骶 X 线平片可以诊断一些先天异常（如隐性脊柱裂），提供退行性改变的证据（包括骨赘），但观察椎间盘突出和椎管狭窄的意义不大。

（2）MRI 是目前诊断脊柱脊髓病变的最有效手段，可见椎间盘疝出，压迫神经根或鞘囊，还可以发现明显的椎间盘退行性改变；并可以提供矢状面的信息，观察马尾神经。

（3）腰骶 CT 椎间盘突出的表现包括：硬脊膜外脂肪的缺失、鞘囊的突起缺失（有疝出的椎间盘造成的压迹），特点是骨组织清晰度好。

（4）椎间盘造影术：必要时可行椎间盘造影检查，可了解其突出部位及程度。因该检查有一定并发症，目前已少用。

（5）电生理检查：如肌电图检查可协助确定神经受损范围及程度，对诊断本病意义不大。

二、术前质控

（一）术前准备

一般 3 ~ 5d。

1. 必需的检查项目

（1）血常规、尿常规、大便常规。

（2）肝肾功能、血电解质、血糖。

（3）凝血功能。

（4）感染性疾病筛查（乙型肝炎、丙型肝炎、艾滋病、梅毒等）。

（5）胸片、心电图、肺功能检查。

（6）腰椎正侧位及伸屈侧位片、CT 和 MRI。

2. 根据病人病情选择

（1）肺功能、超声心动图（老年人或既往有相关病史者）。

（2）对于部分诊断不明确的病人，术前可能需要肌电图、诱发电位检查、椎间盘造影、小关节封闭、神经根封闭或硬膜外封闭以确诊。

（3）有相关疾病者，必要时请相应科室会诊。

3. 预防性抗菌药物选择与使用时机

（1）按照《抗菌药物临床应用指导原则》执行。

（2）预防感染用药时间为术前 30min。

（二）手术适应证

（1）腰椎间盘突出症诊断明确，影像学与临床表现相符。

（2）经严格正规非手术治疗 3 个月无效。

（3）尿便障碍或单根神经麻痹，需急诊手术。

三、术中质控

（一）麻醉方式

全身麻醉或硬膜外麻醉、腰椎麻醉。

（二）手术方式

包括传统椎板切除髓核摘除手术、经皮穿刺微创手术、内镜微创手术等。

（三）术中用品

原则上不使用内植物，如需要做全椎板切除，可选用内植物。

（四）输血

视术中情况而定。

四、术后质控

（一）必须复查的检查项目

腰椎正位片、侧位片、血常规、尿常规。

（二）术后处理

（1）抗菌药物：按照《抗菌药物临床应用指导原则》执行。

（2）术后镇痛：镇痛泵、口服或肌注止痛药物等。

（3）激素、脱水药物和神经营养药物。

（4）术后康复：支具保护下逐渐进行功能锻炼。

五、手术并发症控制与分析

（一）围手术期并发症

伤口感染、神经根损伤出现感觉、运动功能障碍、血管损伤、硬膜外血肿、内植物松动、硬脊膜意外开放脑脊液漏、椎间盘突出复发等造成住院日延长和费用增加。

（二）内科合并症

老年病人常合并基础疾病，如脑血管或心血管病、糖尿病、血栓等，手术可能导致这些疾病加重而需要进一步治疗，从而延长治疗时间，并增加住院费用。

（三）内植物的选择

由于病情不同，使用不同的内植物，可能导致住院费用存在差异。

六、疗效评定及预后

术后复查内植物位置满意，没有要住院处理的并发症和（或）合并症。

七、出院及随访

（一）出院标准

（1）体温正常，常规化验指标无明显异常。

（2）伤口愈合良好：引流管拔除，伤口无感染征象（或可在门诊处理的伤口情况），无皮瓣坏死。

（3）术后复查内植物位置满意。

（4）没有要住院处理的并发症和（或）合并症。

（二）随访期限

出院后 2w、1 个月、3 个月、半年及 1 年时间常规随访，以后每年定期随访 1 ~ 2 次。

（钟海　李俊）

第五节　脊髓 – 硬脊膜动静脉瘘

脊髓 – 硬脊膜动静脉瘘（SDAVFs）是脊髓最常见的血管畸形，是沿着脊髓硬膜的一种获得性动静脉分流，最常见的分流部位在神经根出脊髓附近。回流静脉及髓周静脉系统的动脉化导致了脊髓静脉高压，引起静脉血管淤血，最终导致脊髓缺血，进而导致了慢性进行性感觉、运动障碍脊髓病的发生。尽管 Ⅰ 型 SDAVFs 最常见的部位是胸髓，静脉高压的症状可出现于任何其他部位。根性症状有助于鉴别动静脉瘘的位置。

一、住院过程及一般诊疗质控

（一）收治对象

第一诊断为脊髓 - 硬脊膜动静脉畸形行血管内介入治疗或手术治疗，一般住院日为 10 ～ 12d。

（二）诊断依据

1. 临床表现

常表现为缓慢、渐进式进展的无力。出血很少见，可表现为急性神经功能缺损。无力与体位、劳力有关，有时表现为跛行。

2. 辅助检查

高质量的脊髓 MRI、X 线脊髓造影的出现使得疑诊的脊髓血管病有了筛查手段。在 SDAVFs 的病例中，脊髓造影可显示冠状静脉丛回流静脉的扩张及硬膜下脊髓蛛网膜下腔桥静脉的增大。也可看到马尾增粗呈卷边状。MRI 已经取代脊髓造影成为筛查疑诊动静脉畸形病人的方法。有神经功能缺陷的动静脉瘘病例，MRI 的特征性表现为 T_2 加权像上髓周低信号，而脊髓中央软膜表面呈高信号。周围低信号的出现是因为扩张的静脉及毛细血管含有较多的含氧量低的血液，充血增粗的脊髓中央的高信号常代表血管源性水肿。然而，长期的 T_2 高信号可能与血管梗死和共存的脊髓软化有关。在使用钆对比剂后，脊髓可呈高信号，表明脊髓血脑屏障的损坏及脊髓坏死。

在 T_2 加权像上，流空现象（最常见于脊髓背侧）常为脊髓造影中看到的髓周扩张、迂曲的血管。T_2 加权［稳态图像构造干扰（CISS），快速平衡稳态成像序列或三维快速自旋回波（3D-TSE）］或许比标准的 T_2 序列能更好地展示蛇纹状的血管。总之，这些可选择性的序列有助于从真性流空现象中鉴别出脑脊液波动性流空。如果只是微小的动静脉分流，轻度扩张的血管只能在应用对比剂后的 T_1 加权像上呈现出来。在过去的几十年中，随着脊髓 MRI 分辨率的提高，看见沿着脊髓走向的非扩张正常血管已成为可能，这样增加了蛛网膜下腔内血管影作为 AVF 征象的敏感性，但降低了其特异性。

DSA 仍然是诊断血管病及评估脊髓血管结构的金标准。DSA 能确认动静脉瘘的位置因而能确诊 SDAVFs（特别是位于椎体根部的沿硬膜神经根梢分布者），DSA 也能识别供给动脉及有可能的侧支供给来源，实时显示动静脉瘘口、评估引流静脉。

通常，介入医师在明确瘘口、供给动脉及引流静脉后可能会终止脊髓血管造影术。然而，不到 5% 的 SDAVFs 病人，沿脊髓不同部位会有多个瘘口。DSA 上血管的解剖若与 MRI 上呈现的静脉引流不一致，推荐反复行连续性血管造影。根髓动脉，特别是脊髓前动脉造影剂的滞留，提示脊髓的静脉性淤血，提示有必要寻找瘘的部位。多数情况下，在注射造影剂后，造影剂从动脉到静脉的正常循环时间可排除生理意义上 SDAVFs 的可能性。

二、术前质控

（一）术前准备

一般 2 ~ 4d。

1. 必需的检查项目

（1）血常规、血型、尿常规。

（2）肝肾功能、血电解质、血糖。

（3）凝血功能。

（4）感染性疾病筛查（乙型肝炎、丙型肝炎、艾滋病、梅毒等）。

（5）心电图、胸部 X 线片。

2. 根据病人病情选择

脊髓血管造影、脊髓 MRI 增强等。

3. 预防性抗菌药物选择与使用时机

（1）按照《抗菌药物临床应用指导原则》选择用药。

（2）预防感染用药时间为术前 30min。

（二）手术适应证

（1）脊髓 - 硬脊膜动静脉瘘诊断明确。

（2）药物治疗效果不佳。

（3）临床症状明显。

（4）病人一般情况好，无严重高血压、糖尿病、冠心病、凝血功能障碍等严重器质性病变，能够耐受全身麻醉手术。

三、术中质控

（一）麻醉方式

全身麻醉。

（二）手术方式

1. 手术治疗

手术治疗包括椎板切除术、硬膜切开术、识别硬脊膜内异常扩张分流的静脉、切断静脉或凝结静脉，使其从硬脊膜内表面的发出部位闭合。不建议将瘘切除，这样会增加脑脊液瘘及神经根损伤的风险。对供给动脉既供应脊髓前动脉（如根髓大动脉），又供应瘘的病例，微创手术治疗比血管内治疗好。Tacconi 等报道了一个 SDAVFs 手术的长期随访，发现手术后 18 ~ 36 个月，84% 的病人病情有所改善或保持稳定；而在术后平均 147 个月，仍有改善的病人仅占 35%。随后的文献也显示了手术治疗结果的异质性，包括 16 项手术病例的荟萃分析，显示了治疗后临床改善率可在 25% ~ 100%。

2. 血管内介入治疗

血管内治疗是采用导管超选入滋养根脊膜动脉，应用液体栓塞剂进行治疗的方法。栓塞剂必须通过动静脉瘘口到达并闭合近端的引流静脉，从而避免来源于其他硬膜动脉的继发性侧支引起瘘再通。初次血管内治疗的成功率为 30% ~ 90%，取决于是否识别到静脉近端的穿支，因此，一些治疗中心在术后行 CT 扫描，以确保栓塞剂位于硬膜囊内。Narvid 等报道了一系列的单中心血管内治疗和手术治疗的结果，发现血管内治疗和手术治疗在改善功能级别的效果上相当。尽管早期使用颗粒栓塞剂的血管内治疗常伴瘘的复发，结果令人失望，而液体栓塞剂的发明，如 n-氰基丙烯酸丁酯（NBCA）， 能引起多数病人获得持久的疗效。目前，使用血管内治疗 SDAVF 的效果明显，且再通率低。血管内治疗可与 DSA 诊断同时进行，这使得血管内治疗在血管构筑良好的情况下，成为优选的治疗方式。

（三）术中用品

内固定材料、介入栓塞剂或其他材料、硬脊膜修补材料。

（四）输血

一般不需要输血。

四、术后质控

（1）抗菌药物：按照《抗菌药物临床应用指导原则》执行。

（2）术后镇痛：予镇痛泵、口服肌注止痛药物等。

（3）激素、脱水药物和神经营养药物。

（4）术后康复：支具保护下逐渐进行功能锻炼。

五、手术并发症控制与分析

（一）围手术期并发症

伤口感染、运动功能障碍、血管损伤、硬膜外血肿、内植物松动、硬脊膜意外开放脑脊液漏、复发等造成住院日延长和费用增加。

（二）内科合并症

老年病人常合并基础疾病，如脑血管或心血管病、糖尿病、血栓等，手术可能导致这些疾病加重而需要进一步治疗，从而延长治疗时间，并增加住院费用。

（三）内植物的选择

由于病情不同，使用不同的内植物，可能导致住院费用存在差异。

六、疗效评定及预后

术后复查栓塞满意，畸形血管团消失，没有要住院处理的并发症和（或）合并症。

七、出院及随访

（一）出院标准

（1）病人术后恢复好，无发热。

（2）切口愈合良好。

（二）随访期限

出院后2w、1个月、3个月、半年及1年时间常规随访，以后每年定期随访1～2次。

（段发亮　李俊）

第六章　功能神经外科疾病

第一节　癫痫的外科治疗

癫痫（epilepsy）是一组由大脑神经元异常放电所引起的短暂中枢神经系统功能失常为特征的慢性脑部疾病，具有突发性、反复性和一过性的特点；其在我国的发病率为7‰，仅次于脑卒中居第二位，我国每年新发癫痫病人35 ~ 45/10万；目前对于癫痫的治疗主要以药物治疗为主，统计显示70% ~ 80%的癫痫病人通过抗癫痫药物的治疗能够获得满意的效果，但仍有20% ~ 30%的病人呈现药物难治性。癫痫外科治疗是针对难治性癫痫人群，采用外科手术的方法，以改善或者控制癫痫发作为目的的干预手段。对于难治性癫痫病人，适当的外科治疗不仅能够减轻、减少，甚至会完全控制发作，在一定程度上还可改善病人的神经心理功能。

一、住院过程及一般诊疗质控

（一）收治对象

第一诊断为癫痫，一般住院日为10 ~ 12d。

（二）诊断依据

癫痫的临床表现：由于异常放电的起始部位和传递方式的不同，癫痫发作的临床表现复杂多样；以下介绍几种常见的癫痫发作类型。

1. 全面强直－阵挛性发作

以突发意识丧失、全身强直和抽搐为特征，典型的发作过程可分为强直期、阵挛期和发作后期。一次发作持续时间一般小于5min，常伴有舌咬伤、尿失禁等，并容易造成窒息等伤害。强直－阵挛性发作可见于任何类型的癫痫和癫痫综合征中。

2. 失神发作

典型失神表现为突然发生，动作中止，凝视，叫之不应，可有眨眼，但基本不伴有或伴有轻微的运动症状，结束也突然。通常持续5 ~ 20s，罕见超过1min者。主要见于儿童失神癫痫。

3. 强直发作

表现为发作性全身或者双侧肌肉的强烈持续的收缩，肌肉僵直，使肢体和躯体固定在一定的紧张姿势，如轴性的躯体伸展背屈或者前屈。常持续数秒至数十秒，但是一般不超过1min。强直发作多见于有弥漫性器质性脑损害的癫痫病人，一般为病情严重的标志，主要为儿童。

4. 肌阵挛发作

肌阵挛发作是肌肉突发快速短促的收缩，表现为类似于躯体或者肢体电击样抖动，有时可连续数次，多出现于觉醒后。可为全身动作，也可以为局部的动作。肌阵挛临床常见，但并不是所有的肌阵挛都是癫痫发作。既存在生理性肌阵挛，又存在病理性肌阵挛。同时伴EEG多棘慢波综合的肌阵挛属于癫痫发作，但有时脑电图的棘慢波可能记录不到。肌阵挛发作既可见于一些预后较好的特发性癫痫病人（如婴儿良性肌阵挛性癫痫、少年肌阵挛性癫痫），也可见于一些预后较差的、有弥漫性脑损害的癫痫综合征中（如早期肌阵挛性脑病、婴儿重症肌阵挛性癫痫等）。

5. 痉挛

痉挛指婴儿痉挛，表现为突然、短暂的躯干肌和双侧肢体的强直性屈性或者伸性收缩，多表现为发作性点头，偶有发作性后仰。其肌肉收缩的整个过程为1 ~ 3s，常成簇发作。常见于韦斯特综合征，其他婴儿综合征有时也可见到。

6. 失张力发作

失张力发作是由于双侧部分或者全身肌肉张力突然丧失，导致不能维持原有的姿势，出现猝倒、肢体下坠等表现，发作时间相对短，持续数秒至10余秒多见，发作持续时间短者多不伴有明显的意识障碍。失张力发作多与强直发作、非典型失神发作交替出现于有弥漫性脑损害的癫痫，如林－戈（Lennox-Gastaut）综合征、多泽（Doose）综合征（肌阵挛－站立不能性癫痫）、亚急性硬化性全脑炎早期等。但也有某些病人仅有失张力发作，其病因不明。

7. 单纯部分性发作

发作时意识清楚，持续时间数秒至20余秒，很少超过1min。根据放电起源和累及的部位不同，单纯部分性发作可表现为运动性、感觉性、自主神经性和精神性，后两者较少单独出现，常发展为复杂部分性发作。

8. 复杂部分性发作

发作时伴有不同程度的意识障碍。表现为突然动作停止，两眼发直，叫之不应，不跌倒，面色无改变。有些病人可出现自动症，为一些不自主、无意识的动作，如舔唇、咂嘴、咀嚼、吞咽、摸索、擦脸、拍手、无目的走动、自言自语等，发作过后不能回忆。其大多起源于颞叶内侧或者边缘系统，但也可起源于额叶。

9. 继发全面性发作

简单或复杂部分性发作均可继发全面性发作，最常见继发全面性强直阵挛发作。部分性发作继发全面性发作仍属于部分性发作的范畴，其与全面性发作在病因、治疗方法及预后等方面明显不同，故两者的鉴别在临床上尤为重要。

二、术前质控

（一）术前准备

一般 2 ~ 4d。

1. 必需的检查项目

（1）血常规、血型、尿常规。

（2）肝肾功能、血电解质、血糖。

（3）凝血功能。

（4）感染性疾病筛查（乙型肝炎、丙型肝炎、艾滋病、梅毒等）。

（5）心电图、胸部 CT（X 线片）。

2. 根据病人病情选择

心、肺功能检查。

3. 预防性抗菌药物选择与使用时机

（1）按照《抗菌药物临床应用指导原则》选择用药。

（2）预防感染用药时间为术前 30min。

严格掌握癫痫外科手术适应证是手术成功的保证。医学科学技术的发展和新型诊疗设备在临床的应用，使原先的“隐源性癫痫”变得越来越明朗。另外，随着社会的发展和病人及家属自我保护意识的增强，癫痫外科的手术适应证也需要相应扩展。

（二）手术适应证及禁忌证

1. 适应证

（1）药物难治性癫痫：经过 2 种或 2 种以上耐受性好的抗癫痫药物单一或联合治疗至少 2 年，每月发作 3 ~ 4 次，严重影响病人生活质量。

（2）明确癫痫放电起源的继发性癫痫。

（3）婴幼儿和儿童的灾难性癫痫，影响脑发育，应及早手术。

（4）手术治疗不致引起严重功能障碍。

2. 禁忌证

（1）进行性神经疾病：如恶性肿瘤、多发性硬化。

（2）严重内科疾病。

（3）精神疾病。

（4）IQ ≤ 70 属相对禁忌（胼胝体切开术除外）。

三、术中质控

为入院第 3 ~ 4d。

癫痫外科手术方式可分为手术方式可分为切除性手术、姑息性手术、立体定向毁损手术及神经调控手术。

（一）切除性手术

切除性手术是开展最多也是最成熟的癫痫外科手术。实施切除性手术的前提是明确定位致痫区和功能区，且致痫区比较局限、位于非重要功能区之外。手术目的是达到临床发作的完全缓解。

1. 颞叶癫痫

（1）颞叶切除术：该手术是一种治疗颞叶癫痫的经典、常用术式。适用于致痫区在一侧颞叶，或合并有明确的颞叶皮质内结构性异常病变，或合并有明确的颞叶内侧结构异常。手术切除范围在优势侧颞叶容许切除颞极向后 5cm 左右、非优势侧颞叶容许切除颞极向后 6cm 左右的前颞叶范围。一般向后切除的范围不超过同侧的拉贝静脉。

（2）选择性杏仁核 – 海马切除术：适用于单纯内侧型颞叶癫痫。手术入路可以经侧脑室、经颞极、经外侧裂、经颞底等部位。

2. 新皮质类型癫痫

（1）新皮质切除术：是治疗局限性癫痫最古老，也是目前最主要的方法之一。它适合局灶性、非先天性病变导致的部分性癫痫，如占位性病变、外伤等。在准确定位致痫区的基础上，切除致痫病理灶和致痫区后，可取得满意手术效果。切除时最好在软脑膜下进行，尽量保证皮质下白质免受伤害。

（2）多脑叶切除术：多脑叶切除术多适用于有明显脑结构异常且致痫区弥漫

累及多个脑叶的病人。多脑叶切除术的范围，主要取决于引起癫痫发作的病变性质和程度、致痫区的大小以及功能区边界情况。一般在确保功能区未受损伤的情况下，切除病变范围越彻底，手术后再发癫痫的可能性越小。

（3）大脑半球切除术：如果致痫区弥散于一侧半球，并且对侧半球功能健全，在证实病变侧半球功能丧失的情况下，可以选择半球切除性手术。它主要适用于偏侧抽搐－偏瘫综合征（HHE）、一侧半球脑穿通畸形、一侧弥漫性皮质发育不良（如半球巨脑症）、斯德奇－韦伯综合征和拉斯马森综合征等。大脑半球切除术式主要包括解剖性半球切除术（改良术式）、功能性半球切除术、大脑半球去皮质术以及大脑半球切开术。

3. 切除性手术的并发症

切除性手术本身造成的并发症少见，5% 左右的病例可出现手术后神经功能缺陷，包括脑神经麻痹、不易被病人觉察的视野缺损等情况，但绝大多数症状是暂时的。另外，手术后也可能出现偏瘫、颅内感染以及颅内血肿等较严重的并发症，但比较少见。并发症的产生往往与手术部位和手术技巧有关。目前，随着手术技巧的提高，因手术而死亡的报道在 0 ～ 0.5%。

术前准确定位功能区可以减少或者避免出现术后神经功能缺损，如记忆、语言、运动、感觉等功能缺陷。在已经存在神经功能缺损的情况下，对于病灶的切除不会加重原有的功能缺损。但癫痫手术仍然是一种有风险的手术。

（二）功能性手术

功能性手术也称姑息性手术，实施功能性手术的前提是全面性癫痫发作、致痫区位于脑重要功能区或致痫区呈弥漫性或者多灶性。手术目的在于减少或者减轻发作，但并不能完全缓解发作。

1. 阻断神经纤维联系的离断性手术

（1）胼胝体切开术：胼胝体是半球间最主要的联系纤维，切断该纤维可以使失张力发作、跌倒发作、全身强直－阵挛性发作等病人明显受益。根据胼胝体切开的部位和范围，该手术主要包括全部胼胝体切开术、胼胝体前段切开术、胼胝体后段切开术、选择性胼胝体切开术 4 种手术方式。

（2）多处软膜下横行纤维离断术：是一种治疗功能区癫痫的外科方法。一般皮质横切的平均深度不超过 4mm；特殊部位如中央后回不超过 2mm。切割时应按脑回走行方向横切，两次横切之间的距离在5mm。容易出现的并发症为短暂性轻偏瘫、单肢偏瘫、感觉丧失、构语困难及蛛网膜下腔出血等。

（3）低功率电凝热灼术：该手术的基本原理、手术适应证、手术后效果等与横行纤维离断术无明显差异。但电凝热灼相对安全、操作简便。它可以选择性地破坏大脑皮质Ⅲ层以上的联系纤维，从而阻止异常放电的传播和扩散，减轻或者减少癫痫发作。但该手术需有特殊双极电凝镊及其特殊参数条件，决不可贸然行之。该手术长期疗效还有待观察。

2. 调节大脑兴奋抑制功能的电刺激术

（1）迷走神经刺激术（VNS）：VNS主要适用于不能开颅或不愿意开颅、左侧迷走神经发育健全、临床表现为全面性或部分性发作的难治性癫痫病人。手术操作相对简单、损伤轻微。手术后2w开始进行刺激参数的调整。术后容易出现声音嘶哑、咽痛、咳嗽、气短、恶心等并发症，调整刺激强度后会改善或消失。选用时需考虑疗效与价格比的关系。

（2）其他电刺激术：包括慢性小脑刺激术、慢性丘脑电刺激术等。由于临床积累的病例较少，对于其作用机制、最佳刺激部位、刺激参数以及长期疗效等还需进一步探讨。

3. 其他手术方式

（1）立体定向放射外科技术：包括γ射线、X射线等立体定向放射治疗。对于诊断为内侧型颞叶癫痫的病人，γ射线的放射治疗可以是一种选择，但采用前需慎重。目前，立体定向放射外科的治疗机制尚不完全明了。

（2）脑立体定向毁损术治疗癫痫：当致痫区位于脑深部或脑重要结构周围时，不宜行开颅手术。立体定向毁损术可能是较好的选择。其毁损靶点包括杏仁核、海马、胼胝体、丘脑、扣带回、隔核等。但长期疗效不太稳固。

癫痫的手术治疗是一种有风险的手术！实施手术的医师必须严格掌握手术适应证，通过术前综合评估，精确地找出致痫区（痫灶）所在，选择恰当的手术方式，首选切除性手术，合理选用功能性手术，慎重考虑其他手术方式（如立体定向放射外科治疗等）。尽最大可能减少手术并发症，加强手术后综合管理，提高手术效率。

四、术后质控

术后住院7～10d。

（1）术后回病房平卧6h。

（2）术后1d切口换药，注意观察切口渗出情况。

（3）术后出现发热、头痛、颈项强直的病人，需要尽早行腰椎穿刺进行脑脊液检查。

（4）术后7d切口拆线。

五、手术并发症控制与分析

1. 新皮质切除术并发症

视野缺损、语言及运动功能障碍等。

2. 颞叶切除术并发症

偏身麻痹、视野缺损、感染、颅神经麻痹、命名性失语、记忆力下降、精神障碍等。

3. 胼胝体切除术并发症

（1）急性失连接综合症：表现为缄默，左侧失用，左侧肢体乏力，局灶性运动性癫痫发作，双侧巴氏征阳性，双侧腹壁反射消失。左上肢肌张力减退，不能命名，可持续数天至数月后自行恢复，多见于全部胼胝体切除术后，症状突然和持久。

（2）后部失连接综合症：多见于后段胼胝体切开术后，为感觉性失连接综合症。

（3）裂脑综合症：双侧大脑半球感觉联系及运动功能丧失连接，病人生活不能自理，随着时间推移而逐步好转。

（4）无菌性脑室炎。

（5）手术切口感染。

（6）颅内血肿。

（7）脑梗死。

（8）少数病人术后部分性癫痫发作增多。

4. 多处软脑膜下横纤维切断术并发症

软膜下横切部位多位于功能区，因此，该手术并发症主要包括运动、感觉及言语障碍。

5. 立体定向手术并发症

颅内出血、颅内感染、脑水肿等。

6. 神经调控手术并发症

（1）迷走神经刺激术并发症：声音改变或嘶哑、咽喉疼痛、咳嗽、恶心、气喘、心动过缓等。

（2）慢性小脑刺激术并发症：发生率极低，但由于该术式创伤较大，故目前临床应用较少。文献报道死亡率为 0%，感染 4.4%，颅内出血 0.6%。

六、疗效评估及预后

（一）癫痫外科术后的抗癫痫药物治疗

外科手术后均需要一定时间的抗癫痫药物维持和巩固治疗。

1. 手术后的早期治疗

手术后早期（多在术后 1w 内），由于手术本身对大脑皮质的刺激以及手术导致的血液中抗癫痫药物浓度的波动，可能会出现癫痫发作，甚至癫痫持续状态，应该给予抗癫痫药物治疗。

手术后并没有具体的药物选择标准，一般多参照抗癫痫药物的使用原则（见癫痫的药物治疗）。可以继续术前的抗癫痫药物，也可以根据手术后可能出现的发作类型使用相应的抗癫痫药物。

2. 手术后的长期治疗

其价值在于控制可能残余的致痫区、防治有发作潜能的皮质（如刺激区）发展为新的致痫区和防治手术瘢痕形成的致痫区。

手术后长期抗癫痫药物使用原则要参照术前用药进行调整，最好停用副作用较大的药物和效果较差的药物。

如果病人的预后良好，可以将术前应用的药物种类减少。仅留先兆发作的病人，根据发作的频率、持续时间以及影响，参考脑电图情况可以考虑减药手术后控制癫痫的疗效很好，亦应坚持用抗癫痫药 1 ～ 2 年。术后如果效果不好，则应该长期服用药物治疗。或者进行再手术评估。

（二）癫痫外科术后随访和评估

癫痫外科手术后的随访内容包括癫痫控制情况、脑电图情况、功能缺失恢复情况，以及神经心理功能的改变情况等。随访时间以手术后 3 个月、半年、1 年、2 年为好。

（三）手术效果的评估

癫痫外科的手术效果与术前评估结果、癫痫综合征类型、所采取的手术方式等有关。评价手术效果应该从术后癫痫控制情况、抗癫痫药物使用情况、脑电图所反映的脑功能改善情况、神经心理功能改善情况，以及因手术致残的恢复情况等几个方面综合评价。其中癫痫控制情况是病人及家属最为关注的。目前，针对癫痫控制情况，国际应用较为普遍的恩格尔标准。另外，原南京军区总医院谭启富等提出的“国内标准”，具有简单、易行的优点，有利于手术后随访、对比。有关疗效评估的时间，公认为手术后至少1年期为准。1年以内者不做疗效评估。

（四）神经心理的效果评估

主要体现在对记忆、语言、智力和注意力四个方面的评估。

（五）生活质量的评估

可参考勒德等生活质量的评估标准。

七、出院及随访

1. 疾病知识指导

向病人和家属介绍疾病及其治疗的相关知识和自我护理的方法。病人应充分休息，环境安静适宜，养成良好的生活习惯，注意劳逸结合。给予清淡饮食，少量多餐，避免辛辣刺激性食物，戒烟酒。告知病人避免劳累、睡眠不足、饥饿、饮酒、便秘、情绪激动、妊娠与分娩、强烈的声光刺激、惊吓、心算、阅读、书写、下棋、外耳道刺激、长时间看电视、洗浴等诱发因素。

2. 用药指导与病情监测

告知病人遵医嘱坚持长期、规律用药，切忌突然停药、减药、漏服药及自行换药，尤其应防止在服药控制发作后不久自行停药。如药物减量后病情有反复或加重的迹象，应尽快就诊。告知病人坚持定期复查，首次服药后5 ~ 7d查抗癫痫药物的血药浓度，每3个月至半年复查1次；每个月检查血常规和每个季度检查肝、肾功能，以动态观察抗癫痫药物的血药浓度和药物不良反应。当病人癫痫发作频繁或症状控制不理想，或出现发热、皮疹时应及时就诊。

3. 安全与婚育

告知病人外出时随身携带写有姓名、年龄、所患疾病、住址、家人联系方式的信息卡。在病情未得到良好控制时，室外活动或外出就诊时应有家属陪伴，佩戴安全帽。病人不应从事攀高、游泳、驾驶等在发作时有可能危及自身和他人生命的工作。

特发性癫痫且有家族史的女性病人，婚后不宜生育；双方均有癫痫，或一方有癫痫，另一方有家族史者不宜结婚。

（胡飞　李俊）

第二节　帕金森病的外科治疗

帕金森病（Parkinson disease，PD）又名震颤麻痹，是一种较常见的中枢神经系统变性疾病。以震颤、肌强直及运动减少为主要症状。该病最早由英国医生 James Parkinson 发现，故名。本病可分为原发性及继发性，前者原因不明，后者继发于其他疾病如脑炎、中毒、颅脑损伤等，亦称帕金森综合征。原发性 PD 的最主要病变是中枢神经系统的黑质变性，引起多巴胺（DA）能神经元数量减少，使中脑黑质和纹状体的神经递质多巴胺减少。

一、住院过程及一般诊疗质控

（一）收治对象

第一诊断为帕金森病，一般住院日为 10 ～ 12d。

（二）诊断依据

1. 临床表现

PD 的主要症状包括震颤、肌强直、运动减少及姿势平衡障碍等。PD 起病缓慢，逐渐加重，首发症状因人而异，且上述症状并非全部出现，有的病人即使已确诊 PD 达数年之久，仍始终不出现上述某些症状。

（1）震颤：因肢体的促动肌与拮抗肌接连发生收缩与松弛而引起的。震颤最先出现于肢体的远端，然后逐渐扩展到同侧及对侧下肢。早期震颤仅于肢体处于静止状态时出现，故称作静止性震颤。晚期则变为经常性（包括静止性震颤和动作性震颤），情绪激动可使震颤加重，在睡眠或麻醉中震颤则完全停止。

（2）肌强直：由于锥体外系统肌张力增高，促动肌及拮抗肌的肌张力都有增高，在关节做被动运动时，增高的肌张力始终保持一致，而感到有均匀的阻力，称为“铅管样强直”。病人合并有震颤，则在伸屈肢体时可感到均匀的阻力出现间断的停顿，如齿轮在转动一样，称为“齿轮样强直”。

（3）运动减少：初期因肌强直病人的动作缓慢或运动减少，常因臂肌及手指肌的强直，使病人上肢不能做精细动作，早期步态障碍甚为突出，随病情的进展出现“慌张步态”。面肌运动减少，形成“面具脸”，表现为面部无表情、不眨眼、双目凝视等。肌肉运动障碍引起吞咽困难而流涎。

（4）其他：顽固性便秘、吞咽困难、食管反流等。少数病人可有性欲减退、抑郁、思维迟钝及认知功能障碍等精神状态。

2. 检查与诊断

目前临床尚无确诊PD的特殊检查方法，临床医师只有对PD保持高度的警惕性，根据PD的临床表现而做出本病的诊断，根据典型的震颤、肌强直、运动减少、“面具脸”“慌张步态”、躯体俯屈及行走时上肢无前后摆动等典型症状，不致发生误诊。但在早期（特别是在未出现明显震颤）的病人，诊断有时比较困难。凡是在中年以上出现的不明原因、逐渐起病的动作迟缓、表情淡漠、肌张力增高及行走时上肢前后摆动减少或消失者，则需要考虑此病的可能，但需要与继发性帕金森综合征相鉴别，最新诊断帕金森病可靠的检查是正电子发射扫描（PET），该检查方法提示纹状体神经突触前、后多巴胺活性的变化。

二、术前质控

（一）术前准备

一般2～4d。

1. 必需的检查项目

（1）血常规、血型、尿常规。

（2）肝肾功能、血电解质、血糖。

（3）凝血功能。

（4）感染性疾病筛查（乙型肝炎、丙型肝炎、艾滋病、梅毒等）。

（5）心电图、胸部X线片。

2. 评估检查

（1）MRI：检查是否存在可能构成手术禁忌或增加手术难度的其他异常，如脑萎缩；评估选择手术靶点。如MRI不适用，也可行CT检查替代。

（2）运动评估：运动波动、异动症病人对复方左旋多巴的反应性极为重要。

良好的反应性预示着DBS疗法的良好效果。评估运动障碍和复方左旋多巴反应性，多使用统一帕金森病评定量表（UPDRS）-Ⅲ作为评价工具。持续时间并不重要，重要的是运动症状改善程度。左旋多巴冲击试验是判断DBS疗法疗效的重要预测指标。具体方法：受试者试验前72h停服多巴胺受体激动剂。试验前12h停服复方左旋多巴制剂及其他抗PD药物。本试验由2位未参加病例筛选的神经科医生进行评测。试验药物应采用复方左旋多巴标准片。服用剂量以之前每天早上第1次服用的抗PD药物换算为左旋多巴等效剂量（1evodopa equivalent dose，LED）的1.5倍。空腹状态下，先进行UPDRS-Ⅲ评分作为基线，随后口服多潘立酮10mg，30min后服用复方左旋多巴标准片，随后每30min进行1次UPDRS-Ⅲ评分，全服药后4h。计算UPDRS的最大改善率，最大改善率=（服药前基线评分-服药后最低评分）/服药前基线评分×100%。在试验过程中，监测病人心率、血压等，记录不良反应。以2位评分者的平均数作为受试者服用复方左旋多巴的最大改善率。改善率≥30%提示DBS疗法可能有良好疗效。如除震颤外的症状持续存在，提示DBS疗法效果较差。需要指出的是，该试验对难治性震颤疗效的预测价值不大。

（3）认知测试：严重认知障碍（痴呆）是DBS的禁忌证。约40%的晚期PD病人会伴发痴呆症状。由于DBS对于PD病人非运动症状的影响尚不肯定，且治疗目的在于改善病人生活质量。因此术前已诊断痴呆的病人暂不建议手术治疗。建议参照中华医学会神经病学分会帕金森病与运动障碍学组和神经心理学与行为神经病学组制定的《帕金森病痴呆的诊断与治疗指南》。推荐的简要评估方法进行评估，也可进行简易智力状态检查量表（MMSE）、蒙特利尔认知评估量表（MoCA）、阿尔茨海默病评定量表-认知部分（ADAS-Cog）、韦氏成人智力量表等检查。

（4）精神测试：严重及难治性精神障碍者是DBS疗法的禁忌证。建议使用汉密尔顿抑郁量表、汉密尔顿焦虑量表评估情绪障碍，神经精神量表、简明精神病量表评估精神障碍。对于重度抑郁焦虑及显著精神障碍不建议接受DBS疗法。然而，目前在进行DBS疗法前，评估中尚缺乏统一的安全性评估标准。因此，根据经验，病人应能够清楚地叙述自己的病史及阅读和签署知情同意书。

3. 术前用药指导

由于术中要观察DBS的即刻疗效，术前停药或减量服用抗PD药物是必要的。通常术前3d停用多巴胺受体激动剂，术前12h停用左旋多巴类药物，以使病人术中应处于相对“关”期状态（要保证病人术中能配合）。

（二）手术适应证

（1）原发性PD至少患有下列4个主要症状中的2个：静止性震颤、运动迟缓、齿轮样肌张力增高和姿势平衡障碍（其中之一必须是静止性震颤或运动迟缓），没有小脑和锥体系损害体征，并排除继发性帕金森综合征。

（2）病人经过全面和完整的药物（主要是左旋多巴）治疗，对左旋多巴治疗有明显疗效，但目前疗效明显减退，并出现症状波动（剂末现象和开关现象）和（或）运动障碍等不良反应。

（3）病人独立生活能力明显减退，病情为中度或重度。

（4）70岁以下，但年龄并非决定因素，无明显痴呆和精神症状，CT扫描或MRI检查没有明显脑萎缩及脑积水。

（5）在定位和确定毁损灶的大小过程中，均需要病人不断地根据医生的指令做出各种动作和报告反应，选择的病人必须能够在术中与医生完全合作。

（6）相对适应证：病人已了解手术可能造成的不良后果，仍坚决要求手术者，包括术前残疾严重、已长期卧床者（术后可有改善，但大多仍无独立生活能力）；病情发展较快，病程在1年以下者。

（三）手术禁忌证

（1）严重精神、智能障碍，严重自主神经障碍以及有假性延髓性麻痹者。

（2）有严重动脉硬化、心肾疾病、高血压、糖尿病和全身情况很差者。

（3）仅有中线症状（姿势步态异常）以及纯粹的运动减少或运动不能者。

（4）症状轻微，生活及工作无明显影响者。

（5）CT或MRI发现有严重脑萎缩（特别是豆状核萎缩）、脑积水或局部性脑病变者。

三、术中质控

为入院第3 ~ 4d。

手术方式包括如下方面。

1.立体定向丘脑毁损术

丘脑毁损术主要用于治疗震颤，丘脑腹外侧核（VL）对消除震颤是非常确切的，同时对肌强直也能达到与苍白球手术相似的效果。而腹中间核（Vim）则对震颤的消除较好，毁损丘脑 Vim 核能消除包括 PD 在内的各种原因的震颤，是治疗震颤型 PD，同时也是原发性震颤及小脑型震颤的首选手术方法。但是，丘脑毁损术对 PD 的运动减少症几乎没有效果。Vim 位于 AC–PC 线后 4mm 处，AC–PC 旁开 11 ~ 14mm，AC–PC 平面上 0 ~ 2mm。术中微电极记录可见到运动相关电活动和震颤同步放电。该治疗亦可用于服用左旋多巴所致的运动障碍和僵直，80% ~ 90% 的病人可达到根治震颤或症状基本消失。单侧丘脑毁损术不会发生明显的认知功能障碍，其手术并发症发生率为 0.4% ~ 23%，双侧丘脑毁损术因发生术后运动障碍的危险性较高，故一般不采用。

2. 立体定向苍白球毁损术

一般认为苍白球毁损术能够改善 PD 的所有症状，如强直、运动迟缓、药物所致的运动障碍、肌张力障碍、静止性震颤以及步态、姿势、平衡、吞咽和言语障碍等。其中左旋多巴所致运动障碍的疗效最为肯定。腹后苍白球（PVP）切开术，病人强直、震颤、运动迟缓均获长期良好疗效，一般认为对震颤的疗效如丘脑毁损术。PVP 主要是对手术对侧有效，但在部分病人中也观察到了同侧症状的改善。

损毁术一般操作过程：

（1）安装立体定向仪：安装立体定向仪时，力求使定向仪的 Y 轴平行于 AC–PC 线（连合间径线），定向仪的中线和解剖中线相吻合。

（2）神经影像和靶点选择：目前 CT 和 MRI 影像已经成为立体定向外科标准的定位方法，基本取代了脑室造影定位。在神经影像学基础上获得初步脑立体定向手术靶点三维坐标的过程称为解剖学定位过程。MRI 扫描定位：T_1 加权像矢状扫描，确定前连合（AC）和后连合（PC），平行于 AC–PC 线以 2mm 层厚进行轴位扫描，选择合适的轴位片确定 AC、PC 和连合间径线（IC），并测量 IC 的长度。

（3）立体定向手术：常规全头消毒，切口局部麻醉，选择眉间 10 ~ 12cm，中线旁开 2 ~ 3cm 处，纵行切开头皮，颅骨钻孔，切开硬膜，安装微电极记录系统。

（4）靶点电生理验证：尽管目前神经影像可以清楚显示靶点，但由于个体差异的存在，神经影像确定的靶点需要进一步电生理验证。近年来微电极记录技术有效地解决了靶点坐标的术中确认，使定位精度明显提高，以避免个体差异。对于丘脑毁损术中微电极记录技术必要性有两种观点：一种观点认为在丘脑毁损术中微电极记录对靶点的生理定位是必须的；另一种观点认为粗电极刺激足以确定丘脑靶点，而微电极记录并非必须。粗电极刺激可确定电极是否距内囊太近，其参数是感觉刺激频率为100Hz，运动刺激频率为2Hz，脉宽为1ms。如果感觉和运动刺激强度大于0.5V和1.0V，可以确信毁损灶不会影响内囊，如果感觉刺激小于0.5V，靶点应向前调整。如果运动刺激小于1.0V，靶点应向内侧移。此外，高频（100～200Hz）刺激震颤抑制试验也可以作为靶点验证的方法之一。

（5）毁损灶的制作：靶点经过电生理验证后，准备毁损之前，应常规采用试验毁损：温度为45°，持续时间60s。如果病人未出现运动和感觉障碍，可进行永久性毁损，毁损参数：温度为75～80℃，持续时间60s，毁损灶的容积为40～60mm^3，第1个永久性毁损灶完成后，检查病人有无神经功能障碍及治疗效果，然后以上参数间隔3～4mm，再做1个毁损灶。

3. 脑深部电刺激疗法

脑深部电刺激（deep brain stimulation，DBS）疗法已经成为治疗中晚期帕金森病的有效方法。此疗法1998年在我国首次使用，至今已10余年。DBS疗法明显地改善了PD病人的运动症状，提高了生活质量。随着我国老龄人口的增加，需要接受DBS疗法的病人将进一步增加。

四、术后质控

住院恢复7d。

（1）术后回病房平卧6h。

（2）术后1d切口换药，注意观察切口渗出情况。

（3）术后出现发热、头痛、颈项强直的病人，需要尽早行腰椎穿刺进行脑脊液检查。

（4）术后7d切口拆线。

五、手术并发症控制与分析

（1）手术相关并发症：颅内出血、感染、癫痫等。

（2）硬件并发症：电极移位、感染、刺激器外露及导线断裂。

（3）刺激相关并发症：STN刺激可出现复视、感觉异常、肌肉痉挛及异动症。GPI刺激可出现构音障碍、发音困难及肌肉痉挛等。通过调整参数可缓解此类症状。

六、疗效评定及预后

（1）PD病人接受DBS疗法后开始使用抗PD药的时机：术后清醒并自己摄

食时。

（2）DBS 疗法后用药方案：初始同术前，根据病人的反应调整用药，以最小有效剂量控制病人的运动症状。术后 1 个月内即可减少服药的数量及种类，大多数病人在术后 3 个月至半年开始进行药物调整，LED 减少 30% ~ 70%。DBS 疗法后多巴胺受体激动剂及复方多巴制剂是最常使用的抗 PD 药。

（3）DBS 疗法后开机（即进行第 1 次程控）的时机：脑水肿消退，病人一般情况尚可时开机，术后 2 ~ 4w 较适宜。

（4）开机参数的设定：绝大多数频率为 130Hz，脉宽为 60ms，电压根据病人的反应调整，一般不超过 3V。但脚桥核 DBS 频率较低。

（5）长期 DBS 参数的变化：术后前几年参数需要较多调整，丘脑底核 DBS 电压变化较大，较少超过 3.5V；频率变化其次，较少超过 170Hz，脉宽相对变化较少。绝大多数为单极设置，较少双极；随着时间的推移，双极设置的比例稍有增加。

（6）接受 DBS 疗法后，若病情需要行头颅影像学检查，颅脑 CT 无须调整参数即可进行；颅脑 MRI 只能在 1.5T 水平 MR 中进行，检查前要将病人的脉冲发生器电压回零、关机。

（7）接受 DBS 疗法后，PD 病人及家人应详细阅读《神经刺激系统病人手册（中文版）》。

七、出院及随访

（1）皮肤护理指导：病人因震颤和不自主运动，出汗多，易造成皮肤刺激和不舒适感，皮肤抵抗力降低，还可导致皮肤破损和继发皮肤感染，应勤洗勤换，保持皮肤卫生。

（2）活动与休息指导：鼓励病人维持和培养兴趣爱好，坚持适当的运动和体育锻炼，做力所能及的家务劳动等，可以延缓身体功能障碍的发生和发展，从而延长寿命，提高生活质量。加强日常生活动作训练，进食、洗漱、穿脱衣服等应尽量自理；卧床病人协助被动活动关节和按摩肢体，预防关节僵硬和肢体挛缩。

（3）安全指导指导：病人避免登高和操作高速运转的机器，不要单独使用煤气、热水器及锐利器械，防止受伤等意外；避免让病人进食带骨刺的食物和使用易碎的器皿；直立性低血压病人睡眠时应抬高床头，可穿弹力袜，避免快速坐起或下床活动，防止跌倒；外出时需人陪伴，尤其是精神智能障碍者其衣服口袋内要放置写有病人姓名、住址和联系电话的“安全卡片”，或佩戴手腕识别牌，以防走失。

（胡飞　李俊）

第三节　面肌痉挛

面肌痉挛（hemifacial spasm，HFS），又称面肌抽搐，表现为面神经支配肌肉不自主抽搐。抽搐阵发性且不规则，程度不等，可因疲倦、精神紧张及自主运动等而加重。起病多从眼轮匝肌开始，然后涉及整个面部。本病多在中年后发生，常见于女性。

一、住院过程及一般诊疗质控

（一）收治对象

第一诊断为面肌痉挛行微血管减压术，一般住院日为 10 ～ 12d。

（二）诊断依据

1.临床表现

（1）病程初期多为一侧眼轮匝肌阵发性不自主的抽搐，逐渐缓慢扩展至一侧面部的其他面肌。

（2）抽搐的程度轻重不等，为阵发性、快速、不规律的抽搐。

（3）常因疲倦、精神紧张、自主运动而加剧，但不能自行模仿或控制其发作。

（4）少数病人于抽搐时伴有面部轻度疼痛，个别病例可伴有同侧头痛、耳鸣。

按 Cohen 等制定的痉挛强度分级：

0 级：无痉挛。

1 级：外部刺激引起瞬目增多或面肌轻度颤动。

2 级：眼睑、面肌自发轻微颤动，无功能障碍。

3 级：痉挛明显，有轻微功能障碍。

4 级：严重痉挛和功能障碍，如病人因不能持续睁眼而无法看书，独自行走困难。

神经系统检查除面部肌肉阵发性的抽搐外，无其他阳性体征。少数病人于病程晚期可伴有患侧面肌轻度瘫痪。

2. 辅助检查

（1）颅脑 3D-TOF-MRA 检查能了解面神经根有无血管相邻。

（2）颅脑 MRI 或 CT 检查排除肿瘤。

（3）电生理学评估可客观了解面神经与前庭神经的功能水平。

3. 鉴别诊断

需与双侧眼睑痉挛、梅格斯综合征、咬肌痉挛、面瘫后遗症等面部肌张力障碍性疾病进行鉴别。

二、术前质控

（一）术前准备

一般 2 ~ 4d。

1. 必需的检查项目

（1）血常规、血型、尿常规。

（2）肝肾功能、血电解质、血糖。

（3）凝血功能。

（4）感染性疾病筛查（乙型肝炎、丙型肝炎、艾滋病、梅毒等）。

（5）心电图、胸部 X 线片。

（6）电生理评估：AMR（LSR）、EMG 以及脑干听觉诱发电位（brainstem acoustic evoked potential，BAEP）。

2. 根据病人病情选择

心、肺功能检查。

3. 预防性抗菌药物选择与使用时机

（1）按照《抗菌药物临床应用指导原则》选择用药。

（2）预防感染用药时间为术前 30min。

（二）手术适应证

（1）原发性面肌痉挛诊断明确，经头颅 CT 或 MRI 排除继发性病变。

（2）面肌痉挛症状严重，影响日常生活和工作，病人手术意愿强烈。

（3）应用药物或肉毒素治疗的病人，如果出现疗效差、无效、药物过敏或毒副作用时应积极手术。

（4）MVD 术后复发的病人可以再次手术。

（5）MVD 术后无效的病人，如认为首次手术减压不够充分，而且术后 AMR 检测阳性者，可考虑早期再次手术。随访的病人如症状无缓解趋势，甚至逐渐加重时也可考虑再次手术。

三、术中质控

为入院第 3 ~ 4d。

（一）麻醉方式

气管插管静脉复合麻醉。除麻醉诱导阶段，术中应控制肌松药物的使用量，以避免干扰神经电生理监测。

（二）手术方式

微血管减压术。

在 20 世纪 70 年代，随着手术显微镜在临床上的应用，由 Jannetta 率先完善和规范了微血管减压的理论与手术操作技术，并在国际上推广和普及了该手术技术，极高的手术有效率（大于 90%）和相对小的手术风险使得 MVD 迅速取代以往所有的治疗措施，成了治疗 HFS 的首选方案。

1. 手术体位

可根据术者的习惯选择合适的手术体位，通常取侧卧位，头架固定。床头抬高 15° ~ 20°，头前屈至下颏距胸骨柄约 2 横指，肩带向尾端牵拉同侧肩部维持头部过伸位，避免过度牵拉损伤臂丛神经，最终使得乳突根部位于最高点。

2. 切口及开颅

发际内斜切口或耳后横切口，切口以乳突根部下方 1cm 为中心，用磨钻、咬骨钳或铣刀形成直径约 2.5cm 的骨窗，外侧缘到乙状窦，骨窗形成过程中应严密封堵气房，防止冲洗液和血液流入。以乙状窦为底边切开硬脑膜并进行悬吊。

3. 手术过程

开放蛛网膜下腔释放脑脊液，待颅内压下降后，自后组脑神经尾端向头端锐性分离蛛网膜，使小脑与后组脑神经完全分离，全程探查面神经颅内段 Ⅰ ~ Ⅳ区，暴露困难时可以借助内镜进行多角度探查，对所有与面神经接触的血管进行分离、移位，并选择合适的方法进行减压（Teflon 棉、胶水黏附或悬吊等）。术中须对蛛网膜进行充分松解，避免牵拉脑神经。术中应实时进行 AMR、肌电反应波形（ZLR）及 BAEP 监测。结束手术的主要依据有 2 条：①面神经Ⅳ区探查完全。②所有与面神经接触的血管均已被隔离。对于进行电生理学监测的病人，还应争取让 AMR 波形完全消失。对于 AMR 波形持续存在的病人，建议再次仔细全程探查，避免血管遗漏，必要时可辅助面神经梳理术。对于粗大椎 – 基底动脉压迫的病例，可采用在延髓侧方自尾端向头端逐步分离并减压的方法，必要时可辅助胶水黏附或悬吊。

4. 关颅

应严密缝合硬脑膜，以不漏液为好，否则要用生物材料封闭，防止术后脑脊液漏。肌肉逐层对位缝合，再缝合皮下、皮肤，靠乳突处的皮下、皮肤要加密缝合。

（三）术中用品

Teflon 棉或其他材料、硬脑膜及颅骨修补材料。

（四）输血

一般不需要输血。

四、术后质控

住院恢复 7d。

（1）术后回病房平卧 6h。

（2）术后 1d 切口换药，注意观察切口渗出情况。

（3）术后出现发热、头痛、颈项强直的病人，需要尽早行腰椎穿刺进行脑脊液检查。

（4）术后 7d 切口拆线。

五、手术并发症控制与分析

手术并发症是影响手术疗效的重要因素，需对此重点质控。

（1）脑神经功能障碍：分为急性和迟发性两种，急性脑神经功能障碍发生在手术后的 3d 之内，手术 3d 以后出现的脑神经功能障碍是迟发性脑神经功能障碍。表现为：面瘫、耳鸣、听力障碍，少数病人可出现面部麻木、声音嘶哑、饮水呛咳、复视等。预防措施：①尽量避免电凝灼烧脑神经表面及周围穿支血管。②避免牵拉脑神经，减少对脑神经的直接刺激以避免其滋养血管发生痉挛。③充分解剖脑神经周围蛛网膜，减少术中对脑神经的牵拉。④常规术中电生理监测。⑤手术当天即开始使用扩血管药物、激素和神经营养药物。

（2）小脑、脑干损伤：小脑、脑干损伤，包括梗死或出血。预防措施：①术前 30min 使用甘露醇降低颅内压，术中适量过度通气。②骨窗尽量靠近乙状窦，避免使用脑压板。③逐渐打开小脑脑桥池缓慢充分放出脑脊液后再探查脑桥小脑三角等措施可最大限度地减少术中对小脑半球的牵拉。④尽量避免电凝灼烧小脑、脑干表面血管。

（3）脑脊液漏。预防措施：①严密缝合硬脑膜是防止脑脊液漏的关键；对于硬脑膜无法严密缝合者，可取肌肉筋膜进行修补，同时应用生物胶将人工硬脑膜与硬脑膜贴敷完全。②用骨蜡严密封闭开放的气房。③严格按照肌肉、筋膜、皮下组织、皮肤四层缝合切口，不留无效腔。

（4）低颅内压综合征。预防措施：术中在缝合硬脑膜时应尽量于硬脑膜下注满生理盐水，排出空气。术后取平卧位。

（5）其他并发症。MVD 手术应严格规范操作，避免感染、伤口愈合不良、平衡障碍、切口疼痛、远隔部位血肿、椎动脉损伤等并发症的发生。

六、疗效评定及预后

面肌痉挛术后疗效判定标准，共分四级。

（1）痊愈（excellent）：面肌痉挛症状完全消失。

（2）明显缓解（good）：面肌痉挛症状基本消失，只是在情绪紧张激动时，或特定面部动作时才偶尔诱发出现，病人主观满意，以上两级均属“有效”。

（3）部分缓解（fair）：面肌痉挛症状减轻，但仍比较频繁，病人主观不满意。

（4）无效（poor）：面肌痉挛症状没有变化，甚至加重。

对于疗效较差的病人存在延迟缓解可能，据文献报道术后即刻缓解率在 50% ~ 61.5%，延迟缓解率在 20% ~ 50% 不等，延迟缓解的时间可至术后 6 个月甚至 1 年，长期随访的有效率在 79% ~ 100%（平均 85.8%），5% ~ 20% 的病人在术后 2 年内可能复发 。

七、出院及随访

（一）出院标准

（1）病人术后恢复好，无头痛、发热。

（2）切口愈合良好。

（二）随访期限

出院后 2w、1 个月、3 个月、半年及 1 年时间常规随访，以后每年定期随访 1 ~

2 次。

（李俊　吴俊）

第四节　三叉神经痛

三叉神经痛（trigeminal neuralgia）是神经系统常见病之一，多发生于中、老年人，40 岁以上者占 70% ~ 80%。表现为一侧颜面部三叉神经区域内闪电式反复发作性的刀割样剧烈疼痛。严重者影响工作与生活，被称为最顽固、最痛苦的一种疾病。发生率为 182.8/10 万人口，女性略多于男性。

一、住院过程及一般诊疗质控

（一）收治对象

第一诊断为三叉神经痛行微血管减压术，一般住院日为 10 ~ 12d。

（二）诊断依据

1. 临床表现

（1）疼痛局限于三叉神经感觉根分布区，多以单侧牙痛或颜面、下颌、鼻旁疼痛起病。

（2）在三叉神经的一支或多支的分布区出现刀割样、电击样或烧灼样剧烈疼痛，反复发作，突然出现，持续数秒或数分钟后骤停，可伴有同侧流涎、流泪、面肌反射性痉挛等。

（3）疼痛区常有扳击点，可因洗脸、刷牙、进餐、说话等机械性刺激诱发疼痛发作。

2. 辅助检查

（1）颅脑 3D-TOF-MRA 检查能了解三叉神经根有无血管相邻。

（2）颅脑 MRI 或 CT 检查排除肿瘤。

二、术前质控

（一）术前准备

一般 2 ~ 4d。

1. 必需的检查项目

（1）血常规、血型、尿常规。

（2）肝肾功能、血电解质、血糖。

（3）凝血功能。

（4）感染性疾病筛查（乙型肝炎、丙型肝炎、艾滋病、梅毒等）。

（5）心电图、胸部 X 线片。

2. 根据病人病情选择

心、肺功能检查。

3. 预防性抗菌药物选择与使用时机

（1）按照《抗菌药物临床应用指导原则》选择用药。

（2）预防感染用药时间为术前 30min。

（二）手术适应证

（1）三叉神经痛诊断明确。

（2）药物或神经阻滞治疗效果不佳。

（3）不能接受其他方法治疗的面部麻木。

（4）病人一般情况好，无严重高血压、糖尿病、冠心病、凝血功能障碍等严重器质性病变，能够耐受全身麻醉手术。

（5）排除脑肿瘤等疾病引起的继发性三叉神经痛。

三、术中质控

为入院第 3 ~ 4d。

（一）麻醉方式

手术均在全身麻醉下进行，术中控制补液总量，适当过度通气维持二氧化碳分压在 24 ~ 26mmHg，以有效减低颅内压，方便手术操作。

（二）手术方式

微血管减压术。

神经显微血管减压术由 Gardner（1959）和 jannetta（1967）提出并应用于临床。系采用显微外科的方法，移开对三叉神经 REZ 区压迫的血管（动脉或静脉），用涤纶片、Teflon 或肌肉片隔开神经和血管，以达到止痛的目的。该手术较少伤及神经，术后没有面部永久性麻木，并发症少。术中发现，96% 以上的原发性三叉神经痛，在脑桥旁发现走行的异常血管（主要是动脉）挤压住三叉神经 REZ 区。血管减压术的治愈率达 95% 以上。

1. 手术体位

通常采用侧卧位，床头抬高 20°，头部过伸使矢状线平行于地面，头部前屈至下颏，距离胸骨两横指，同时用肩带将术侧的上肢和肩膀向前腹侧拉开，头架固定。

2. 切口

头皮切口有 3 种：①直切口，在乳突后 2cm 处划一与项上线垂直的线，此线上平耳尖，下平乳突下。②横切口，乳突后上 2 横指开始向后平项上线。③斜切口，从乳突上 2 横指开始从发际内向下倾斜 30° ~ 40°，长 3 ~ 5cm。要注意 3/4 位于横窦与乙状窦连接部下方，1/4 位于其上方。切开筋膜、肌肉及骨膜，电凝止血，有时需电凝切断枕动脉，沿骨膜下分离，乳突前的软组织也应全部分离，牵开器牵开软组织。

3. 手术过程

（1）骨窗形成有 2 种：①圆形骨窗。②等边三角形骨窗。钻颅应在枕乳缝下方，骨窗直径 2. 5 ~ 3cm，上方到横窦下缘，外达乙状窦后缘。目的是充分暴露窦的结合部，即骨窗顶点位于横窦与乙状窦的连接部，不要怕咬开乳突气房。用骨蜡封闭骨缘和咬破的乳突气房（或用 EC 耳脑胶封闭）。

（2）硬脑膜切开：硬脑膜有“⊥”形、“+”形及瓣状三种切开方式。以“⊥”形切开应用最多。切开硬脑膜要求尽量靠近横窦与乙状窦连接部的最上缘和外侧，切开的硬脑膜悬吊固定，并尽量靠近外侧。

（3）探查脑桥小脑三角：慢排出脑脊液，使小脑自然塌陷，用脑棉保护小脑。在显微镜下操作。用显微脑压板（5mm）和显微吸引器头边深入边吸引，向脑桥旁深入。如肉眼下操作，冷光源照明极其重要，严禁吸引器堵住侧孔，以防吸力过大而且吸引器头端有角度地接触脑、血管、神经，以防误伤。剪开桥池蛛网膜，观察到内侧岩静脉和外侧的面神经，岩静脉入口和神经干之间，常有蛛网膜或粘连带粘连，把两者牵拉靠近，需要小心锐性分离后方能从其间隙进入。

观察三叉神经与其周围血管，辨别神经与血管的关系、分型，做减压处理。岩静脉多为一支入岩上窦，也可 2 ~ 3 支汇集成干（比较短）入窦。多数情况下牵拉开即可顺利完成手术减压，如确实影响手术操作，可先行电凝剪断。分离、牵拉和电凝剪断岩静脉时，偶有出血，多为窦端出血，且较凶猛，不要松动脑压板，保持轻压，吸出血液，避免血液充满术野，寻找出血点。处理方法有吸收性明胶海绵塞压出血口，加压电凝海绵有助止血，一般经 10 ~ 20min 的压迫处理，出血点多能控制；或用神经剥离子上放置骨蜡，骨蜡做成锥状，塞压出血点。脑桥旁区探查是减压术最关键、最危险的阶段，术者应耐心细致操作。

（4）明确神经与血管的关系及分型：脑桥前腹外侧是三叉神经 REZ 区，感觉根与躯体长轴呈 40° ~ 50°，向后内方向走行进入脑桥，因此，肉眼下观察十分清楚。常见的压迫血管为小脑上动脉、小脑前下动脉、椎动脉及多根血管襻状（复合性）及静脉。血管与神经两者的走行关系，多为横竖交叉，斜行交叉及跨绕扭曲。为表示血管搏动性解剖病理关系，分为接触、压迫、粘连包绕、贯穿 4 型。分型标准如下。①接触型：血管与神经接触，神经根无血管压迹。②压迫型：血管压迫神经，神经跟上有血管压迹。③神经与血管被粘连带包绕在一起，并有神经根位移变形。④贯穿型：血管贯穿压迫神经。

（5）神经减压：首先要细心地锐性分离神经后根周围的所有蛛网膜、粘连带及其血管，由于血管压迫神经的长度很不一致，处理时必须暴露自神经根起始端至硬脑膜之间的全部神经段和血管。常见血管压迫是纡曲的小脑上动脉。完全分离神经、血管，在其间隙置入的涤纶片或 Teflon。在探查中如暂时没有找到致病的动脉，要在三叉神经 REZ 区的周围寻找，特别是腹侧，一般会有压迫的动脉，不遗漏责任血管是提高手术疗效的关键（图 6–1）。

（6）关颅：应严密缝合硬脑膜，以不漏液为好，否则要用生物材料封闭，防止术后脑脊液漏。肌肉逐层对位缝合，再缝合皮下、皮肤，靠乳突处的皮下、皮肤要加密缝合。

（三）术中用品

Teflon 棉或其他材料、硬脑膜及颅骨修补材料。

（四）输血

一般不需要输血。

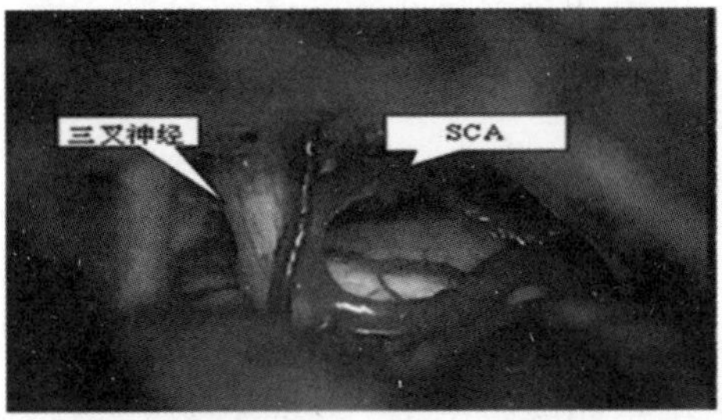

术中显示责任血管压迫三叉神经

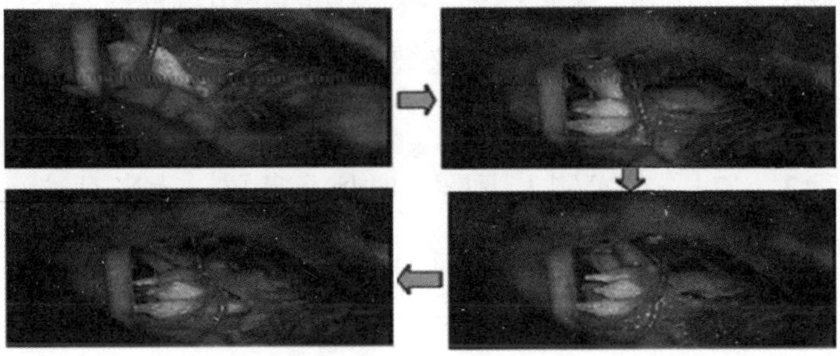

术中将责任血管从REZ区垫开

图 6-1　三叉神经痛微血管减压术 MVD

四、术后质控

住院恢复 7d。

（1）术后回病房平卧 6h。

（2）术后 1d 切口换药，注意观察切口渗出情况。

（3）术后出现发热、头痛、颈项强直的病人，需要尽早行腰椎穿刺进行脑脊液检查。

（4）术后 7d 切口拆线。

五、手术并发症控制与分析

三叉神经痛手术治疗方法甚多，有关手术并发症的发生率各报道不一，为 7.4% ~ 24%。其发生率主要与手术方法及术者操作技巧有很大关系。

1. 术中大出血

三叉神经痛微血管减压术时，因手术入路深，切口小，在寻找三叉神经感觉根时有岩静脉阻挡，牵拉过猛可导致撕裂引起出血，应吸净血液，找到出血的岩静脉，用电凝止血，如看不清岩静脉，可用吸收性明胶海绵或肌肉片涂上 EC 耳脑胶，准确地压在岩静脉入口处，压迫片刻多可止血。不可忙乱止血，以免损伤小脑半球、后组脑神经及脑干，造成严重的并发症。在分离粘连及血管时用力不当也可造成小动脉出血，用吸收性明胶海绵压迫多可止血。

2. 脑神经损伤

三叉神经感觉根切断后病人面部有永久性麻木，个别病人有面部感觉异常，沉重、发紧、蚁行感等。由于患侧感觉消失，不能觉察食物冷热，可发生烫伤以致并发口腔黏膜感染或溃疡等。三叉神经第一支损伤时，出现神经营养性角膜炎，应及时滴眼药水和涂眼药膏防止角膜溃疡，必要时缝合上下眼睑保护角膜。

3. 单纯疱疹

发生在术后 2 ~ 7d，在术侧上下唇、口角及鼻翼。为半月神经节和三叉神经受刺激或损伤所致。

4. 脑脊液漏

耳后枕下入路三叉神经感觉根部分切断或微血管减压术时，此切口的骨窗外缘往往会将乳突气房咬开，由于切开的硬脑膜缝合不严密，致使脑脊液外溢进入乳突气房，再经咽鼓管至鼻咽部由鼻腔流出。一旦发生该并发症应及时处理，首先让病人卧床，严禁堵塞鼻孔或用力擤鼻，若脑脊液漏出量大或较长时间不减少者，应考虑手术修补硬脑膜和骨蜡填塞乳突气房破口，修补后对硬脑膜缝合处及气房破口，用肌肉片涂 EC 耳脑胶加以修补。脑脊液漏一般经卧床休息 5 ~ 10d 可逐渐痊愈，漏出量较多者修补后均能立即停止。

5. 继发性颅后窝血肿

主要因手术过程中止血不彻底或小脑半球挫伤出血，关颅时未做彻底冲洗或没有发现出血处，或缝合硬脑膜时损伤小脑表面的血管所致。一旦出现症状，应尽早行头颅 CT 或 MRI 检查，已确诊继发颅后窝血肿者，必须二次手术清除血肿，只要发现及时，处理妥当，不会留有后遗症。

6. 其他并发症

如小脑肿胀伴急性脑积水、脑卒中、猝死等。为了使手术并发症减少，首先注意手术体位，避免采用坐位或半坐位，以防大量空气进入静脉，造成多脏器空气栓塞，神经外科医师要加强手术技巧训练，打开乳突气房要及时封闭，熟练使用吸引器和它的压力调整，注意保护脑组织，防止过度牵拉，避免盲目电凝、分离或切断血管。如采用显微外科技术，术中进行电生理监测，术中并发脑神经损伤将会明显减少。

六、疗效评定及预后

依据 Brisman 对三叉神经痛的疗效判断标准分为如下。①治愈：术后疼痛完全消失。②显效：术后疼痛缓解 >90%，偶尔服用药物。③有效：疼痛减轻或服药量减少≥ 50%，以及多支疼痛术后仅单支疼痛。④无效：术后疼痛同术前，无缓解者。另外，颅内手术治疗方法还有经颅后窝入路三叉神经感觉根部分切断术，近几年来随着微血管减压术的开展，已很少应用。术中没有找到压迫血管者，可作为一种补充方法。在行微血管减压手术操作的基础上确认三叉神经感觉根，于三叉神经感觉根后外侧，入根区切断 2/3 感觉纤维，保留前 1/3 的运动纤维。术后面部麻木，但可保留面部及角膜的触觉。

变异及原因分析：①部分病人受血性脑脊液刺激或对 Teflon 棉或其他材料有排异反应，术后会出现发热、头痛、颈项强直等情况，需要行腰椎穿刺，可能会导致住院时间延长与费用增加。②少数病人显微血管减压术后原有疼痛不一定立刻消失，有可能恢复一段时间后逐渐减轻或消失。

七、出院及随访

（一）出院标准

（1）病人术后恢复好，无头痛、发热。

（2）切口愈合良好。

（二）随访期限

出院后 2w、1 个月、3 个月、半年及 1 年时间常规随访，以后每年定期随访 1 ~ 2 次。

（谷速杰　王潞　李俊）

第五节　痉挛性斜颈

痉挛性斜颈是肌张力障碍的颈部表现，又称颈部肌张力障碍。病人的颈肌接受中枢神经异常冲动，造成不可控制的痉挛或阵挛。严重者呈残疾状态，生活不能自理，十分痛苦。其发病率为 1.2/（10 万人・年）（Rochester，1995）。

一、住院过程及一般诊疗质控

（一）收治对象

第一诊断为痉挛性斜颈行三联术，一般住院日为 12 ~ 14d。

（二）临床表现

（1）多为成年起病，起病缓慢。

（2）活动时或工作紧张时加重，休息后症状减轻，睡眠时消失。

（3）头部和颈部姿势的异常可表现为多种形式。

（4）20% 的病人存在颈外肌张力障碍。

（5）缓解率在 10% ~ 20%，而且通常发生在发病初的 1 年内，几乎所有的病人在 5 年之内都会复发。

（6）许多病人伴有抑郁及疼痛表现。

（三）临床分型

1. 颈局限型（占 84%）

痉挛肌肉局限在颈部，可分成 5 种型别。

1）旋转型（75.6%）

头绕体轴向一侧做强直性或阵挛性旋转。依据头与体轴的关系可细分为 3 种亚型。

（1）水平旋转：单纯的旋转，头与体轴无倾斜，颈前和颈后旋转肌肌力均等（图 6–2）。

（2）后仰旋转：头的姿势由旋转和后仰两种成分组成，颈的后仰旋转肌的肌力大于前屈旋转肌。

（3）前屈旋转：头的姿势由旋转和前屈两种成分组成，颈的前屈旋转肌的肌力大于后仰旋转肌。旋转型是斜颈中最常见的一种型别，其中水平型多见，后仰型次之，前屈型少见。这 3 种型别的形成可能与肌肉的痉挛强度和痉挛肌分布多寡有关。

2）头双侧后仰型（占 7.5%）

头双侧后仰型又称后仰痉挛，表现为间歇性头向背侧强直性后伸，面朝天，行走时尤为困难，必须用双手扶枕对抗痉挛肌群，一松手头便迅速向后过伸。为了腾出双手常将枕部使劲顶在墙上，否则头又向后过伸，如此周而复始，坐卧不宁，几乎陷于残疾状态。

3）侧屈型（12.8%）

头的长轴向一侧侧屈，耳向肩峰逼近，不少病人伴随同侧肩部向上抬举，拉近了两者的距离。鼻尖基本上不离开体轴。强直型是最常见的型别。依据头有无向前或向后倾斜，可细分为 3 种亚型。

（1）单纯侧屈型：头向肩侧屈，无向前或向后倾斜，颈前和颈后侧屈肌肌力均等。

（2）前屈侧屈型：头的姿势由侧屈和前屈两种成分组成，颈的前屈侧屈肌肌力大于后伸侧屈肌（肩胛提肌、夹肌等）。

（3）后仰侧屈型：头的姿势由侧屈和后仰两种成分组成，颈的后仰侧屈肌肌力大于前倾侧屈肌。

4）头双侧前屈型（1.3%）

头持续向前屈曲，颏屈向胸前，重者除头前屈外尚有前移，且伴随双肩上举，构成一种特殊姿态，阵挛型表现为持续不断的“点头”状态。

5）混合型（2.8%）

混合型是一种以 2 种型别相间出现的斜颈，常见的是旋转和后仰，病人时而旋转、时而后仰（图 6–2）。

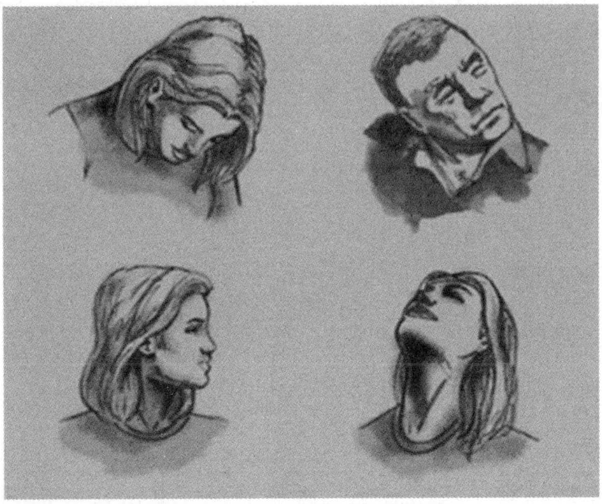

图 6–2　痉挛性斜颈分型

2. 颈节段型（占 7.9%）

肌痉挛范围超出颈部向邻近部位扩散，肌痉挛累及身体两个部位，临床表现以颈为主者称颈节段型。

3. 颈全身型（占 8.1%）

痉挛肌肉累及的范围除颈节段型外，至少还包括一个下肢。

（四）病情分级法

（1）轻度：活动时出现症状，头部偏斜 <30°，随意运动 >60°。

（2）中度：静止也出现症状，头部偏斜 >30°，随意运动 <45°。

（3）重度：头部偏斜 >45°，随意运动 <30°。

（五）辅助检查

（1）颈肌 CT 扫描用于痉挛性斜颈的诊断，目的是从扫描图像中识别痉挛肌群，并区分它们在斜颈中的作用。

（2）颈肌肌电图（EMG）描记可以了解哪些肌肉参与痉挛，哪些不参与痉挛，并了解与痉挛肌相对立的拮抗肌有无失用萎缩等潜在病理状态，对痉挛肌和拮抗肌进行分级评估，是评估痉挛肌肉的“金标准”。

（六）鉴别诊断

需与癔症性斜颈继发性痉挛性斜颈、继发性痉挛性斜颈、先天性斜颈、假性斜颈等相鉴别。

二、术前质控

（一）术前准备

一般 1 ~ 2d。

1. 必需的检查项目

（1）血常规、血型、尿常规。

（2）肝肾功能、血电解质、血糖。

（3）凝血功能。

（4）感染性疾病筛查（乙型肝炎、丙型肝炎、艾滋病、梅毒等）。

（5）心电图、胸部 CT/X 线片。

（6）颈肌肌电图（EMG）。

（7）颈肌 CT 扫描。

2. 根据病人病情选择

心、肺功能检查。

3. 预防性抗菌药物选择与使用时机

（1）按照《抗菌药物临床应用指导原则》选择用药。

（2）预防感染用药时间为术前 30min。

（二）手术适应证

（1）症状基本稳定定型。

（2）排除癔症性斜颈，颈椎及颈部其他疾病。

（3）出现症状 12 个月以上（部分 6 个月以上）。

（4）重度 ST 病人。

（5）轻度及症状性 ST 病人、能理解手术者。

（6）肉毒素治疗 3 个月以上。

三、术中质控

为入院第 2 ~ 3d。

（一）麻醉方式

气管插管静脉复合麻醉。除麻醉诱导阶段，术中应控制肌松药物的使用量，以避免干扰神经电生理监测。

（二）手术方式

选择性周围神经及颈肌切断术。

根据头型的不同包括：①一侧颈后肌肉选择性切除术。②一侧 C1 ~ 6 脊神经后支切断术。③一侧的副神经切断术。

1. 手术体位及切口

副神经切断术采用仰卧位，切口为沿胸锁乳突肌前缘直切口。头偏向对侧。颈后肌肉及神经切除采用坐位或侧俯卧位，切口为入路以枕项线中外 1/3 的交点上 2cm 至第 6 颈椎棘突旁 2cm 斜形直切口。

2. 手术过程

（1）一侧颈后肌肉选择性切除术：手术层次为皮肤、皮下组织、斜方肌。牵开伤口，游离头、颈夹肌，在肌肉附着处切除移去。

（2）一侧 C1 ~ 6 脊神经后支切断术：在术式（1）完成后，牵开伤口，于半棘肌外侧，颈椎上下关节突旁，可触及颈椎横突间隙，每一间隙都能分离出相应的颈神经后支及其分支内侧支和外侧支。颈神经后支的定位，可根据术中触及寰枢椎依次定位 C1 ~ 6，或将枕大神经（C2 神经后支）游离至 C1 ~ 2 间隙，即可依次定位 C1 ~ 6 神经后支。用神经刺激器证实后选择性切断。

（3）一侧的副神经切断术：手术层次为皮肤、皮下组织，切开颈阔肌，牵开伤口，达到胸锁乳突肌表面间隙。沿该肌内后间隙，平下颌角水平，分离出副神经，游离 1 ~ 2cm，达二腹肌下缘，以神经刺激器证实后切断。欲保留斜方肌分支则应切开胸锁乳突肌，将副神经经斜方肌分支游离予以保护，再切断胸锁乳突肌分支。

（三）术中用品

无须特殊耗材。

（四）输血

一般不需要输血。

四、术后质控

住院恢复 7 ~ 10d。

（1）术后回病房平卧禁食 6h。

（2）术后 1d 切口换药，注意观察切口渗出情况。2d 拔除引流管。

（3）术后 7 ~ 10d 切口拆线。

五、手术并发症控制与分析

三联术安全有效，仅见局部头皮麻木、皮下积液、伤口感染等术后并发症，术中注意无张力缝合，术后引流加局部加压即可减少发生。

六、预后与分析

疗效评价：

痊愈——头颈恢复正常姿态和活动，从事正常工作、学习和生活。

显效——头颈姿态大致正常，仅在劳累和紧张时有斜颈动作。

进步——斜颈症状比术前改善，偏斜角度和力度减轻。

无效——和术前比较无变化。

恶化——术后斜颈症状加重或者痉挛肌肉的范围扩展到面部、四肢及躯干等部位。陈信康教授总结疗效：疗效优为 74.3%，良为 12.1%，进步为 11.8%，无效为 1.8%。

七、出院及随访

（一）出院标准

（1）病人术后恢复好。

（2）切口愈合良好。

（二）随访期限

术后多数病人需康复治疗，故每3个月随访1次，直至痊愈。

（王潞　徐浩　梁健　李俊）

第六节　周围神经疾病

一、周围神经卡压综合征诊断常规

（一）病因分析

在周围神经的行程中需通过某些特定的狭窄通道，如通道内外存在解剖变异、占位病变或其他内、外源性压迫而使神经受卡压，可引起局部疼痛、受累神经支配区的感觉异常和（或）所支配的肌肉运动障碍，称为周围神经卡压综合征。其发生常有相关的危险因素。

1. 解剖变异

（1）骨性变异。

（2）肌肉变异。

（3）异常条索。

2. 占位病变

3. 创伤

（1）骨折、关节脱位或畸形愈合后神经所通过的通道变狭窄。

（2）急性损伤后形成的纤维瘢痕组织。

（3）慢性劳损或组织退变后出现的骨赘、韧带钙化、纤维组织增生等。

（4）医源性创伤：手术、局部封闭、针灸、推拿等所致的神经周围瘢痕形成。

4. 相关危险因素

（1）运动或职业因素：某些项目的运动员、某些乐器的演奏者、某些工种的劳动者易发生特定部位的神经卡压。

（2）代谢与内分泌因素：妊娠期、哺乳期或更年期妇女易发生神经卡压。

（3）基础疾病：糖尿病、甲状腺功能低下、酗酒病人或原有神经系统病变的病人易发生神经卡压，心功能不全、肾病、下肢静脉曲张或动脉闭塞性脉管炎病人易发生下肢神经卡压。

（二）诊断要点

1. 病史

1）现病史

（1）疼痛：表现为某一特定部位（神经卡压部位）疼痛，可向肢体近、远端放射。

（2）感觉异常：受累神经支配区出现麻、疼、冷、热、酸胀、针刺、烧灼感、紧束感或蚁行感等异常感觉，也可表现为痛觉过敏。

（3）神经功能障碍：受累神经支配区感觉减退甚至消失，所支配的肌肉萎缩、肌力减退。

（4）发病特点：起病隐匿，间歇发作，常与肢体活动、劳累或长时间处于某一体位有关，多数进展缓慢。

2）既往史

注意是否发生骨关节损伤或其他外伤、慢性劳损，是否患有糖尿病、类风湿关节炎或神经系统疾病。

3）个人史

了解其职业的工作习惯，是否存在上述危险因素。

2. 体格检查

（1）局部压痛，蒂内尔（Tinel）征阳性。

（2）神经功能检查受累神经支配区出现不同程度感觉、运动障碍。

（3）激发实验阳性。

3. 辅助检查

1）电生理

了解神经卡压部位和损伤程度。受卡压处神经传导速度减慢、潜伏期延长，严重者受累神经所支配的肌肉出现失神经表现。

2）影像学

（1）B 超、MRI：可观察四肢主要神经的形态，显示局部软组织情况，发现某些引起卡压的病变。MRI 还能发现椎管内神经根病变或中枢神经系统疾病，有助于鉴别诊断。

（2）X 线平片：了解是否有骨性变异、病变或骨关节损伤。

4. 神经阻滞实验

对于诊断困难者，可在怀疑卡压处行神经阻滞，如疼痛症状消失，提示该部位存在神经卡压。

（三）鉴别诊断

（1）神经根病。

（2）中枢神经系统病变：如运动神经元病、多发硬化、枕骨大孔肿瘤、脊髓空洞症等。

（3）非神经性肢体疼痛。

二、周围神经卡压综合征治疗常规

（一）保守治疗

1. 适应证

对于初次发病，病程短，症状轻，无进行性加重或进展缓慢等病人，可行保守治疗。

2. 治疗方法

（1）休息：避免重复性运动，变换工作姿势或工作岗位，改进训练方法，减少对神经的不良刺激。

（2）支具固定。

（3）理疗。

（4）药物治疗：可用非甾体消炎止痛药对症治疗，也可给予神经营养药物。

（5）类固醇局部封闭。

（二）手术治疗

1. 适应证

（1）保守治疗无效。

（2）症状严重，保守治疗虽可暂时缓解，但反复发作。

（3）神经损害进行性加重。

（4）有明确的占位病变。

（5）已发生肌肉萎缩。

2. 手术方法

（1）神经松解术：主要是行神经外松解，彻底解除各种引起卡压的病变，如神经外膜增厚、瘢痕化，则切除外膜，有些病例还需行邻近组织瓣移位以改善神经床的血供。

（2）神经移位术：将神经改道，避开引起卡压的部位，如尺神经前移治疗肘管综合征。

（3）神经瘤切除、神经修复术：对于卡压严重或时间长，局部形成神经瘤，完全丧失神经传导功能者，可将神经瘤切除后再修复神经，往往需要移植神经。

（4）神经切断术：对于单纯皮神经卡压，神经松解无效或术后复发，以疼痛为主要症状，而病人对于神经支配区感觉缺失可接受者，可行神经切断。

（5）功能重建与矫形手术：对于长期或严重的神经卡压导致肌肉萎缩、纤维化或神经松解术后运动功能恢复不理想者，可行肌肉（腱）移位或其他矫形手术以重建肢体功能，方法同晚期神经损伤的功能重建。

三、胸廓出口综合征

胸廓出口综合征（thoracic outlet syndrome，TOS）是指臂丛以及锁骨下动脉在胸廓出口区受到各种先天或后天因素卡压所导致的一系列临床综合征。

（一）住院过程及一般诊疗质控

1. 收治对象

第一诊断为胸廓出口综合征，符合手术指征行周围神经松解术。一般住院日为7 ~ 10d。

2. 诊断依据

1）临床表现

（1）上干、肩胛背、胸长神经、肩胛上神经卡压的相关症状：①肩、肘、肩胛部顽固性疼痛不适（一点或一片）。②手指（可以是任何手指）顽固性麻木，疼痛。③侧胸部或前胸部反复疼痛（反复检查无结果），目前已经认识到这种疼痛是由于胸长神经受刺激造成。

（2）颈丛、窦神经、椎动脉卡压的相关症状：颈部及头枕部顽固性疼痛不适；面部、耳周感觉障碍；头部体位性眩晕（与前中斜角肌交织纤维压迫椎动脉有关）。

（3）副神经、舌下神经、舌咽神经、膈神经卡压相关症状：项部顽固性疼痛不适；舌感觉异常，活动不对称或讲话吐字不清等；顽固性呃逆等。

（4）交感神经卡压相关症状：头颈、肩胛背部、上肢异常出汗或“雷诺”现象；同侧肢体反应性潮红；反复眼部不适；患侧特别怕冷或情绪反复不稳定等。

（5）本类综合征所导致的运动功能主要为各神经支配肌肉的肌力改变。但除非卡压已经很严重，否则肌肉不会明显萎缩，肌力不会明显下降。

2）相关特殊检查

（1）Tinel 征与 C4、C5、C6 横突压痛：反复沿怀疑卡压的神经干远端向近端叩击或沿神经干体表投影指压，疼痛最明显处就是神经卡压的部位或受累神经。

（2）斜角肌压迫试验（Adson test）：Adson（1947）首先提出，在 TOS 的检查中是最有临床价值的一种试验，反映斜角肌间隙状况。阳性率为 24% ~ 72%。

检查方法：取坐直位或直立位，深吸气或屏气，颈极度过伸并向检查侧旋转，检查者始终按摸桡动脉脉搏。

阳性：动脉脉搏减弱或消失；锁骨中段上下可听到杂音；患肢苍白或出现麻痛感。

（3）肋锁试验（edsen test）：取坐直位，令病人将肩关节向后向下，类似立正位。检查桡动脉脉搏的变化。反应第 1 肋骨与锁骨之间间隙状况。

（4）过度外展试验（Wright test）：Wright（1945）首先提出。

检查方法：取坐正位，上肢外展大于 90°，外旋 90°，颈过伸，头转向对侧，检查脉搏变化。

（5）上臂缺血试验（Roos test）：Roos（1966）提出。

检查方法：上肢抬高外展90° ，手指迅速握紧与放松。正常人可持续1min以上，TOS病人极易疲劳。

（6）锁骨上叩击试验（Mosleg test）：叩击或压迫锁骨上时，可有手指或肩胸部麻木等临床表现。

3）辅助检查

（1）影像学检查：X线片检查可排除颈肋。

（2）肌电图（EMG）检查：EMG在臂丛卡压的诊断主要应用在下干或全臂丛卡压。

（二）术前质控

术前准备：一般2 ~ 4d。

1. 必需的检查项目

（1）血常规、血型、尿液分析。

（2）肝肾功能、血电解质、血糖。

（3）凝血功能。

（4）感染性疾病筛查。

（5）心电图、胸部CT、颈椎X线片、臂丛神经MRI 。

（6）臂丛神经肌电图。

2. 根据病人情况选择

心、肺功能检查。

3. 预防性抗菌药物选择与使用时机

（1）按照《抗菌药物临床应用指导原则》选择用药。

（2）预防感染应用时间为术前30min。

4. 手术适应证

对症状反复，经药物、注射治疗等效果欠佳或症状缓解不全，明显影响生活工作者，建议接受手术治疗。

（三）术中质控

1. 手术方法

C4、C5、C6横突周围松解术；内镜下C4、C5、C6横突周围松解术。

2. 手术目的

松解 C4、C5、C6 横突周围韧带或腱性组织，包括前中斜角肌，神经干致密的外膜组织，以及 C4、C5、C6 神经根周围环绕软组织等，必要时环形部分切除锁骨下动脉外膜，以减轻交感神经卡压症状。

3. 手术操作

颈链切口切开皮肤、皮下组织及颈阔肌。在疏松结缔组织间上下潜行分离。上方可见颈丛的面浅神经及耳大神经。下方达锁骨上缘。沿胸锁乳突肌后缘切开颈脂肪垫，切断肩胛舌骨肌及颈横动静脉，暴露臂丛及前斜角肌、中斜角肌。切断 C5、C6 神经根近椎间孔的前中斜角肌起点，从中干和下干的间隙或下干下方切断可能见到的小斜角肌或异常束带。对有头面部症状者，给予颈丛松解；以颈部症状或眩晕明显者，应进行神经根或椎间孔周围或前中斜角肌下部纤维的松解；背部症状者，沿肩胛背神经向近端解剖，并切断其浅层的中斜角肌；有胸部症状者，同时松解与肩胛背神经共干或分支的胸长神经；以交感神经症状为主者，在上述步骤基础上，应同时进行锁骨下动脉外膜松解。

（四）术后质控

（1）术后患侧肢体功能位制动。

（2）术后 1d 切口换药，观察伤口情况。

（3）术后 2w 伤口拆线。

（五）手术并发症控制与分析

主要避免医源性神经损伤，术中必须电生理监测协助完成手术。

（六）疗效评估及预后

术后疗效与病程长短、受压神经病变有密切关系。一般来说，疼痛症状缓解较快，甚至术后即刻消失；运动功能障碍需 4 ~ 14w 恢复；肌肉萎缩则在 1 年以后逐渐恢复。手术后症状恢复不完全或有复发者，可能与手术松解不彻底有关，应再次行手术探查。

（七）出院及随访

术后 2 周伤口拆线后出院。对于伤口愈合较好病人，可提早出院，门诊随诊换药及拆线。出院指导患肢保持功能位，制动及功能锻炼。术后门诊保持随诊，3 个月后复查肌电图。

四、肘管综合征

肘管综合征（elbow tunnel syndrome）即尺神经肘管压迫征，是指尺神经在肘管这一特殊解剖部位受各种因素的压迫，产生以尺神经麻痹为主的症状和体征。

（一）住院过程及一般诊疗质控

1.收治对象

第一诊断为肘管综合征，符合手术指征行尺神经松解术。一般住院日为7 ~ 10d。

2.诊断依据

（1）疼痛：酸痛或刺痛，可从尺神经沟起，沿前臂尺侧向环指、小指放射。

（2）麻木：前臂及手掌尺侧，小指及环指一半麻木不适。屈肘或直接压迫。

（3）肌力减退，肌肉萎缩：手部乏力，动作笨拙，握物不紧甚至滑落。病程长者出现肌肉萎缩。

（4）肘部Tinel征：叩击痛与尺神经受压部位是一致的。

（5）肌电图检查：轻度肘管综合征，能诱发出感觉神经动作电位。经肘的尺神经传导速度减慢，有重要的诊断价值（表6-1）。

表6-1　Osbone肘管综合征分类法

分类	感觉	运动
仅有主观症状	麻木刺痛，小鱼际肌不适	手指乏力，不协调
早期客观体征	触觉、压觉减弱和异常，轻触觉及痛觉减退，两点辨别觉异常	手内肌轻度萎缩，环指、小指分离乏力，轻度爪形手
中期客观体征	尺神经分布区明显感觉缺失，出汗减少，皮肤干燥	手内肌明显萎缩，乏力，明显爪形手
晚期客观体征	完全感觉减退，发汗功能丧失	所有内在肌麻痹

（二）术前质控

术前准备：一般2 ~ 4d。

1.必需的检查项目

（1）血常规、血型、尿液分析。

（2）肝肾功能、血电解质、血糖。

（3）凝血功能。

（4）感染性疾病筛查。

（5）心电图、胸部 CT、颈椎 X 线片、尺神经高频超声。

（6）肌电图。

2. 根据病人情况选择

心、肺功能检查。

3. 预防性抗菌药物选择与使用时机

（1）按照《抗菌药物临床应用指导原则》选择用药。

（2）预防感染应用时间为术前 30min。

4. 手术适应证

非手术治疗效果不佳，手内肌萎缩，出现爪形手。

（三）术中质控

1. 手术关键

松解压迫，去除病变，前移尺神经。

2. 手术切口

采取肘后经尺神经沟的弧形切口。

3. 手术操作

（1）尺神经减压：切开肘部深筋膜，从肱骨内上髁与肱三头肌内侧头之间切开腱膜，暴露尺神经与伴行的尺侧下副动静脉。小心将尺神经从尺神经沟中分离出来，此时可遇到几种情况：①占位病变，如常见的腱鞘囊肿、脂肪瘤等，应予以切除。②骨赘压迫，应予以磨除。③神经粘连，应予以松解。④弓状韧带卡压，应予以切断，并切除一部分，直至尺神经穿出尺侧腕屈肌无任何卡压。

（2）尺神经前移：单行肘管切开减压有时并不能解决屈肘时对尺神经的牵拉与磨损，所以还必须使尺神经前移。①妥善处理尺神经的分支：尺神经进肘管前发出的一关节支必须切断，以免妨碍神经前移。进入肘管时，尺侧腕屈肌的分支及出肘管后至指深屈肌的分支，应予以保护。确定靶神经及分离神经操作，必须在术中电生理监测下完成，避免医源性神经损伤。②前移的部位：一般将尺神经越过肱骨内上髁，前臂屈肌群共同起腱，至肱肌浅面。因此，在肱骨内上髁上方 4 ~ 5cm 处切开，并切除部分臂内侧肌间隙及旋前圆肌起点处筋膜，造成一容纳尺神经的宽敞通道。③防止尺神经回滑：可在肱骨内上髁下方取一片带蒂肌膜翻转与肱二头肌腱膜缝合 3 ~ 4 针，以防尺神经滑回尺神经沟内。但不宜缝合过紧，造成新的卡压束带。

（四）术后质控

（1）术后患侧肢体功能位制动。

（2）术后 1d 切口换药，观察伤口情况。

（3）术后 2w 伤口拆线。

（五）手术并发症控制与分析

主要避免医源性神经损伤，术中必须电生理监测协助完成手术。

（六）疗效评估及预后

未行尺神经前移病人，存在术后尺神经回滑入尺神经沟的可能，需定期门诊随诊。手术后症状恢复不完全或有复发者，可能与手术松解不彻底有关，应再次行手术探查。

（七）出院及随访

术后 2 周伤口拆线后出院。对于伤口愈合较好病人，可提早出院，门诊随诊换药及拆线。出院指导患肢保持功能位，制动及功能锻炼。术后门诊保持随诊，3 个月后复查肌电图。

五、腕管综合征

腕管综合征（carpal tunnel syndrome）即正中神经腕管压迫征，系临床上最常见，也是认识最早的周围神经卡压性损伤。由于腕管内压力增高，导致该段正中神经受压，而产生神经传导障碍的症状和体征。

（一）住院过程及一般诊疗质控

1. 收治对象

第一诊断为腕管综合征，符合手术指征行正中神经松解术。一般住院日为 7 ~ 10d。

2. 诊断依据

（1）病史：病期较长，可超过数年。手指麻木疼痛，以夜间为甚。疼痛范围可累及前臂甚至达肩肘部。持物无力，有端杯滑落。

（2）体征：桡侧 3 指轻触觉减退，两点辨别觉大于健侧。大鱼际可见萎缩。

（3）肌电图检查：大鱼际肌群呈失神经支配电位。

（二）术前质控

术前准备：一般 2 ～ 4d。

1. 必需的检查项目

（1）血常规、血型、尿液分析。

（2）肝肾功能、血电解质、血糖。

（3）凝血功能。

（4）感染性疾病筛查。

（5）心电图、胸部 CT、颈椎 X 线片、正中神经高频超声。

（6）肌电图。

2. 根据病人情况选择

心、肺功能检查。

3. 预防性抗菌药物选择与使用时机

（1）按照《抗菌药物临床应用指导原则》选择用药。

（2）预防感染应用时间为术前 30min。

4. 手术适应证

（1）症状较重，疼痛持续难以忍受者。

（2）拇短展肌出现萎缩，手部肌力减弱，握物无力。

（3）腕部有明显肿块。

（4）经非手术治疗无效或复发者。

（三）术中质控

手术要点：将正中神经与周围肌腱的粘连、瘢痕分开，切除瘢痕化的神经外膜。如术中发现受压段神经变细、变硬、苍白，应做束间松解。注意需在电生理监测下，纵行切开神经外膜，显露神经束，显微镜下操作，以显微器械分开束间粘连，切除束间瘢痕。

（四）术后质控

（1）术后早期做手指屈伸活动，预防肌腱粘连。

（2）术后 1d 切口换药，观察切口情况。

（3）术后 2w 切口拆线。

（五）手术并发症控制与分析

（1）手术切口需有足够长度，以便松解手术全程都能在直视下操作，避免损伤正中神经掌皮支。

（2）松解要彻底，病变切除应彻底，以扩大腕管容积，避免松解不全，导致症状未缓解或未完全缓解。

（3）勿损伤正中神经返支。

（六）疗效评估及预后

对于充分松解的病人，可以得到良好的预后。术中正中神经粘连紧密者，往往需要同时行神经束膜松解达到松解的完全与充分。

（七）出院及随访

术后 2 周伤口拆线后出院。对于伤口愈合较好病人，可提早出院，门诊随诊换药及拆线。出院指导患肢保持功能位，制动及功能锻炼。术后门诊保持随诊，3 个月后复查肌电图。

六、跗管综合征

跗管综合征（tarsal tunnel syndrome）在文献上亦称踝管综合征，是指由于跗管内胫神经受卡压而引起的综合征。

（一）住院过程及一般诊疗质控

1. 收治对象

第一诊断为跗管综合征，符合手术指征行周围神经松解术。一般住院日为 7 ~ 10d。

2. 诊断依据

1）主观症状

内踝及足底疼痛、麻木。

2）客观检查

（1）感觉：仔细检查双侧踝关节以下足内外侧、足底、足跟、足趾的痛觉，轻度触觉，两点辨别觉的差异。根据感觉减退的程度、受累范围，可判断神经卡压的部位、受卡压的具体神经。

（2）Tinel 征：从踝管上口开始逐渐向下叩击，观察能否引出 Tinel 征。胫神经总干受卡压，一般在踝管上口至踝管中下 1/3 处可引出 Tinel 征，并向全足底放射；

足底内侧神经受卡压，一般在踝管中段引出 Tinel 征，并向蹰趾放射；足底外侧神经受卡压，一般在踝管中下段偏向跟骨处引出 Tinel 征，向足底外侧及小趾放射。

（3）肿块：踝管及邻近部位较常见的肿块为腱鞘囊肿、神经鞘膜瘤等。

（4）肌力：仔细检查足部肌肉包括足底内外侧神经支配的肌肉的肌力及萎缩情况。

3）X 线检查

一般拍摄正位片，侧位片或加斜位片，观察距骨、跟骨，尤其是在距下关节及跟骨载距突处有无骨刺、骨疣等骨性疾病。

4）肌电图检查

可出现胫神经及其两大终支（足底内、外侧神经）的感觉传导功能障碍及所支配的肌肉有不同程度的失神经电位。

（二）术前质控

术前准备：一般 2 ~ 4d。

1. 必需的检查项目

（1）血常规、血型、尿液分析、肝肾功能、血电解质、血糖。

（2）凝血功能。

（3）感染性疾病筛查。

（4）心电图、胸部 CT、足 X 线片、腰椎 MRI、胫神经肌电图。

2. 根据病人情况选择

心、肺功能检查。

3. 预防性抗菌药物选择与使用时机

（1）按照《抗菌药物临床应用指导原则》（卫医发〔2004〕285 号）选择用药。

（2）预防感染应用时间为术前 30min。

4. 手术适应证

手术适应证：神经症状持续难以耐受者；非手术疗法效果不佳或复发者；踝管内或邻近部位的肿物、骨赘或骨痂形成引起神经卡压者。

（三）术中质控

1. 切口

始于内踝上缘与跟腱之间，并向足底内侧弯曲的弧形切口，长 6 ~ 8cm.

2. 探查

切开皮肤，皮下组织及屈肌支持带，在趾长肌腱与踇长肌腱之间暴露胫后血管、神经束。2 根胫后静脉伴随胫后动脉，位于胫神经前方，为一筋膜鞘所包绕。显微镜下切开筋膜鞘，切勿损伤动静脉分支。以拇指和食指轻柔触摸神经血管鞘内是否存在肿物。然后再探查踝管内滑膜是否增厚，距跟关节上有无骨赘或骨痂形成。

3. 松解神经

探查胫神经主干及其两大终支即足底内外侧神经。应循该神经的行走路径仔细探查，必要时切断踇短展肌，以期发现在此肌下方存在的卡压因素。去除卡压因素后，如发现神经质地较硬，或呈条索状，应行神经外膜切开松解。神经周围，射曲安奈德或复方倍他米松。

（四）术后质控

术后用短腿石膏托将踝关节固定 3w。

（五）手术并发症控制与分析

术中应用显微技术在神经血管鞘内分离胫神经与胫后动静脉。神经电生理监测下完成操作，避免医源性神经血管损伤。

（六）疗效评估及预后

对于充分松解的病人，可以得到良好的预后。

（七）出院及随访

术后 2 周伤口拆线后出院。对于伤口愈合较好病人，可提早出院，门诊随诊换药及拆线。目前也有较多文献主张术后不行短腿石膏托固定，鼓励在无负重情况下早期活动及功能锻炼。出院指导患肢保持功能位，及有效功能锻炼。术后门诊保持随诊，3 个月后复查肌电图。

七、单发性周围神经良性肿瘤

（一）分类

1. 神经鞘瘤

又称施旺细胞瘤，起源于周围神经鞘膜，完全由增生的施旺细胞构成，呈膨胀性生长，包膜完整，可压迫神经纤维，但不侵犯神经，是最常见的周围神经良性肿瘤。

2. 神经纤维瘤

起源于神经干或其分支、感觉神经末梢、神经丛，由增生的施旺细胞、神经束膜样细胞和成纤维细胞混合构成，瘤体内有神经纤维穿行其中。

3. 神经束膜瘤

起源于神经干，完全由增生的神经束膜细胞构成，神经纤维被瘤体包裹。

（二）诊断要点

1. 症状

（1）局部肿胀或包块：病人常因发现局部肿胀或包块而就诊，无自觉不适，进展缓慢。

（2）感觉异常：肢体出现酸痛、麻刺感、触电感、针扎感或痛觉过敏等，可向受累神经支配区放射，多于肿物受挤压或碰撞时出现。

（3）自主神经功能障碍：多表现为受累神经支配区皮肤干燥、皮温低、发干、肿胀，个别可出现皮肤潮红、多汗等交感神经功能亢进的表现。

（4）运动、感觉障碍：重要表现为完成某些日常生活有困难，如扣衣扣、拧毛巾、足尖站立等，很少出现明显的肢体瘫痪或感觉丧失。

（5）压迫症状：肿瘤巨大者，可对邻近血管、内脏造成压迫而出现相应症状。

2. 体征

（1）局部包块。

（2）神经功能障碍：受累神经可出现不同程度的感觉、运动及自主神经功能障碍。但起源于神经细小分支或神经末梢者，神经功能障碍不明显。

（3）Tinel 征阳性。

3. 辅助检查

（1）B 超：肿物起源于四肢者可先行 B 超检查，了解肿物来源与邻近解剖结构的关系。

（2）MRI：是诊断周围神经肿瘤最可靠的影像学诊断方法。

（3）电生理检查：对于诊断周围神经肿瘤的价值不大，但可用于评价受累神经的功能。

（三）鉴别诊断

（1）硬纤维瘤。

（2）腱鞘囊肿。

（3）脂肪瘤。

（4）肿大淋巴结。

（5）多发性周围神经肿瘤。

（6）恶性周围神经鞘肿瘤。

（四）治疗

1. 随诊

对于无症状或症状轻微、肿瘤较小、无神经功能障碍、临床与影像学表现为良性者，特别是年龄较大的病人不建议手术，只需密切观察。在随诊过程中，如肿瘤在短期内增大较快，或出现神经功能障碍且进行性加重，或出现严重的神经痛，则需考虑手术。

2. 手术切除

1）适应证

（1）肿瘤较大，神经症状明显或出现神经功能障碍者。

（2）肿瘤巨大，对邻近组织器官造成明显压迫者。

（3）怀疑为恶性者。

2）手术原则

（1）在放大镜或显微镜下进行手术。

（2）手术切口与手术野要足够大，能充分显露、游离肿瘤所累及的神经。

（3）保护好正常神经束，在神经电刺激引导下，选择神经束分布最少的部位切开肿瘤的假包膜。

（4）在包膜内行肿瘤剜出。

（5）如肿瘤两端有细小神经束相连、无法分离，则需做电刺激以了解神经束的功能，如为重要的功能神经束，切除肿瘤后需行神经移植修复神经缺损。

八、多发性周围神经肿瘤

（一）1 型神经纤维瘤病

1. 病例特点

（1）发育异常，可表现为巨唇症、身材矮小、眼眶（蝶骨翼）发育不良、脊柱侧弯。

（2）皮肤出现牛奶咖啡斑。

（3）周围神经肿瘤，包括皮肤或皮下散在的软性结节、深部神经干上散在的实性肿瘤、结节状或弥漫性的丛状神经纤维瘤，位于神经干的肿瘤可产生神经症状，且可恶变。

（4）可有家族史。

2. 诊断标准

符合下列 2 项以上者可确诊。

（1）出现 6 个以上牛奶咖啡斑，斑块最大径需大于 5mm；已过青春期者，斑块最大径需大于 15mm。

（2）出现 2 个以上的神经纤维瘤或 1 处以上的丛状神经纤维瘤。

（3）腋部或腹股沟区皮肤出现雀斑。

（4）视觉通路上出现胶质瘤。

（5）出现 2 个以上 Lisch 结节（虹膜错构瘤）。

（6）明确的骨骼病变，如蝶骨翼发育不良、长管状骨质变薄（合并或不合并假关节）。

（7）1 级亲属已确诊为 1 型神经纤维瘤。

3. 治疗

1）随诊

目前该病无法完全治愈，对于神经纤维瘤病灶一般不须特殊处理，但需密切随诊，必要时手术切除肿瘤，怀疑恶变者按恶性周围神经鞘瘤的诊治程序处理。

2）手术适应证

（1）头面部病灶严重影响美容。

（2）体表病灶因摩擦经常破损、出血。

（3）体表巨大肿瘤，严重影响外观，或对工作、生活造成严重影响。

（4）神经症状或压迫症状进行性加重。

（5）有恶变倾向。

3）手术原则

（1）严格掌握手术适应证，可不切除的病灶不应切除。

（2）需切除多处病灶者，术前应制订好手术计划，尽量减少手术次数。

（3）对于散发于神经干上的肿瘤，手术原则同单发性神经纤维瘤。

（4）弥漫性丛状神经纤维瘤有侵袭性，边界不清，术中需控制好出血。

（5）发生恶变者，手术原则同恶性周围神经鞘肿瘤。

（二）施旺细胞瘤病

施旺细胞瘤病有别于2型神经纤维瘤病，身体出现多个良性施旺细胞瘤，但前庭神经没有施旺细胞瘤。

1．病例特点

（1）多数为散发病例，极少数为家族性发病，为常染色体显性遗传。

（2）多数起源于深部神经干或脊神经根，极少起源于皮神经；约1/3病例，其肿物局限于某一区域，同一神经上可出现多个肿瘤。

（3）多数为散在的实性肿物，边界清楚，少数为丛状，形成局部浸润。

（4）多数表现为局部肿块和疼痛，Tinel征阳性，感觉、运动障碍少见。

2．诊断标准

1）满足下列2项者可确诊病例

（1）出现2处以上经病理证实的施旺细胞瘤。

（2）影像学检查排除前庭神经瘤的存在。

如病人年龄小于18岁，即使前庭神经没有肿瘤也不能排除2型神经纤维瘤病，故仍不能确诊为施旺细胞瘤病。

2）满足下列2项之一者为疑似病例

（1）年龄大于30岁，出现2处以上经病理证实的施旺细胞瘤，且没有第Ⅷ脑神经症状。

（2）任何年龄的病人，出现2处以上分布局限（如单侧肢体）、经病理证实的施旺细胞瘤，且没有第Ⅷ脑神经症状。

3．治疗

无症状或症状轻微者无须特殊处理，定期复查即可。对于神经症状严重或有恶变倾向者行手术切除。

九、恶性周围神经鞘肿瘤

恶性周围神经鞘瘤（malignant peripheral nerve sheath tumor，MPNST）是指起源于周围神经或表现为神经鞘膜分化的恶性肿瘤，但不包括起源于神经外膜或神经内营养血管的恶性肿瘤，以往曾称为恶性神经鞘瘤、恶性施旺细胞瘤、神经纤维肉瘤或神经源性肉瘤等。

（一）病例特点

1. 原发性 MPNST

好发于中年病人，最常见于头颈部和上肢，约占 40%，其次为下肢，占 1/3。

2. 继发性 MPNST

继发于 1 型神经纤维瘤病者，发病高峰年龄为 20 ~ 30 岁，多处深部实体性神经纤维瘤均可恶变。继发于放射治疗后，常发生在放射治疗 10 余年后。

（二）诊断要点

1. 临床表现

（1）疼痛：疼痛明显，较周围神经良性肿瘤严重。

（2）局部肿物：具有周围神经肿瘤的一般特征，且肿瘤较大，增大较快，质地硬，形状不规则，活动度差。

（3）神经功能障碍：较周围神经良性肿瘤出现早，且在短期内进行性加重。

（4）压迫或侵犯邻近解剖结构的表现。

（5）肺、肝、脑、骨、腹膜后或区域淋巴结转移的表现。

2. 辅助检查

（1）影像学：缺乏特异性的影像学表现，但 CT 和 MRI 可显示肿瘤的部位、范围与邻近解剖结构的关系，发现恶性倾向的征象，如侵犯邻近组织、瘤体内有出血或坏死灶等。位于椎旁者，CTM 或 MRI 可了解病灶是否侵入硬膜内。此外，影像学检查有助于发现或排除远处转移灶。

（2）电生理检查对诊断没有价值。

3. 病理活检与诊断

不主张行穿刺活检，需由经验丰富的专科医生进行切开或切除活检，且需由经验丰富的病理科医生进行检查。除了常规切片外，还需做免疫组化、电镜等检查，即便如此，仅凭病理学表现也不能确诊 MPNST。

（三）鉴别诊断

（1）非神经性恶性肿瘤侵犯神经。

（2）硬纤维瘤。

（3）周围神经良性肿瘤。

（4）其他良性肿瘤。

（四）治疗前评估

MPNST恶性程度高，诊断与治疗均非常困难，需结合临床（包括手术探查所见）、影像和病理学表现综合分析，而肿瘤切除后往往造成严重的神经功能丧失，术后复发和转移的概率较高，生存时间短，因此，对于MPNST的疑似病例，必须慎重对待，不能轻易行肿瘤切除术。

（五）治疗

1. 手术治疗

1）肿瘤切除术

（1）根治性或广泛切除：对于无转移者，争取行根治性切除术，连同肿瘤周围的筋膜、肌肉组织一起切除，切除边界应位于肿瘤外周的正常组织内。因肿瘤可沿神经浸润，远离瘤体的部位仍可能有浸润病灶，故术中必须对神经断端做冰冻切片检查，以确认完全切除肿瘤。手术边界不能达到上述要求者，也应行广泛切除术，切缘距离瘤体2cm以上。

（2）姑息性切除：对于产生严重症状的原发或转移病灶，可行姑息性切除以减轻症状。

2）截肢术

对于无法局部切除肿瘤或切除后肢体功能严重丧失且无法重建者，应行截肢术。

3）功能重建术

肿瘤切除术后不宜移植神经来修复神经缺损。可根据具体情况行肌腱移位重建功能。

2. 化学治疗

仅部分病人呈中度敏感。可做术前、术后辅助治疗。

3. 放射治疗

一般不主张使用。

4. 其他

包括物理治疗、康复治疗、职业治疗、心理治疗等。

十、神经鞘瘤

神经鞘瘤又称施旺细胞瘤，是最常见的一种良性周围神经肿瘤，来源于神经鞘的施旺细胞，成纤维成分极少。肿瘤沿神经鞘生长，有多层包膜，瘤体内不含神经纤维，不侵犯神经纤维束，可将神经束挤散，甚至挤压成膜状。

（一）住院过程及一般诊疗质控

1. 收治对象

第一诊断为周围神经肿瘤，符合手术指征行周围神经肿瘤切除术。一般住院日为7 ~ 10d。术后病理检查支持神经鞘瘤诊断。

2. 诊断依据

1）临床表现

（1）好发部位：神经鞘瘤多发于30 ~ 50岁，男女发病率相当，有周围神经分部的部位和组织器官均可发生。椎管内多发部位是髓外硬膜下，椎管外好发于头颈和四肢屈侧。深部多发于腹膜后和后纵隔。临床常见神经鞘瘤位于脊神经根、臂丛、迷走神经、交感神经、尺神经、腓总神经等。

（2）肿块特征：沿周围神经行程出现肿块，多为单个，也可呈丛状或多结节形。大部分无痛性，生长缓慢。较光滑圆润，横向活动度大，纵向活动度小。以手指叩击或指甲弹及肿块，引发沿神经向远端的传导感或者神经支配区不适感（Tinel征阳性），提示肿瘤位于神经。

（3）神经损害表现：极少出现神经损害的症状、体征。一旦肿瘤压迫，瘤内出现囊性变可发生神经刺激症状。出现疼痛、麻木、感觉异常、感觉减弱、肌肉萎缩、肌力减弱、部分肌瘫等。脊神经根神经鞘瘤可出现下腰痛和根性神经症状。

2）辅助检查

（1）高频超声：能在神经行程探测到低回声的肿物。边界清晰，内部回声均匀或不均匀。约50%的肿物后方出现轻度至中等程度的增强效应。

（2）CT：能较准确显示肿瘤与神经位置关系，但鉴别神经鞘瘤和神经纤维瘤很困难。神经鞘瘤和神经纤维瘤常见的CT征象为肿瘤密度均匀，略低于肌肉密度，CT值为15 ~ 50HU。神经鞘瘤较大时可发生囊变、坏死，密度可不均匀，中央呈不规则低密度灶。增强扫描神经鞘瘤为不均匀强化，神经纤维瘤呈均匀强化。

（3）MRI：诊断优于CT。T_1加权像时呈低信号，T_2加权像是多数神经鞘瘤表现为高信号，而其包膜呈低信号。

（4）肌电图和脑电图：在神经功能受损时，肌电图和脑电图会呈相应变化。

（5）PET：可探测肿瘤组织代谢情况，对于鉴别良性、恶性神经鞘瘤有价值。

（二）术前质控

术前准备：一般 2 ~ 4d。

1. 必需的检查项目

（1）血常规、血型、尿液分析、肝肾功能、血电解质、血糖。

（2）凝血功能。

（3）感染性疾病筛查。

（4）心电图、胸部 CT、神经高频超声、神经肌电图、MRI、PET。

2. 根据病人情况选择

心、肺功能检查。

3. 预防性抗菌药物选择与使用时机

（1）按照《抗菌药物临床应用指导原则》选择用药。

（2）预防感染应用时间为术前 30min。

4. 手术适应证

手术切除肿瘤是最有效的治疗方法。由于任何手术科室均可能遇到周围神经肿瘤，医生认识水平不同，常有将神经鞘瘤所在神经节段神经干一同切除的事情发生。建议遇到周围神经肿瘤时，交给有经验的周围神经外科医生处理。

（三）术中质控

手术要点：神经鞘瘤内无神经纤维通行，表面披覆多层膜。因其包膜内常有挤扁的神经束，最好应用显微镜，在神经电生理辅助下沿神经干纵轴方向，在神经鞘瘤表面找出能清晰辨认的神经束。在此神经束一侧，平行于该神经束纵向逐层剖开神经鞘瘤包膜，直到瘤体实体之表面，轻柔适当分离，可将瘤体完整挤出。小心勿切断神经纤维。切忌横行或斜形切开包膜。肿瘤包膜不要切除，以免损伤包含其内的神经纤维。

（四）术后质控

术后标本送病检，隔日换药，2w 拆线。四肢周围神经鞘瘤术后，应注意早期关节制动。

（五）手术并发症控制与分析

（1）术后复发：多为肿瘤切除不全残余肿瘤生长所致。

（2）术后神经功能障碍：术中责任神经辨别不清，未行神经电生理检查过度切除有功能神经，都会造成术后相关神经功能障碍。术中应用显微技术及神经电生理监测可有效避免该并发症的发生。

（六）疗效评定及预后

神经鞘瘤预后好，罕有恶变。手术后无神经功能损失，极少复发。保留的包膜一般不会导致神经鞘瘤复发。如果复发，需考虑恶变问题。

（七）出院及随访

伤口拆线后出院。对于伤口愈合较好病人，可提早出院，门诊随诊换药及拆线。术后门诊保持随诊，3 个月后复查肌电图及神经彩超。

十一、神经纤维瘤

神经纤维瘤（neurofibroma）是一种常见的良性周围神经肿瘤，可表现为孤立、多发或丛状肿块，起源于全神经组织，是一种混合细胞成分肿瘤，主要源于神经内膜和束膜。肿瘤沿神经束浸润生长，无包膜结构，与受累神经无明显界限。与神经鞘瘤相比，神经纤维瘤具有相对侵袭性，可发生恶变。

（一）住院过程及一般诊疗质控

1. 收治对象

第一诊断为周围神经肿瘤，符合手术指征行周围神经肿瘤切除术。一般住院日为 7 ~ 10d。术后病检支持神经纤维瘤诊断。

2. 诊断依据

1）临床表现

神经纤维瘤肿块形式多样，有孤立性神经纤维瘤、多发性神经纤维瘤、丛状神经纤维瘤和黑色素神经纤维瘤等。多发性和丛状神经纤维瘤多属神经纤维瘤病。丛状神经纤维瘤内包含黑色素细胞成分，成为黑色素神经纤维瘤。神经纤维瘤比神经鞘瘤更常出现慢性、轻微、部分的神经功能损害。仔细检查相应神经的感觉运动功能损失情况，可辅助判断肿瘤所处位置和侵犯范围。

2）辅助检查

（1）高频超声：能显示肿瘤与神经的位置关系。

（2）CT、MRI：鉴别神经纤维瘤和神经鞘瘤有一定的临床价值，但要做出定性诊断仍困难。

（3）肌电图和脑电图：可辅助判断神经功能受损情况。

（4）PET：有助于鉴别良性神经纤维瘤或恶性变。

（二）术前质控

术前准备：一般 2 ~ 4d。

1. 必需的检查项目

（1）血常规、血型、尿液分析、肝肾功能、血电解质、血糖。

（2）凝血功能。

（3）感染性疾病筛查。

（4）心电图、胸部 CT、神经高频超声、神经肌电图、MRI、PET。

2. 根据病人情况选择

心、肺功能检查。

3. 预防性抗菌药物选择与使用时机

（1）按照《抗菌药物临床应用指导原则》选择用药。

（2）预防感染应用时间为术前 30min。

4. 手术适应证

神经纤维瘤即使长得很大，主要神经功能仍可存在。过于积极手术根治，可能严重影响病人神经功能及生活质量。

手术指征：

（1）肿瘤突发剧痛。

（2）短期内肿瘤急速增大。

（3）肿瘤已导致明显神经功能损害。

（4）术中探查证实肿瘤仅浸润 1 ~ 2 个神经束，预计修复后功能可恢复。

（5）肿瘤发生于四肢较低平面位置，或仅感觉受损。

（6）瘤体巨大，影响美容。

（三）术中质控

手术要点：术中分辨清楚神经纤维瘤和神经鞘瘤非常重要，因为两者选择的手术方式完全不同。神经纤维瘤未必浸润神经干内所有神经束。只要有一个正常神经束存留，均应保留。神经纤维瘤仅累及一个神经束时，在显微镜下，采用沿两端正常神经束向瘤体中央探察会师的方法，切开瘤体，将包在瘤体内的正常神经束分离出来。这样，切除瘤体后，只需做一个神经束间的神经移植或吻合。神经功能损失少，恢复效果较佳。由于神经束间存在交通支，只切断一个神经束，可能获得部分代偿，术后神经功能损失减少。另外，术中神经电生理监测对神经功能保护至关重要。

（四）术后质控

术后标本送病检，隔日换药，2w拆线。四肢肿瘤术后，应注意早期关节制动。

（五）手术并发症控制与分析

（1）术后复发：虽然神经纤维瘤较神经鞘瘤有更高的复发机率，但不应为求全切肿瘤而损害神经功能。

（2）术后神经功能障碍：原则上在保留更多神经功能的基础上力求尽可能的全切肿瘤，术中应用显微技术及神经电生理监测可有效避免该并发症的发生。

（六）疗效评定及预后

神经纤维瘤预后不如神经鞘瘤，有一定复发率和恶变率。尤其是神经纤维瘤病，有较高复发率和恶变率。

（七）出院及随访

术后伤口拆线后出院。对于伤口愈合较好的病人，可提早出院，门诊随诊换药及拆线。术后门诊保持随诊，3个月后复查肌电图及神经彩超。

（张章　李俊）

第七章　颅 内 感 染

第一节　神经外科术后感染

神经外科术后感染（infection after neurosurgery）率约为4.3%，脊髓手术为0.9%，复发性胶质瘤可高达11%。由于很多抗菌药物不能通过血脑屏障，达不到有效治疗浓度，因此治疗困难，死亡率高。早期可发生于术后2～15d内，迟者可见于术后数月，通常为急性炎症性病变。1991年Ronald认为，术后感染时限为30d；体内植入异物者，术后1年发生感染者均属术后感染。

一、住院过程及一般诊疗质控

（一）收治对象

第一诊断为颅内感染，一般住院日为21～28d。

（二）诊断依据

1.临床表现

发热、头痛、精神萎靡、疲乏无力等。脑膜刺激征，颅内压增高，可有惊厥、意识障碍、肢体瘫痪或感觉异常等。

2.辅助检查

（1）脑脊液细胞学和生化变化：细菌性脑膜炎，脑脊液中白细胞总数多在$1000/mm^3$以上，中性多核球可达99%。脑脊液氯化物、糖定量降低、蛋白量增高。细菌性脑膜炎者，在腰椎穿刺前使用过抗菌药物，脑脊液细胞数改变可类似病毒性脑膜炎。

（2）脑脊液细菌学检查。①涂片检查细菌：平均每个油镜视野发现一个以上细菌，涂片检查10%假阳性，需注意的是用过抗菌药物者40%查不出细菌。②细菌培养及药物敏感试验：脑脊液细菌培养90%可获明确诊断，血培养可能阴性，对诊断帮助不大，特别是由肺炎链球菌、奈瑟菌属引起的感染。

（3）抗原抗体结合试验：①免疫对流电泳测定抗原。②乳胶凝集试验。③间接荧光试验。

二、治疗前质控

（一）必需的检查项目

（1）血常规、尿常规、大便常规。

（2）腰椎穿刺脑脊液常规＋生化、细菌培养及药物敏感试验、抗酸染色、墨汁染色＋涂片等。

（3）肝肾功能、电解质、心肌酶谱、血凝试验、血糖。

（4）血培养、CRP、PCT。

（二）根据病人病情可选择的检查项目

血气分析、遗传代谢病筛查、自身免疫检查、头颅影像学检查。

（三）预防性抗菌药物选择与使用时机

（1）按照《抗菌药物临床应用指导原则》选择用药。

（2）预防感染用药时间为术前 30min。

（四）进入路径标准

（1）第一诊断必须符合化脓性脑膜炎疾病编码。

（2）当病人同时具有其他疾病诊断，如在住院期间不须特殊处理也不影响第一诊断的临床路径流程实施时，可以进入路径。

（五）治疗方案的选择

根据原卫生部“十二五”规划教材、全国高等学校教材《传染病学》（李兰娟、任红主编，人民卫生出版社，2013，第 8 版），《儿科学》（原卫生部“十二五”规划教材，王卫平主编，人民卫生出版社，第 8 版），《抗菌药物临床应用指导原则》（2015 年版）（《抗菌药物临床应用指导原则》修订工作组，国卫办医发〔2015〕43 号）等。

（六）选用敏感的抗菌药物

遵循早期、足量、足疗程、敏感、易透过血脑屏障的原则。

1. 经验性应用抗菌药物

抗菌药物的选择应根据每个医院药物敏感试验分别对待。常用的经验性抗菌药物如下：①青霉素、哌拉西林、阿莫西林、磺胺类、对 β－内酰胺类敏感的葡萄球菌有效。②万古霉素、氯霉素：对 β－内酰胺类耐药的葡萄球菌有效。③庆大霉素

对 G^- 菌有效（常和万古霉素合用）。

2. 病原未明的化脓性脑膜炎

（1）引起化脓性脑膜炎的常见细菌为脑膜炎双球菌、肺炎双球菌（二者占90%）和嗜血流感杆菌。

（2）对上述三种细菌有效的抗菌药物首选氯霉素、氨苄西林，对病原菌未明常联合使用：青霉素针对肺炎双球菌、氯霉素针对嗜血流感杆菌和磺胺嘧啶针对脑膜炎双球菌。

（3）氨苄西林：成人 150 ~ 200mg/（kg · d），儿童 300mg/（kg · d）。

3. 脑膜炎双球菌脑膜炎

（1）只要不过敏，青霉素为首选，成人 1000 万 U/d，儿童 20 万 U/（kg · d），分 2 ~ 4 次给药，静脉滴注，速度不能超过 50 万 U/min，因钠盐的摄入而致颅内压升高。

（2）氨苄西林、舒巴坦成人 12 ~ 14g/d，儿童 300mg/（kg · d），分 4 次，静脉滴注。

（3）对青霉素过敏者用氯霉素，成人 2 ~ 3g/d，儿童 100mg/（kg · d），静脉滴注。

4. 肺炎双球菌脑膜炎

（1）首选青霉素 G，氨苄西林至少用 10 ~ 14d，热退后给药 3 ~ 5d。

（2）对青霉素过敏的头皮感染可用红霉素，红霉素成人 4g/d，儿童 20 ~ 40 mg/（kg · d）；亦可用头孢一代。

5. G^- 杆菌脑膜炎

（1）氯霉素为常见能通过血脑屏障的抗菌药物，组织弥散性好，对 G^+、G^- 菌俱佳，用量：成人 2 ~ 3g/d，静滴。

（2）氨苄西林，脑脊液中浓度相当于血清值 20% ~ 30%，临床上凡致病菌未明者可选用，大肠杆菌常用氨苄西林、氯霉素、庆大霉素。

（3）美洛西林主要用于 G^- 菌。成人 5g/d 或更大，静注；儿童 100 ~ 300mg/（kg · d）。

（4）第三代头孢菌素。

A. 头孢噻肟（cefotaxime）抗菌谱广，对 G^-、部分 G^+ 菌、吲哚阳性变形杆菌、厌氧菌均有效。成人 2 ～ 6g/d，最高剂量不超过 12g，分 2 ～ 3 次静脉滴注，儿童 80 ～ 100mg/（kg · d），分 2 ～ 3 次。

B.拉氧头孢（moxalactam，MOX）：成人 1 ～ 2g/d，静滴，儿童 50 ～ 100mg/（kg·d），分 2 ～ 3 次静滴。

C.头孢曲松（ceftriaxone）：成人 0.5 ～ 2g/d，最高剂量 4g/d，静脉滴注，儿童 50 ～ 100g/（kg · d）。

D.头孢他啶（ceftazidime）：第三代超广谱头孢菌素，抗菌谱同上，对铜绿假单孢菌作用非常强，绝大多数病原菌对本品敏感（包括对氨基糖苷类、青霉素类及其他头孢菌素耐药）。成人 1.5 ～ 6g/d，分 2 ～ 3 次，静注。儿童 50 ～ 100mg/（kg·d），肾功能有损害时，要适当调节剂量。

E.氨曲南（aztreonam）：G^- 菌产生的 β－内酰胺酶稳定，尤其对铜绿假单孢菌敏感，成人每次 1 ～ 2g，每日 2 ～ 3 次，儿童 40 ～ 80mg/（kg · d），可免皮试。

F.头孢哌酮－舒巴坦（cefoperazone/sulbactam）：系 β－内酰胺酶抑制剂舒巴坦与第三代头孢菌素头孢哌酮的复方制剂，舒巴坦与头孢哌酮合用后，可保护后者不被 β－内酰胺酶水解，使头孢哌酮抗菌作用增强、抗菌谱扩大。成人常用剂量为每日 2 ～ 4g（头孢哌酮－舒巴坦 1 ∶ 1 制剂）。新生儿和儿童常用剂量为每日 40 ～ 80mg/kg，6 ～ 12h 注射 1 次。

6.葡萄球菌脑膜炎

致病菌以表皮葡萄球菌和金黄色葡萄球菌多见。

（1）氯霉素 2 ～ 3g/d，分 2 次静脉滴注。必要时要监测其血药浓度。

（2）复方磺胺甲恶唑：成人 1g，每日 2 次，静滴或口服，首次加倍。磺胺嘧啶 100mg/d，每日 2 次，静脉滴注。

（3）磷霉素：较易进入脑脊液，脑膜炎时脑脊液中浓度可达血清浓度 50%，对金黄色葡萄球菌、克雷白菌属、肠细菌、沙雷氏菌、天命杆菌属 80% 菌株，假单胞菌属的 70% 菌株有高效（6 ～ 8μg/mL），可选用，治疗金黄色葡萄球菌感染时，成人 8 ～ 16g/d，分次静滴，儿童 100 ～ 300mg/（kg · d），易产生耐药性，加用 β－内酰类或氨基糖苷类起协同作用。

（4）苯唑西林类通过血脑屏障差，新青Ⅱ、Ⅲ吸收较好，但 75% ～ 80% 与血清蛋白结合，故疗效亦不够理想。

7. 铜绿假单胞菌脑膜炎

（1）青霉素类：替卡西林对铜绿假单胞体外 MIC 为 16μg/mL，虽比羧苄青强 2 倍，仍需大剂量而且欠理想。

MIPC（MIC 8μg/mL），苯咪唑青霉素（azlocillin），哌拉西林（piperacillin）以及阿帕西林（apalcillin），对铜绿假单胞菌有强大的抗菌活力。MZPC 成人 5g，q8h，儿童 100 ~ 200mg/(kg·d)。苯咪唑青霉素 5g，q8h，儿童 100 ~ 200mg/(kg·d)。哌拉西林 4 ~ 6g/d，儿童 80 ~ 100mg/（kg · d）。阿帕西林 2 ~ 3g，q8h。

（2）头孢菌素类：对铜绿假单胞菌有特效（MIC 0.78 ~ 1.56μg/mL），其抗菌谱太窄，如有混合感染，宜加用其他抗生素如噻乙胺磺唑头孢菌素，CTM（cefotiam）0.5 ~ 2g/d，CFS 成人用量 2 ~ 4g/d，儿童 30 ~ 60mg/（kg · d）。第三代头孢菌素以其强大的抗铜绿假单胞菌著称，头孢哌酮，成人 2 ~ 4g/d，儿童 100 ~ 200mg/（kg · d）。头孢噻肟，成人 2 ~ 4g/d，儿童 80 ~ 100mg/（kg · d）。头孢他啶，成人 1g，q8h，儿童 100 ~ 150mg/（kg · d），其抗菌活性相当于 CFS，且抗菌谱广。第四代头孢菌素如头孢吡肟，推荐剂量成人 2g/d。

8. 厌氧菌感染

（1）厌氧菌脑脓肿：常继发于慢性中耳炎、慢性副鼻窦炎，致病菌大多为脆弱拟杆菌；其次继发于肺胸膜感染，致病菌大多为梭菌族（15%），经血液循环途径入颅。

（2）厌氧菌脑膜炎：常伴有脑脓肿，脑脊液培养大多阴性，多见于中耳炎、颅脑外伤和开颅术后。

（3）硬脑膜下积脓：颅内厌氧菌感染大多为混合性或为 G^+ 和 G^- 厌氧菌混合感染，或为厌氧菌和需氧菌混合感染。

G^+ 厌氧菌对下列抗生素敏感：MIC 分别为青霉素 0.1 ~ 1μg/mL，氨苄西林 4 ~ 8μg/mL，哌拉西林 8μg/mL，头孢噻肟 1 ~ 16μg/mL，头孢哌酮，以及氯霉素 0.1 ~ 16μg/mL。

G^- 厌氧菌（脆弱拟杆菌、梭菌属等）对 5- 硝基咪唑的衍生物，如甲硝唑（甲硝羟乙唑、美曲硝唑）、氯甲硝咪唑、甲硝磺酰乙唑，均极敏感，氯甲硝咪唑口服或静滴后 1h，血中浓度可达 9μg/mL，甲硝唑在脑脊液中的浓度可达 6 ~ 22.7μg/mL，相当于血清值的 88%，并易通过血脑屏障。

其他敏感抗生素还有氯霉素、Mox（4μg/mL）、哌拉西林（20μg/mL）、头孢西丁、头孢噻肟。

厌氧菌感染可先给青霉素 G 30 ~ 50 万 U/（kg·d），静滴和甲硝唑 500mg，q8h 静滴，或甲硝唑片 400 ~ 600mg 口服，tid；儿童 30 ~ 40mg/（kg·d），q8h 静滴，或氯甲硝咪唑 500mg，q8h 静滴或 500mg，口服 tid，儿童 20 ~ 40mg/（kg·d），以及氯霉素 2 ~ 3g 静滴，然后根据细菌培养药敏选用 MZPC、Piperacillin、MOX、CPZ 等抗菌药物。

三、治疗中质控

（1）抗生素治疗：初始选用易透过血脑屏障的针对可能病原菌有效的抗菌药物，必要时联合用药；待病原菌明确后参照药物敏感试验结果选药；疗程一般为 2 ~ 3w，要求严格掌握停药指征，即症状消失，热退 1w 以上，脑脊液完全恢复正常方可停药。

（2）激素：地塞米松 0.2 ~ 0.6mg/（kg·d），分次静脉注射，连用 3 ~ 5d。

（3）脱水降颅压治疗。

（4）护脑营养神经、保护脏器功能治疗。

（5）对症和支持治疗。

（6）并发症的治疗。

（7）抗生素治疗中，监控二重感染。

四、疗效评定及预后

（1）临床症状消失。

（2）热退 1w 以上。

（3）脑脊液完全恢复正常。

（4）没有要住院处理的并发症和（或）合并症。

五、出院及随访

（一）出院标准

（1）临床症状消失。

（2）热退 1w 以上。

（3）脑脊液完全恢复正常。

（4）没有要住院处理的并发症和（或）合并症。

（二）随访期限

出院后 2w、1 个月、3 个月、半年及 1 年时间常规随访，以后每年定期随访 1 ~ 2 次。

（寇林　李俊）

第二节　脑　脓　肿

脑脓肿（brain abscess）是脓性细菌侵入颅内，引起局限性化脓性炎症，继而形成脓腔者。脓肿位于脑组织内者，即为脑脓肿；位于硬脑膜外者，为硬脑膜外脓肿；位于硬脑膜下者为硬脑膜下脓肿。如同时存在一种以上的脓肿，则称多发脓肿。

导致颅内脓肿的细菌来源可来自邻近的感染灶、远隔部位的感染灶或通过开放性脑损伤直接进入颅内。脑脓肿的形成，病理学上分几个阶段，但在临床上各阶段相互衔接，难以明确划分。一般来说，病人具有 3 类症状，即急性感染性症状、颅内压增高症状和脑局灶性症状。

一、住院过程及一般诊疗质控

（一）收治对象

第一诊断为脑脓肿。

（二）诊断依据

1. 临床表现

1）全身感染期

为起病的初期，病人有发热、头痛、全身乏力、肌肉酸痛、脉搏频数、食欲不振、嗜睡倦怠等表现。由于这些症状并非脑脓肿所特有，且常和原发病灶的症状混杂在一起，难以据此做出诊断。

2）颅内压增高

脑脓肿形成过程中，病人多有颅内压增高的症状出现。表现为程度不同的头痛，呈持续性阵发加剧。头痛部位一般与表浅的脓肿部位一致。

3）脑局灶症状

（1）癫痫：位于大脑半球表浅的脓肿可引起癫痫。

（2）脑膜刺激征：部分小脑脓肿的病人可有脑膜刺激征。CSF 化脓性改变。

（3）依脓肿部位不同可表现为中枢性面瘫、对侧肢体瘫痪或锥体束征阳性、小脑体征等。

2. 辅助检查

1）实验室检查

（1）血常规检查：急性期血象均有白细胞增多，中性粒细胞每立方毫米可达数万。

（2）脑脊液检查：①脑脊液压力增高。②白细胞轻度至中度升高，经抗生素治疗后症状、体征消失，脑脊液恢复正常。③脑脊液中抗特异性病原体的 IgM 达诊断标准，或 IgG 呈 4 倍升高。④脑脊液涂片找到细菌或真菌，并做药物敏感试验。

2）脑电图

患侧大脑半球可出现局限性慢波。

3）神经影像学检查

头颅 CT 和 MRI 的特征性改变为脓肿周围高密度（高信号）环形带和中心部的低密度（低信号）区。病灶外周水肿反应较重。

二、治疗质控

（一）非手术治疗

（1）采用抗生素治疗。

（2）全身的辅助治疗。

（二）手术治疗

1. 脓腔穿刺

脓肿形成期除上述治疗外，在脓肿明确部位，选择最接近脓肿中心和避开脑重要功能区的位置，定向仪或徒手定向穿刺，本法适用于：

（1）任何种类的脑脓肿病情较为稳定者。

（2）先天性心脏病引起的脑脓肿。

（3）位于中央区或深部的脑脓肿。

（4）婴幼儿、老年人或体质衰弱难以耐受较大手术者。

（5）危重脑疝的病人，急症徒手定向穿刺抽脓。

2. 脓肿切除术

脓肿切除术是最有效的手术方法，手术适应证为：

（1）脓肿包膜形成好，位置不深，且在非功能区者。

（2）反复穿刺抽脓未能好转或治愈的脑脓肿。

（3）多房或多发性脑脓肿。

（4）外伤性脑脓肿含有异物或碎骨片者。

（5）脑脓肿破入脑室或蛛网膜下腔，应急症手术。

（6）脑疝病人急症钻颅抽脓不多，应切除脓肿并去骨瓣减压。

（7）开颅探查时发现为脑脓肿者。

（8）脑脓肿切除后，脓肿复发者。

三、术后质控

（1）穿刺或切除物应送病检，涂片，并做细菌培养加药物敏感试验。

（2）全身应用敏感抗生素时间不少于 3 个月。

（3）注意寻找潜在的系统感染和解剖或免疫机制缺陷。

（4）抗癫痫药物治疗，脱水降低颅内压。

（5）术后 1d 切口换药，注意观察伤口渗出情况。

（6）必须复查的检查项目：头部 CT、MRI 平扫增强，血常规，肝肾功能，血电解质，降钙素，C 反应蛋白等。

（7）术后出现发热、头痛、颈强等，尽早腰穿做脑脊液检查。

（8）术后 7 ～ 10d 拆线。

（9）定期 CT 随访，开始每周 1 次，病情改善后两周 1 次，治疗结束后也应隔 2 ～ 4 个月复查 1 次，以防复发。

四、疗效评定及预后

（1）临床症状消失。

（2）影像学检查改善。

（3）脑脊液指标恢复。

（4）没有需要住院处理的并发症和（或）合并症。

五、出院及随访

出院后2w、1个月、3个月、半年及1年时间常规随访，以后每年定期随访1～2次。

（叶青　李俊）

第三节　脑囊虫病

脑囊虫病（brain duct disease）是链状带猪绦虫的蚴虫（囊尾蚴）寄生于脑内所致的最常见脑寄生虫病，在中枢神经系统内可寄生于脑皮质、脑膜、脑白质、脑室，并偶见于椎管内。多发于青壮年。猪绦虫的虫卵可来自寄生于病人自身的虫体，由于呕吐或胃肠逆蠕动，使绦虫妊娠节片回流至胃内，或食入附有虫卵的食物，虫卵在十二指肠内孵化出六钩蚴，钻入肠壁进入血液循环播散到脑发育成囊蚴。

一、住院过程及一般诊疗质控

（一）收治对象

第一诊断为脑囊虫病。

（二）诊断依据

1.临床表现

（1）癫痫型：以反复发作的各种类型癫痫为特征。发作形式多样性及易转换性为其特点。

（2）颅内压增高型：临床上又称脑瘤型，以急性起病或进行性加重的颅内压增高为特征。头痛多为突发，常伴呕吐、复视、视盘水肿、瘫痪、视力及听力减退及癫痫发作等。由于囊虫多寄生于脑室壁上或浮游于脑脊液内，致使脑脊液循环受阻，同时，由于脉络丛受到囊虫毒素刺激而分泌增加，故产生重度颅内压增高和脑积水。

（3）脑膜炎型：以急性或亚急性脑膜刺激征为特点。体温高，同时出现精神失常、偏瘫、失语和感觉障碍。

（4）髓型：出现脊髓压迫症状和体征，表现为截瘫、感觉障碍和大小便潴留等。

2. 辅助检查

1）实验室检查

（1）血常规检查：嗜酸性粒细胞高达 30%。

（2）大便常规检查：大便中可发现虫卵。

（3）脑脊液检查：白细胞通常在 100×10^6/L 以内；蛋白质中度增高，葡萄糖中度减少。脑脊液沉淀可查出嗜酸性粒细胞。

（4）血清及脑脊液囊虫补体结合试验：阳性。

2）神经影像学检查

（1）头颅 X 线平片：可见有 1 ~ 2mm 大小不等的散在小钙化点。

（2）头颅 CT 和 MRI：可见多发性小圆形低密度区或小圆形高密度区（图 7-1）。

二、治疗质控

（一）非手术治疗

1. 病原治疗

吡喹酮对各种类型囊虫均有效，50mg/（kg · d），分 3 次口服 ×14d，必要时可以重复 1 ~ 2 个疗程。

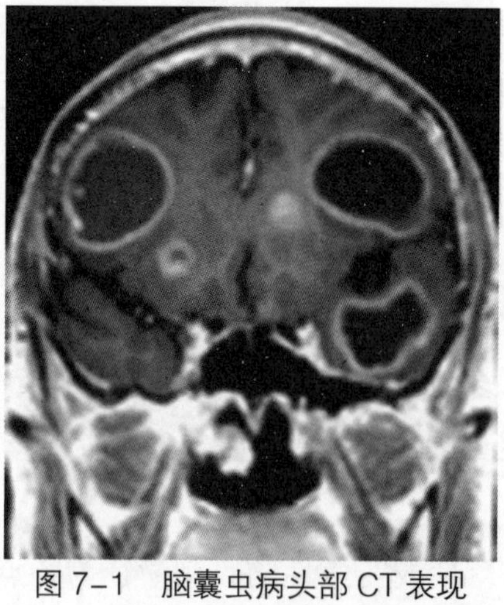

图 7-1　脑囊虫病头部 CT 表现

2. 对症治疗

如抗癫痫、脱水治疗；脑膜炎型可考虑应用激素治疗。

（二）手术治疗

1. 病灶切除术（囊虫摘除术）

适用于：

（1）囊虫位于脑室系统内影响 CSF 循环，造成脑积水或颅内压增高者。

（2）病变位于脑干或椎管内，出现进行性神经症状和体征者。

2. 侧脑室 – 腹腔分流术

适用于梗阻性脑积水伴颅内压增高者。

3. 颞肌下减压术

适用于脑实质内多发性囊虫伴发颅内压增高，危及生命而药物治疗不能控制者。根据病情可行一侧或双侧减压。

4. 术后处理

同脑肿瘤及分流术，并结合抗囊虫治疗。

三、疗效评定及预后

（1）临床症状好转。

（2）影像学检查改善。

（3）实验室指标恢复。

（4）没有需要住院处理的并发症和（或）合并症。

四、出院及随访

出院后 2w、1 个月、3 个月、半年及 1 年时间常规随访，以后每年定期随访 1 ~ 2 次。

（尹江　李俊）

第八章　常见先天性疾病

第一节　脑　积　水

瑞典 Karolinska 大学医院 Dan Reitz 提出的定义：脑积水（hydrocephalus）是指脑室内脑脊液增多、脑室扩张、蛛网膜下腔变窄。脑脊液总量在成人约 150mL，产生的速率为 0.3mL/min，日分泌量为 400 ~ 500mL。它处于不断地产生、循行和回流的平衡状态。颅内压正常值：儿童为 40 ~ 110mmH_2O，成人为 80 ~ 180mmH_2O。单纯性脑积水男性多于女性，而伴发畸形者则是女性多于男性；据统计资料显示，脑积水的畸胎发生率有随孕妇年龄增高而增加的趋势，以 25 ~ 29 岁组发生率最低；胎儿患脑积水的危险度可由孕妇产次增多而升高；同时显示与孕妇职业有关，农民子代发病率比工人高出 4.5 倍，而行政、从商人群子代发病率最低，提示可能以不同职业所处的生产、生活环境及工作条件有关；先天性脑积水的发生人群中，文化程度愈低发生率愈高；有关资料还显示，本病特别是脑积水畸形与遗传有密切关系。分析认为近亲婚配是脑积水畸胎的重要遗传基础，双胎比单胎易患本病，而环境因素在发病中所占的作用应引起足够的重视。

一、住院过程及一般诊疗质控

（一）适用对象

第一诊断为先天性脑积水。

（二）诊断依据

1. 脑积水的临床表现

正常压力脑积水（NPH）是指以步态障碍、认知障碍和尿失禁三联征为临床表现，病人病情表现为不同程度地进行性发展，影像学检查有脑室扩大、成人脑脊液压力测定在 70 ~ 200mmH_2O 的一组临床综合征。儿童正压性脑积水表现为大头、智力发育迟缓、肢体轻度痉挛性瘫痪，容易被忽视或误诊为静止性脑积水而延误。

1）婴幼儿脑积水的临床表现

（1）头围增大。

（2）前囟扩大、张力增高。

（3）呕吐。

（4）意识障碍。

（5）破罐音。

（6）落日眼征。

（7）视盘萎缩。

（8）神经功能受损：外展神经麻痹（眼内斜）、脑萎缩、生理反射亢进、双下肢肌张力增高、锥体束征阳性、痉挛性瘫痪、去大脑强直、智力及运动等发育迟缓、营养不良。

（9）伴有其他畸形，如脊柱裂。

2）年长儿童和成人脑积水的临床表现

（1）急性脑积水表现为头痛、恶心呕吐、视盘水肿、视力障碍、意识障碍。

（2）慢性脑积水表现为双颞部或全颅头痛、恶心呕吐、视盘水肿 / 视神经萎缩，或眼底出血、智力 / 运动发育障碍。

2. 辅助检查

头颅CT/MRI显示脑室和脑池扩大，以侧脑室的颞角和额角变钝、变圆最为典型。

3. 诊断方法

1+2 并有辅助检查可确诊。

4. 病情分级

CT/MRI 图像中，在显示侧脑室体部切面，侧脑室外侧壁到脑中线距离与脑中线到颅骨内板距离之比（V/BP）。

轻型：26% ~ 40%。

中型：41% ~ 60%。

重型：61% ~ 90%。

极重型：>90%。

二、术前质控

术前准备：一般 3 ~ 4d。

1. 必需的检查项目

（1）血常规、尿常规、大便常规。

（2）肝肾功能、凝血功能、肝炎、梅毒、AIDS 等传染性疾病筛查。

（3）胸片、心电图、心肺功能检查。

（4）头颅 CT/MRI。

2. 其他

按照《抗菌药物临床应用指导原则》。

三、术中质控

根据手术指征选择以下术式（内镜或内镜辅助），麻醉方式为全身麻醉。

（一）脑室 - 腹腔分流术

通常采用冠状缝前 1 ~ 2cm，中线旁 2 ~ 3cm 处钻孔，对准双侧外耳道连线的中点穿刺，一般进针 5 ~ 6cm 可进入侧脑室，拔除针芯。同时取腹部切口，将分流管腹腔端沿着皮下隧道置于腹腔，上端位于头皮切口处，将脑室端分流管置于侧脑室后，连接分流管阀门和腹腔端即可，因有体内植入物，术中应该严格注意无菌操作（图 8–1）。

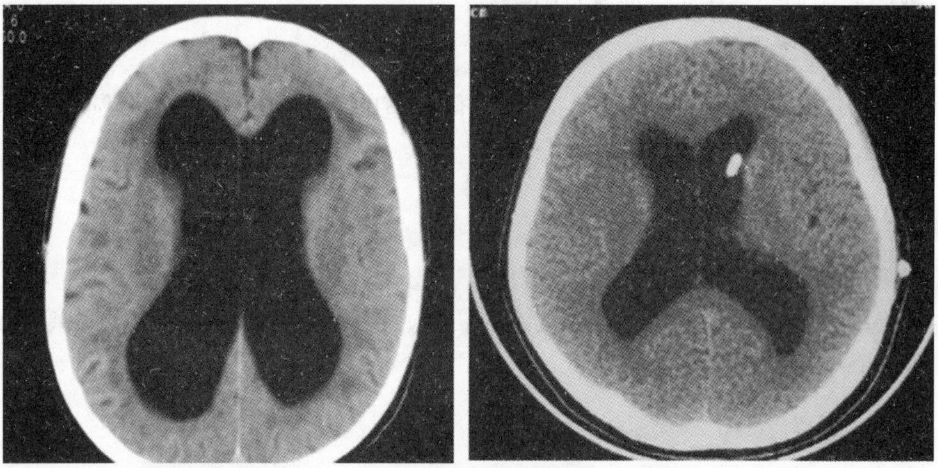

图 8–1　脑室腹腔分流术前后 CT 表现

（二）第三脑室造瘘术

包括 ETV、终板造瘘术、第三脑室——小脑上池造瘘术等术式。其中以 ETV 最为常用。

根据术前 MRI 矢状位影像显示的基底动脉和斜坡之间的距离，并观察第三脑室底的形态，评估造瘘的空间。根据脑室形态、室间孔的位置和大小以造瘘的部位决定颅骨钻孔的部位，如同期行透明隔造瘘术或病变活检等，需个体化设计钻孔部位。单纯 ETV 通常采用冠状缝前 1 ~ 2cm，中线旁 2 ~ 3cm 处钻孔。软镜操作对骨孔位置要求不高，在避开功能区的前提下，可根据皮质和病变的特点进行选择，推荐使用神经导航确定穿刺部位。

硬镜进入侧脑室额角，辨认脉络丛、丘纹静脉、室间孔、隔静脉等重要结构。沿着静脉和脉络丛的走行可找到室间孔。内镜通过室间孔到达第三脑室，可观察到漏斗、乳头体等第三脑室底的结构。内镜进入第三脑室时动作应轻柔，横向移动角度不宜过大，避免挫伤穹窿。

ETV 造瘘的位置是在漏斗隐窝和乳头体之间最薄弱的无血管处。瘘口直径不应小于 5mm，避免术后瘘口粘连闭塞。瘘口边缘的少量渗血，持续冲洗多可止血，必要时可用双极电凝烧灼止血或球囊压迫止血。术中出血时尽量保持内镜原位，避免出血量较大导致视野模糊，无法再次找到出血点，此时可大量冲洗保持视野清晰，尝试电凝止血。由于内镜电凝设备在脑脊液环境下止血效果欠佳，若止血困难，可排空脑脊液，在空气环境下烧灼止血，或改为开颅手术止血。造瘘后冲洗瘘口，观察水流情况，检查下方的 Liliequist 膜，打通该膜，在内镜下清晰辨别基底动脉、脑干、动眼神经等结构，确认瘘口通畅并与脚间池、环池充分沟通。若造瘘口随脉搏波动多提示脑组织顺应性好，预后良好。

软镜可通过第三脑室底瘘口向下探查基底池，直至枕骨大孔前缘。对造瘘困难或基底池粘连严重无法有效疏通者，在软镜下可探查终板，进行终板造瘘术或第三脑室 – 小脑上池造瘘术。

（三）室间孔成形术

用于单纯室间孔狭窄或闭塞所致的一侧或双侧脑室积水。

（四）透明隔造瘘术

用于透明隔囊肿或肿瘤等阻塞室间孔所致的一侧或双侧脑室积水、单侧室间孔狭窄或闭塞。若内镜下室间孔成形术较困难，可行透明隔造瘘术，以缓解脑积水。

（五）导水管成形术（可同时进行支架置入）

导水管局部狭窄或膜性闭塞所致的梗阻性脑积水及孤立性第四脑室，可行内镜下导水管成形术。若导水管节段性闭塞，不宜行导水管成形术，因其可能损伤中央灰质。

（六）第四脑室流出道造瘘术

适用于第四脑室流出道膜性闭塞。

（七）脉络丛烧灼术

通过减少脑脊液分泌治疗脑积水，一般作为其他术式的辅助方式，可在一定程度上提高手术的疗效。

（八）内镜下脑室灌洗术

用于出血后脑积水或感染后脑积水，术中冲洗脑室，同时清除血肿或炎性物质，打通分隔。

（九）内镜辅助治疗

病因治疗、分流管置入术和分流管调整术。

四叠体池蛛网膜囊肿可因压迫导水管导致梗阻性脑积水，内镜下四叠体池蛛网膜囊肿造瘘术能重新开放导水管，对脑积水达到病因治疗效果。脑室内囊虫导致的脑积水可通过内镜下囊虫摘除术进行病因治疗。后颅窝囊肿也可能堵塞第四脑室出口而致脑积水，适合内镜治疗。

内镜辅助下分流管置入术适用于脑室结构复杂的病人，术中在分流镜的导引下，或在脑室镜下将分流管头端放置于目标位置。分流管位置放置欠佳、需要调管或需进行分流管拔除术的病人，直接拔出分流管可能会因分流管头端粘连的脉络丛受牵拉导致出血，内镜下分离粘连，可安全拔出或调整分流管位置。

（十）小儿脑室 - 腹腔引流

小儿脑室－腹腔引流管的置入应该考虑小儿生长的因素。

四、术后质控

住院恢复 10 ~ 14d。

（1）脑室腹腔分流术（VP）、腰大池腹腔分流术（LP）因有体内植入物可预防性使用抗生素。

（2）术后常规复查头 CT、腹部平片或 CT 了解分流管位置。

五、并发症控制与分析

（一）出血性并发症

包括各种类型的颅内出血、硬膜下出血等；根据出血部位、出血量和有无相应的临床表现，采取保守或手术治疗。

（二）感染性并发症

包括颅内感染、切口感染、腹腔感染和穿刺道感染等；在必要的清创和抗感染治疗的前提下，如不能有效控制感染，则需要尽早去除分流管，待感染得到有效控制后，再行相应处理。

（三）分流管相关并发症

包括分流管堵塞（以脑室端、分流泵、腹腔端最多见）、断裂、外露（通道表面皮肤溃破）、异位（腹腔端异位进入肠腔、膀胱、阴道、胸腔、心包内、胃内、脱出腹腔至皮下等）。发生此类并发症时，通常需要去除分流管，确定无感染存在后再行相应的处理。

（四）分流异常

包括分流过度和分流不足。前者主要表现为裂隙脑室综合征，部分病人可继发硬脑膜下积液或出血；后者表现为病人临床症状无改善，脑室系统无缩小或脑积水征象加重。采用可调压分流管者，可通过调整设定的压力，来控制脑脊液引流量，缓解分流过度或分流不足。如采用定压性分流管者，则需要更换分流泵。分流过度者，如病人条件允许应尽早行颅骨修补，也可能缓解。

（五）其他并发症

包括癫痫。按照癫痫临床规范化处理。

ETV 的并发症较少，致命性并发症罕见。术后部分病人可有不同程度的头痛和头晕，变换体位时更为明显，可能与脑脊液动力学变化有关，一般 1w 左右即可恢复。其他并发症包括：术后发热、颅内感染、癫痫、饮食习惯异常、颅内积气、硬膜下血肿、硬膜下积液、脑脊液漏和皮下积液等；损伤周围结构导致的功能障碍，如动眼或外展神经损伤引起眼球活动障碍；下丘脑损伤导致抗利尿激素异常分泌综合征、电解质紊乱、心动过缓、心搏骤停、血管并发症、间脑发作等；不能控制的出血、基底动脉瘤。

导水管成形术后可出现眼球运动不协调、Parinaud 综合征、动眼神经或滑车神经损伤、心率和呼吸增快等，一般 2 ~ 3d 可好转，严重者可导致昏迷。术后可出现导水管再狭窄闭塞、支架梗阻或移位等。

六、预后与评估

（1）脑积水症状改善或消失。

（2）头 CT/MRI 复查提示脑室大小及脑沟逐渐恢复正常，脑白质水肿减轻或消失。

七、出院及随访

（1）饮食指导：饮食应注意营养素全面摄入，保证热量供应，少量多餐，选择合适的饮食种类。

（2）药物指导：保证药物按时、正确服用，做好病人及病人家属的药物指导，以便起到督促作用。

（3）日常生活活动能力训练：指导病人进行独立的日常生活活动，如穿衣、进食等。

（4）避免情绪激动，去除不安、恐惧、愤怒、忧虑等不利因素，保持心情舒畅。

（5）鼓励指导病人家属承担起生活照顾者、心理支持者、护理计划实施参与者的角色，有效支持病人康复。

（6）要在术后不同时间（出院前，术后 3 个月、6 个月、12 个月）以及症状有变化时、根据病情需要做头颅影像（CT 或 MRI）检查。

（7）嘱咐病人及家属对分流管行经皮肤组织做好保护，避免局部外伤和感染；避免剧烈运动。如果局部出现异常突起或中断，及时复诊。

（8）对分流术的疗效评价是一个长期和综合分析的过程，要结合病人脑积水的类型、手术方式、术后影像学、术后并发症、临床症状和体征、运动功能、认知功能、神经电生理（如肌张力）、排尿功能、日常生活能力等诸多方面，对病人进行术后短期疗效和长期随访的评价。

（胡飞　李俊）

第二节　脊　柱　裂

脊柱裂（spinal bifida）又称椎管闭合不全，是一种常见的先天畸形，是胚胎发育过程中，椎管闭合不全引起的。可从较小的畸形，如棘突缺如或（和）椎板闭合不全，到严重的畸形。造成脊柱裂畸形的病因尚不明确。有学者认为与妊娠早期胚胎受到化学性或物理性的损伤有关。孕妇的保健（孕妇摄入足量叶酸）对预防胎儿畸形是很重要的。脊柱裂可以是广泛的、完全的神经管融合不能，称为完全性脊柱裂或脊柱全裂；也可以是部分性脊柱裂。完全性脊柱裂常常伴有严重的先天性颅骨裂，多为死胎，临床意义不大。部分性脊柱裂主要分为隐性脊柱裂和显性脊柱裂。显性脊柱裂又分为脊膜膨出、脊膜脊髓膨出、脊髓外翻和脊柱前裂等。

一、住院过程及一般诊疗质控

（一）适用对象

第一诊断为脊髓脊膜膨出行后正中入路脊髓脊膜膨出探查修补术。一般住院日为 12 ~ 14d。

（二）诊断依据

1. 临床表现

（1）多为先天性疾病，为神经管发育不全的一种，多发生在腰骶部，常合并其他畸形，如脊髓栓系，通常出生即有，进展相对缓慢，多呈进行性加重。

（2）脊柱部位皮肤异常：后正中部位出现异常皮肤隆起，皮下脂肪堆积，腰骶部可多表现为腰骶部皮肤出现小的凹陷、皮肤窦道，局部多毛或皮毛窦，腰部中线部位血管瘤，不对称臀裂等。

（3）疼痛：为成年人最常见的症状。特点是后背痛并向单侧或双侧下肢放射，无皮肤节段分布的特点。范围可包括直肠肛门部、臀中部、会阴区、腰背部和下肢。下肢疼痛常分布广泛，超过单一神经根支配区，也有单侧根性分布。

（4）感觉障碍：主要是皮肤麻木或感觉减退。病人少有明显的感觉障碍平面。此外，由于神经营养状况不佳，部分腰骶部脊髓脊膜膨出病人常合并难以愈合的足部或会阴部溃疡。

（5）运动功能障碍：常表现为单侧或下肢无力和步行困难。运动功能最常受累部位是踝部，而近端肌群一般不受累。

（6）膀胱和直肠功能障碍：膀胱功能障碍包括遗尿、尿频、尿急、尿失禁和尿潴留，常有频繁尿路感染。严重的可以合并肾功能损害。直肠功能障碍多表现为便秘，少数可有大便失禁。

（7）肌肉骨骼畸形：足畸形是最常见的肌肉骨骼畸形，如双足不对称、高弓内翻足、鹰爪趾等。此外，脊柱侧弯和脊柱前凸畸形也较为常见。

2. 辅助检查

（1）腰骶部 MRI。

（2）腰骶部 CT。

（3）X 线平片。

（4）膀胱功能检测。

二、术前质控

术前准备：一般 3 ~ 4d。

1. 必需的检查项目

（1）血常规、尿常规、血型。

（2）凝血功能、肝肾功能、血电解质、血糖、感染性疾病筛查（乙型肝炎、丙型肝炎、艾滋病、梅毒等）。

（3）心电图、胸部 X 线平片。

（4）MRI 检查，包括增强扫描。

（5）肌电图（含括约肌功能）、体感及运动诱发电位检查，进行神经功能评估。

2. 特殊检查

根据病人病情，行术前 X 线定位片检查、肺功能检查及脊柱 CT 检查。

3. 预防性抗菌药物选择与使用时机

（1）按照《抗菌药物临床应用指导原则》选择用药。建议使用第一代、第二代头孢菌素，头孢曲松等；明确感染病人，可根据药敏试验结果调整抗菌药物。

（2）预防性用抗菌药物，时间为术前 30min。

三、术中质控

（1）麻醉方式：全身麻醉。

（2）手术方式：后正中入路脊膜脊髓膨出探查修补术。通常需行终丝切断、神经根松解及切除合并的脂肪瘤等。

（3）手术置入物：脊柱及椎板固定材料，硬脊膜修复材料及脊柱膜防粘连（脊柱膜）材料。

（4）术中用药：激素、抗菌药物。

（5）输血：根据手术失血情况决定。

（6）建议术中行神经电生理监测，降低术中神经损伤发生概率。

四、术后质控

住院恢复 10d。

（1）术后必须复查的检查项目：MRI、脊柱 CT、肌电图、体感及运动诱发电位、血常规、尿常规、肝肾功能、电解质、血糖。

（2）术后用药：根据病情选用激素、脱水药、抗菌药物。

（3）术后应用脊柱外固定支具（1 ~ 3 个月）。

五、手术并发症及质控

（一）术前护理

显性脊柱裂的自然发展是绝大部分破裂引起脑膜炎，导致病人死亡。90% 以上在 1 周岁以内死亡。因此切除囊肿、修补裂孔为主要手术。术后常并发脑膜炎，而出现高热、休克、呕吐、前囟凸出。如伤口感染也十分严重，故手术前后护理非常重要。

（二）呼吸道的管理

观察自主呼吸与呼吸机是否同步，当自主呼吸与机械通气不同步，人机对抗严重时，则应查明原因，是否痰堵塞，通气量是否不足，面罩是否漏气。当有痰液堵塞时，应及时给予吸痰，吸痰时应选择合适的吸痰管，插入深度要适宜，动作要轻柔，每次吸痰时间应小于 15s，以免造成呼吸道黏膜损伤。

（三）生命体征观察

注意患儿意识、心率、呼吸、血压、血氧饱和度、皮肤的颜色及末梢循环情况。加强巡视，每 30min 1 次，及时准确地观察以上病情变化，在自主观察的同时，还应注意多倾听患儿陪伴家属的反应，如有微小的变化都应引起警惕并及时查明原因。

（四）脑脊液的观察和护理

严密观察硬脊膜外引流液的颜色、性质及量，术后 24h 常规拔除硬膜引流管，拔除引流管后应严密观察伤口敷料，注意保持伤口敷料干燥，如伤口处出现渗液、渗血，应及时通知医生。当出现脑脊液时应加压包扎，患儿取俯卧位制动。为防止伤口感染应及时更换敷料，渗出严重者应行二次手术修补硬膜。

（五）肺部感染的观察与护理

患儿手术均采用气管插管全身麻醉进行。由于侵袭性操作可使呼吸道黏膜功能降低，且易损伤呼吸道黏膜而增加感染机会。因患儿免疫系统发育不完善，抵抗力低，术后易发生肺部感染，应密切观察患儿体温的变化，指导患儿有效的咳嗽、排痰，并给予雾化吸入，2 次 /d，按时按量输入抗生素。

（六）加强皮肤护理

一方面，患儿皮肤角质层较薄，易擦伤导致皮肤细菌感染；另一方面，由于患儿皮肤的屏障功能脆弱，且皮肤中含水量较多，pH 值较高，利于病原菌的生长，因此应加强患儿皮肤护理，勤翻身，每 1 ~ 2h 1 次，翻身时动作应轻柔，避免拖拉等，注意保持床单位干净整洁，无褶皱、对骨突出的部位每次翻身后给予按摩，在翻身时要注意轴线翻身，避免躯体过度扭曲。

六、预后与评估

造成脊柱裂畸形的病因尚不明确。有学者认为与妊娠早期胚胎受到化学性或物理性的损伤有关。孕妇的保健（孕妇摄入足量叶酸）对预防胎儿畸形是很重要的。

七、出院及随访

（一）出院标准

（1）病人病情稳定，体温正常，手术切口愈合良好；生命体征平稳。

（2）没有要住院处理的并发症和（或）合并症。

（二）随访期限

出院后 2w、1 个月、3 个月、半年及 1 年时间常规随访，以后每年定期随访 1 ~ 2 次。

（陈宇　李俊）

第三节　脑内蛛网膜囊肿

脑内蛛网膜囊肿（intracerebral arachnoid sac swelling）是非肿瘤性良性病变，占颅内占位性病变的 0.4% ~ 1%，其临床表现因部位不同而各异，随着 MRI 及 CT 的广泛使用，病例发现略有上升。蛛网膜囊肿（IAC）是脑实质外囊性占位性病变，属非肿瘤性，由一透明的蛛网膜包裹，囊液呈无色或微黄色透明状。囊肿位于脑表面，与蛛网膜下腔关系密切，但不侵入脑内，与脑室和蛛网膜下腔无交通。多为单发，少数多发，常位于脑裂及脑池部。体积大者可同时压迫脑组织及颅骨，可产生神经症状及颅骨改变。本病多见于儿童，男性较多，左侧较右侧多见。

一、住院过程及一般诊疗质控

（一）适用对象

蛛网膜囊肿，一般住院日为 10 ~ 14d。

（二）诊断依据

1. 临床表现

（1）大多数蛛网膜囊肿多无明显临床症状，多为偶然发现。

（2）一些体积大的蛛网膜囊肿可出现与颅内占位病变相似的临床表现。例如：颅骨发育异常或巨颅畸形，特别多见于小儿，头痛、癫痫、颅内压增高、发育迟缓、行为改变、恶心、偏瘫、共济失调等各种临床表现。

2. 辅助检查

包括头颅 CT、MRI（尤其是脑脊液流动 MRI）、脑池造影。其中脑脊液流动 MRI 是主要判断囊肿是否需要手术干预的一个指标。

3. 实验室检查

目前诊断蛛网膜囊肿主要依据形态学特征，尚缺乏分子标志或其他特征性的客观指标，如条件允许可做基因检测，有助于病因诊断。

二、术前质控

（一）术前准备（术前评估）

一般 2 ~ 4d。

1. 必需的检查项目

（1）实验室检查：血常规、血型、尿常规、肝肾功能、血电解质、血糖、感染性疾病筛查、凝血功能。

（2）术前应该对病人进行充分的评估，包括临床评估分型、影像学评估（MR 脑脊液流动检测），必要时可行脑池造影。

（3）心电图、胸部 X 线平片、心肺功能检查。

2. 预防性抗菌药物选择与使用时机

（1）按照《抗菌药物临床应用指导原则》选择用药。

（2）预防性用抗菌药物，时间为术前 30min。经病人术后预防性使用抗菌药物 2 ~ 3d。

（二）治疗方案的选择

根据《临床诊疗指南：神经外科学分册》（中华医学会编著，人民卫生出版社），《神经外科学》（人民卫生出版社）。

对于无临床症状者多不需手术治疗；而针对有症状者，则需手术治疗，对囊肿进行内减压及囊壁切除。

三、术中质控

（1）麻醉方式：全身麻醉。

（2）手术方式：根据不同情况选择手术术式。

（3）手术内置物：颅骨固定材料（开颅手术）。

（4）术中用药：抗菌药物。

（5）术后用药：止血剂、脱水药、抗癫痫药。

（6）输血：视术中情况决定。

四、术后质控

住院恢复 7 ~ 10d。

（1）常规的静脉补液，抗菌药物，预防癫痫治疗，神经保护剂（必要时）。

（2）减少患儿疼痛或哭吵可能。

（3）出院前，做影像学检查。

五、手术并发症控制及分析

并发症与手术有关的主要有颅内感染、神经功能障碍、术后癫痫发作、颅内出血，甚至死亡；与囊肿有关的并发症有术后囊液刺激并发的剧烈头痛、高热，术后囊内出血或硬膜下血肿，还有少见的裂隙脑室综合征；另外，有不明原因的急性脑肿胀。在此，我们主要讨论与囊肿有关的并发症。

（一）术后立即出现剧烈头痛、高热

主要出现在采用直接手术的病人，此类症状的产生主要是与手术中释放囊液刺激脑组织有关。囊壁开窗后，囊液与脑脊液相交通，囊液随脑脊液流动而分布到全脑。因此，此种头痛、高热一般不能用反复冲洗囊腔而减少其发生。另外，IAC 术后可造成脑组织移位，使脑组织受到不对称牵拉，也可能是病人术后剧烈头痛、高热及癫痫的原因。以上并发症可以通过术后反复腰穿释放刺激性脑脊液和激素治疗而在较短时间内治愈，采用此方法治疗，平均术后 3d 症状明显减轻，1w 左右症状消失。

脱水疗法一般无效，除非术中对脑组织有损伤，术后复查 CT 脑组织有明显水肿。

（二）裂隙脑室综合征

裂隙脑室综合征（SVS）是以脑室的显著缩小像裂隙一样而颅压明显增高为特征的一种综合征，临床主要表现为颅高压的症状，有剧烈的头痛、恶心和呕吐等，但影像学早期缺乏典型的形态学变化，仔细反复阅片可发现以脑室缝隙样改变为特征，但往往容易忽视。此种综合征的产生，主要由于分流术后，脑脊液过度分流，脑顺应性下降，颅内压调节机制破坏，通过脑脊液的容积快速变化，颅内压调节功能降低，而主要通过脑脊液分流调节代偿，如此时分流管出现任何原因的或过度分流或分流不畅或堵塞，最后都将影响颅内压调节机制变化，进而影响颅内压变化，从而产生临床多种以颅压波动为主的症状或体征，多发生于小儿。治疗方法为更换或调整分流管或改行其他术式，但以重调或重置分流管恢复或增强脑脊液颅内压调节机制为主要治疗方法。对于深部囊肿或脑室内囊肿的复发与多分隔腔样囊肿有关，内镜结合分流术可能是较好的治疗方法。由于这类病人的脑室小，脑顺应性差，通过脑脊液容积快速变化所能提供的容积空间代偿已非常有限，因此相应脑脊液容积颅内压调节功能严重下降，分流管成为重要的颅内压脑脊液调节的代偿机制，此时人体对于颅内压的变化异常敏感，一旦分流管堵塞或其他原因产生颅高压，常造成恶性颅高压循环，所以一旦发生，则要引起临床高度重视，而且术前无法评估术后是否会发生 SVS，因此难以预防。

（三）术后硬膜下血肿或囊腔出血

此种并发症可能的原因：剥离囊壁时，损伤邻近脑组织表面的血管或脑池附近的静脉，在显微手术和内镜手术时均可发生；突然减压导致脑组织的移位而撕裂桥静脉；囊壁压迫后病理性硬膜增生术后广泛的硬膜下渗血。此类并发症的预防在于手术减压或开窗时不易过急，采取慢慢减压，随时用生理盐水灌注，不致使颅压降得过低造成脑组织过度移位，对术中可见的硬膜渗血要彻底电凝止血，关颅前在病人血压处于正常水平时，再观察几分钟，确认止血彻底后关颅。

六、预后与评估

（1）临床症状改善或消失。

（2）影像学检查囊肿占位效应减轻。

七、出院及随访

（一）出院标准

（1）切口愈合良好：切口无感染，无皮下积液（或门诊可以处理的少量积液）。

（2）无发热。

（3）没有要住院处理的并发症和（或）合并症。

（二）随访期限

出院后 2w、1 个月、3 个月、半年及 1 年时间常规随访，以后每年定期随访 1 ~ 2 次。

（冯世波　李俊）

第二部分　神经外科常用诊疗技术

第九章　颅内动脉瘤血管内介入常用技术

一、概述

颅内动脉瘤的介入治疗技术根据是否保留载瘤动脉可以分为重建性治疗和非重建性治疗两大类，以重建性治疗为主。

非重建性治疗主要包括动脉瘤体及载瘤动脉的原位闭塞术（trapping）和近端载瘤动脉闭塞术（proximal occlusion）。应用此类技术后血流代偿性增加的部位发生新生动脉瘤的风险增加，多见于前交通动脉和基底动脉顶端，对于预期生存时间较长的年轻病人风险更高，发生率为 7.3% ~ 19.4%。此外，并非所有病人均能耐受载瘤动脉闭塞，对于闭塞载瘤动脉后可能引起严重功能障碍者，术前必须行球囊闭塞试验。但即使术前球囊闭塞试验阴性，仍有 4% ~ 15% 的缺血事件发生。因此，非重建性治疗目前仅作为部分难治性动脉瘤，如假性动脉瘤、末梢动脉瘤和夹层动脉瘤的可选方法。

重建性治疗技术包括单纯弹簧圈瘤内栓塞、球囊辅助栓塞、支架辅助栓塞和血流导向装置等方法，其治疗目的在于保持载瘤动脉通畅的同时，改变瘤内的血流动力学直至动脉瘤与循环系统完全隔离，以消除出血风险。其中单纯弹簧圈栓塞是最主要的方法，也是目前颅内窄颈动脉瘤的首选治疗方法。颅内宽颈动脉瘤早期被认为不适于采用介入治疗，多采用开颅夹闭治疗。但随着神经介入医师经验的积累以及新型介入材料的出现，颅内宽颈动脉瘤的介入治疗可通过采用微导管（丝）辅助技术、多微导管技术、球囊辅助技术和支架辅助技术及血流导向装置等实现。这几种方法互为补充，其中球囊辅助技术和支架辅助技术应用较多。

二、颅内动脉瘤介入适应证及治疗入路的选择

现有导管鞘及导引导管的研发，使得超过 90% 以上的颅内动脉瘤能够通过经股动脉入路顺利完成。良好入路是手术成功的关键，而合理的动脉入路选择也是动脉瘤血管内介入治疗成败的重要因素。对于部分腹主动脉及降主动脉极度迂曲或扭转的病人，可使用长鞘以提高输送系统的支撑力；但依然有极少部分主动脉弓扭转病人，由于无名动脉、锁骨下动脉明显成角，通过股动脉入路的超选非常困难；对于此类血管径路的后循环动脉瘤，可以考虑通过同侧的桡动脉入路。

导引导管在动脉瘤的血管内栓塞治疗中发挥着提供支撑和径路的作用。因此，

术中要求导引导管尽可能接近或超过颅底（颈内动脉岩骨段和椎动脉V2水平），特别是对于前交通和远端动脉瘤。在Ⅲ型主动脉弓或伴有腹主动脉及降主动脉迂曲扭转的病人，应考虑使用长鞘以提供足够的支撑力。对于颈部血管迂曲明显的病变，可使用头端柔软的导引导管，特别是使用同轴系统的导丝导管技术，以促使导管尽可能输送到理想部位，并防止发生颈动脉血管损伤导致的夹层。

三、操作技术：微导管塑形与超选

如何选择合理的工作角度是开始颅内动脉瘤栓塞治疗的重要步骤。三维旋转血管造影的应用，使术者能够更加清楚地了解动脉瘤及载瘤动脉的空间三维结构。在动脉瘤的栓塞治疗中，避免弹簧圈突入载瘤动脉至关重要。因此，术中工作角度应该选择动脉瘤瘤颈切线方向的投照角度，而非按照动脉瘤的最大径进行选择。在需要使用支架或球囊辅助栓塞时，还应该充分考虑是否能够清晰显示远端血管结构。对于部分特别宽颈（瘤颈累及载瘤动脉周径1/2以上者）动脉瘤，从切线位上可能难以判断弹簧圈是否突入载瘤动脉内，可选择与瘤颈部位载瘤动脉轴线一致的投照角度，即“轴线位”或“马鞍位”。

在确定好工作角度后，应该根据动脉瘤及其与载瘤动脉的解剖关系进行微导管的准确塑形。用于动脉瘤栓塞微导管主要作用是输送弹簧圈的通道，可根据微导管的特性（顺应性或支撑力、管径等）和术者的经验选择。对于Willis环以远的末梢病变，应该考虑选择顺应性较好的微导管；而对于需要复杂塑形的病变，可选择支撑力较好的微导管。预塑形微导管头端有45°或90°单弯导管，也有J、S或C形弯曲的复合导管，在合适的病例也可选择直头的微导管。载瘤动脉和动脉瘤的角度决定着选择何种形态的微导管。良好的塑形是成功栓塞动脉瘤的第一步，根据瘤体纵轴和载瘤动脉的夹角、动脉瘤长径和载瘤动脉的直径，可以确定微导管塑形角度及长度。塑形理想的微导管甚至不需要微导丝的导引，直接进入动脉瘤内1/2的位置，并在填塞动脉瘤时，微导管能紧靠载瘤动脉的对侧壁获得必要的张力，使头端自由地变化位置，且头端始终指向瘤体方向。

四、操作技术：弹簧圈填塞与辅助栓塞技术

（一）动脉瘤囊填塞技术

在栓塞动脉瘤时，对于形态规则且直径>7mm的动脉瘤，首枚弹簧圈的选择应略大于动脉瘤的最大径以利于成“篮”；但对于微小或形态不规则的动脉瘤则选择

等于或略小于瘤体最大径的弹簧圈。部分呈“腊肠状”动脉瘤可以采取分部填塞（piece-by-piece）的方法，根据动脉瘤的宽度选择合适弹簧圈，而非最大径。其后根据填塞过程中微导管的位置及输送阻力，选择后续的弹簧圈直径和长度；在收尾时弹簧圈的选择应采取“软、小、短”的原则。对于破裂动脉瘤，尽可能选择水凝胶弹簧圈或纤毛弹簧圈，以提高即刻栓塞密度。

在弹簧圈栓塞过程中应注意尽量缓慢填塞，避免正对破裂点；适当调整微导管的张力，以改变弹簧圈的走向，利于弹簧圈的成“篮”和填塞。成“篮”时应该很好地覆盖瘤颈；栓塞时出现分隔现象，可选择复合圈以利于改变方向，或者微导丝重新超选；解脱最后 1 枚弹簧圈，可将弹簧圈推送杆适当推出微导管外，缓慢回撤微导管，避免将弹簧圈带出，必要时使用微导丝。

对于部分复杂宽颈动脉瘤，可以采用双导管技术进行栓塞治疗，即在动脉瘤腔内放置两个不同塑形角度的微导管系统，经两个微导管交替送入弹簧圈使两个弹簧圈在瘤内互相挤压支撑而稳定在瘤内，观察弹簧圈稳定后再分别解脱弹簧圈。重复以上过程直至动脉瘤完全栓塞。该技术使术者有机会在动脉瘤内先后或同时操控 2 枚弹簧圈，使弹簧圈适应动脉瘤形状既分布均匀又能稳定成“篮”，适用于相对宽颈（瘤颈 / 体比 <1）的颅内动脉瘤。该技术具有以下优点：交互编织的弹簧圈在动脉瘤腔内的稳定性强，不易突入载瘤动脉，提高了囊内弹簧圈稳定性；双微管技术受血管的影响较小，适用于载瘤动脉迂曲的动脉瘤栓塞。但也有一定风险，如术中应用 2 根微导管同时操作，因技术难度增加而使缺血性并发症的发生率也相应增加；仍有微弹簧圈脱出瘤体的风险，不适用于颈 / 体比 >1 的动脉瘤。

（二）动脉瘤的辅助栓塞技术

颅内宽颈动脉瘤是血管内治疗的难题，为避免弹簧圈填塞过程中突入载瘤动脉，可在载瘤动脉内采取临时性或永久性的辅助栓塞策略。其中临时性辅助栓塞技术包括微导丝或微导管辅助瘤颈成形技术以及球囊辅助栓塞技术（remodeling technique）。

球囊辅助栓塞技术由法国 Jacques Moret 最早报道。该技术采用不可脱的球囊在动脉瘤颈部的载瘤动脉临时充盈，通过预置于动脉瘤内的微导管填塞弹簧圈，在解脱每枚弹簧圈前均需要回抽球囊内造影剂，以观察弹簧圈是否稳定于动脉瘤内。该技术的应用使得颅内动脉瘤的血管内治疗适应证得到很大的拓展。所使用的球囊从非顺应性球囊逐渐过渡到高顺应性球囊；双腔球囊导管的出现，也使得球囊辅助技术中的一些技术难点得以克服，与其他辅助栓塞技术比较，球囊辅助技术的主要优点包括：①瘤颈重新塑形，成“篮”更稳定，栓塞更致密。②由于血管内不需要置入异物于术期可避免抗血小板聚集治疗。③并发出血时可以充盈球囊临时止血。但由于需要阻断血流，可能引起血栓栓塞并发症及加重脑组织肿胀。同时由于缺乏对载瘤动脉的永久保护而无法适用于特别宽颈、梭形及夹层动脉瘤。相对于支架辅助技术，需要反复多次的循环操作使其更繁琐。同时由于球囊限制微导管头端活动，张力不能释放，增加出血风险。

微导丝或微导管辅助栓塞技术是由刘建民等于2001年提出的，是根据血管成角及瘤颈宽窄塑形微导丝或微导管，并将其放置于跨瘤颈的载瘤动脉内，对瘤颈起到暂时性保护作用。此类技术往往应用于血管直径较细的病变或动脉瘤远近端载瘤动脉成角较大的相对宽颈动脉瘤，如大脑中动脉分叉部或前交通动脉动脉瘤。

五、操作技术：支架的运用

自1997年Higashida等和2000年刘建民等分别报道了国际和国内首例球扩冠脉支架结合弹簧圈栓塞颅内梭形动脉瘤后，颅内动脉瘤的治疗进入了新的时代。随后多种颅内专用支架进入临床，包括Neuroform支架、LEO支架、Solitaire支架、Enterprise支架和LVIS支架等。不同的支架设计和输送与释放技术，要求术者详细了解不同的器具。同时，支架植入策略也从早期提出的“微导管穿越支架（Mesh）”技术和“支架稳定微导管（jailing）”技术，逐渐发展出许多新的技术，如刘建民等提出的“支架后释放”技术、“支架半释放”技术、“并列型Y型支架”技术、“Y型支架（Y-configuration）”技术、“倒Y型支架”技术、“X型支架”技术、“冰激凌（waffle cone）”技术、“单纯支架（stent alone）”技术、“挽救性支架植入（bailout stent placement）”技术和“支架水平释放（horizontal stenting）”技术等。“支架后释放”技术有别于以往提出的“支架外栓塞”技术（stent-jailing technique），后者是指在支架输送到位，将做导管超选进入动脉瘤，在应用弹簧圈填塞动脉瘤前将支架释放。而“支架后释放”技术是指应用1个或多个弹簧圈在动脉瘤囊内部分或完全填塞后再释放支架，以期获得更好的瘤颈覆盖。作为一种治疗策略是为了使支架将弹簧圈压在弧形的瘤颈外，形成更为致密的瘤颈覆盖而达到血管重建的目的。

支架在动脉瘤的血管内治疗中，除了发挥机械阻挡作用，防止弹簧圈突入并保证载瘤动脉通畅；还可以改变载瘤动脉和动脉瘤内的血流动力学特性，促进瘤内血栓形成；同时，支架可促进瘤颈的生物学修复，有助于载瘤血管的重建，降低动脉瘤复发的风险。特别是重叠多支架植入更加明显地改变血流动力学，而成为梭形及大型动脉瘤的重要治疗策略。但支架辅助技术需要应用抗血小板聚集药物，有可能导致待栓塞的动脉瘤破裂出血、干扰和延迟动脉瘤内的血栓形成、增加后续开颅手术的难度和风险，对于支架在破裂动脉瘤急性期治疗中的应用仍存在一定的争议。

血流导向装置（flow diverter，FD）作为颅内动脉瘤血管内治疗的重大突破，体现了从动脉瘤囊内填塞到载瘤血管重建的治疗理念转变，为复杂性动脉瘤的治疗带来了全新的思路，作为一种新型的血管内治疗器具，血流导向装置主要用于重建动脉瘤的载瘤动脉，其设计聚焦于将血流从动脉瘤内导向远端血管以促进动脉瘤内血栓形成。与传统的血管内治疗技术不同的是，FD 作为血流导向和腔内血管重建作用的结合，为颅内动脉瘤提供更加符合生理条件的治疗手段，而这一因治疗理念和靶点的转变而产生的新器具更接近动脉瘤病变治疗的实质。

目前，基于血管重建的 FD 有 Pipeline、Silk、Surpass、Fred 和 Tubridge 等，更有基于瘤腔内重建的扰流装置，如 web 和 Iuna 等装置。Pipeline 是美国食品药品监督管理局（FDA）批准用于颅内动脉瘤治疗的唯一 FD，其被批准用于 22 岁以上，颈内动脉从岩骨段至垂体上动脉段大型或巨大型宽颈动脉瘤的治疗。与所有治疗器具研发与应用相同的是，FD 的临床应用也存在适应证的选择与拓展的问题。FD 从最初被应用于大型、巨大型或其他办法无法治疗的颈内动脉瘤，逐渐拓展到多部位不同类型动脉瘤的血管内治疗，甚至是部分中心的首选治疗方案。当然，FD 治疗依然存在一些需要重视的问题，抗血小板聚集治疗的最佳方案和给药时间，对于未能形成瘤内血栓的动脉瘤进一步治疗方案以及如何防止出血并发症等。应用 FD 治疗颅内动脉瘤已取得重大进展，我们有理由相信，随着技术的进一步发展和合理适应证的确定，FD 治疗的疗效及安全性有望进一步提高。在颅内动脉瘤治疗中，我们应认识到，即便是相同的病变也应该遵循个体化原则确定最佳治疗方案，新技术的应用需要更多经验的积累以使其更趋安全有效。

（段发亮　李俊）

第十章　亚低温技术

一、概述

早在20世纪50年代，人们就将深低温（体温降至27 ~ 28℃）应用于开胸手术，以保护脑和其他器官，由于深低温容易发生室颤和凝血功能障碍，临床上较少使用，轻度低温（33 ~ 35℃）和中度低温（28 ~ 32℃）对脑有保护作用，1993年，江基尧首次将28 ~ 35℃的轻中度低温定义为亚低温。目前大多数学者认为，亚低温对重型颅脑损伤有一定疗效，而对心脏和凝血系统影响不大。亚低温是对复苏后昏迷病人唯一有脑保护作用的措施。目前国内外临床上的亚低温治疗一般是32 ~ 34℃。

2010年美国心脏协会CPR指南推荐对于院外室颤性心搏骤停的成人ROSC后仍昏迷（对指令无有意义的反应）病人应该降温到32 ~ 34℃并持续12 ~ 24h（class Ⅰ）。对于任何心律失常所致的成人院内心搏骤停，或具有无脉性电活动或心脏停搏所致的成人院外心搏骤停ROSC后昏迷病人，也要考虑人工低温（class Ⅱ b）。ROSC后第一个48h期间，对于心搏骤停复苏后的自主性轻度亚低温（>32℃）的昏迷病人不要开始复温（class Ⅲ）。

重度颅脑损伤后的亚低温治疗还存在争议，但许多研究认为：损伤后尽早实施亚低温治疗，轻度低于35℃，持续3 ~ 5d（颅内高压高峰时期）或一直到颅内压正常后，有神经保护的作用。

二、亚低温治疗在神经外科的适应证

（1）原发性和继发性脑干损伤，尤其伴有去大脑强直者。

（2）弥漫性脑损伤，伴有广泛脑水肿及颅内压（ICP）增高者。

（3）丘脑下部损伤，或有持续性中枢高热者。

（4）颅内血肿清除或内、外减压术后脑肿胀严重，仍有ICP增高者。

（5）伤后有明显精神症状或谵妄、躁动不安者。

（6）创伤性蛛网膜下隙出血伴有ICP增高者。

（7）外伤后脑梗死伴有ICP增高者。

三、亚低温的流程

亚低温流程见图10–1。

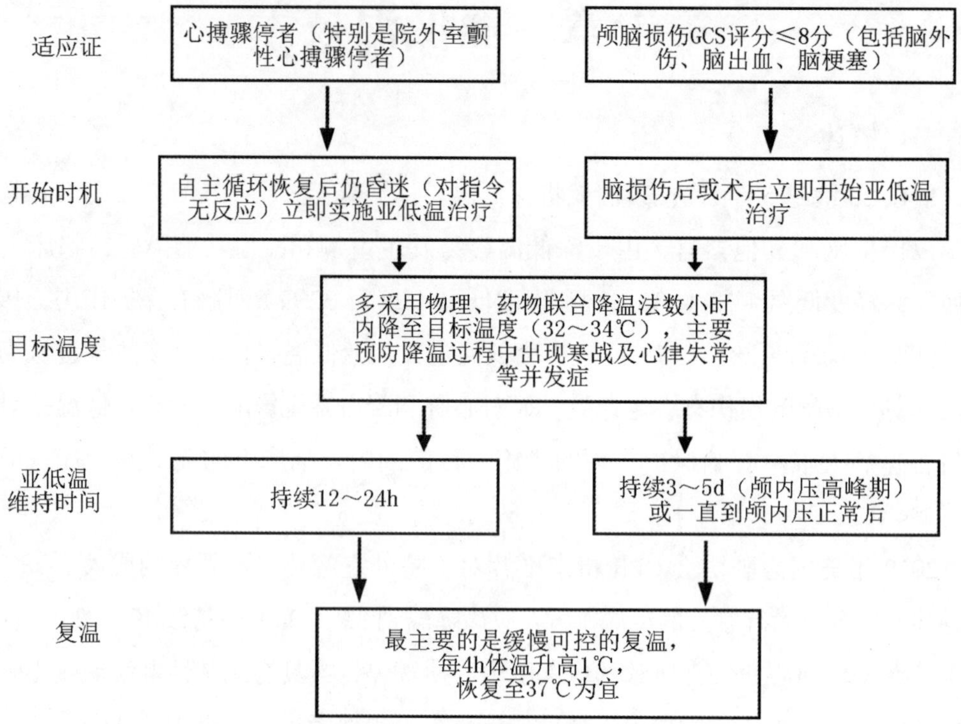

图 10-1　亚低温流程

四、降温方法

（1）冰袋、冰帽置于头部或腋窝、腘窝等。Bush 等对成功复苏后的 27 例病人联合应用冰袋、冰水浸湿的毛巾进行降温，大约需 7.5h 可达到目标温度。

（2）装有循环冷冻液的降温毯或装有循环空气的特制床垫：Haugk 等研究发现，在体表黏附装置中用循环冰水的垫子进行降温，降温速度可达 1.2℃ /h。

（3）冰水、酒精浸浴。

（4）体表黏附温垫进行降温。

（5）静脉输液法。

9 个病例组研究显示用 0.9% 生理盐水或乳酸林格氏液降温是安全的。也有文献表示，静脉输液法无法准确监测降温的幅度，而且需要大量液体，对有些危重病人不利。

（6）血管内导管降温。将一装有温度可控的循环盐水导管插入大静脉（通常由股静脉插入下腔静脉），其降温高效、可靠、可主动控制性复温而且并发症较少。

（7）人工体外循环降温。应用血管内温度监控系统控制和维持脑深部温度，降温准确快速，容易控制，但侵袭性过强、价格昂贵、技术要求过高。

（8）体腔灌洗降温。可用冷却的无盐生理盐水注入胸腔、腹腔、鼻腔及直肠等进行灌洗降温，但容易引起心室颤动或其他心律失常等严重并发症，故不常用。

以上都有效，但没有证明哪一种单独的方法最好，一些如冰毯及应用大量冰袋的方法都易做而且有效，但可能需要更多的人力护理及更密切的监护。在诸多降温方法中，若单纯予以物理降温或药物降温均难以取得良效，而物理降温与冬眠药肌松剂相结合方为最适宜的降温方法，应在数小时内降至目标温度，主要防止在降温过程中出现寒战、心律失常等并发症。

五、复温

（1）速度：每 4h 体温升高 1℃的速度。

（2）整个复温过程持续 12h。

（3）恢复至 37℃左右为宜。

复温注意：最重要的是缓慢而可控地复温，缓慢的复温不仅决定了亚低温的治疗效果，还减少了由于复温过快带来的一系列问题。

脑温监测：在亚低温治疗过程中，正确监测脑温至关重要，其测量方法分为直接测温法和间接测温法。直接测温法准确可靠，但有创，不为临床所常用。临床常用的间接测温法包括：①中心温度。②口腔温度。③鼓膜温度。④直肠温度，在临床上具有实用性强、易于推广的优点，直肠温度比脑温低 0.33℃左右。⑤膀胱温度，与脑温接近。⑥颞肌温度，可较好地间接反映脑温。

六、亚低温治疗仪的观察和护理

（1）仔细检查各机件是否牢固，各接口是否脱落，各导线是否松脱，检查各参数是否设置合理。

（2）体温的检测，体温检测是亚低温治疗的重点。亚低温治疗是否有效，一般与体温控制情况密切相关，因此，严密观察显示屏温度变化，同时与体温表测温结果进行对照并记录，准确了解病人的体温状况。降到预定体温后，应适时调高冷却水温度，注意维持体温恒定，应每 4h 测 1 次体温。一般情况下，病人的腋温可达 35 ~ 36℃，肛温为 34 ~ 35℃，鼻温为 33 ~ 34℃。若体温高于 36℃，则效果差；若低于 33℃，易出现呼吸、循环功能异常；若低于 28℃，易出现室颤，对体温过低者可减少冬眠合剂的使用量，必要时停用并对病人采取保暖措施。

（3）循环系统的护理，24h 动态心电监护，密切观察 ECG、血压、脉搏、四肢肢端循环情况及电解质变化，保持水、电解质及酸碱平衡。正常情况下，病人应面色红润、四肢温暖、血压正常、脉搏稍慢但节律整齐。如果病人出现面色苍白、肢端发绀、血压下降、心律不齐，提示微循环障碍，说明体温过低应立即停用亚体温治疗仪给予保暖，纠正电解质及酸碱平衡紊乱，必要时使用血管活性药物。复温时由于血管扩张，回心血量少，易导致低血容量性休克，因此复温速度要慢，一旦发生血压下降，应及时补充血容量。

（4）神经系统的观察。①注意颅内压的检测，复温过快发生肌颤可引起颅内压增高。密切观察意识、瞳孔变化。通过语言、肢体运动、感觉和对疼痛的刺激反应来观察病人的意识程度；瞳孔的散大、缩小，同时伴有意识障碍是形成脑疝的先兆。②监测生命体征。血压升高、呼吸减慢、脉搏减弱是颅内压增高的三大特征，应与亚低温治疗引起的体温降低、呼吸减慢、脉搏减弱相区别。

（5）加强基础护理预防感染：做好病人口腔、皮肤、泌尿系统的护理。勤翻身、拍背、活动四肢，必要时使用气垫床，昏迷病人尽早留置导尿，观察小便色、质、量并记录 24h 尿量，定期做口腔护理及留置导尿护理，以防止肺部感染，泌尿系感染和深静脉血栓形成，防止出现压疮等。

（6）皮肤护理。由于亚低温治疗时机体处于低代谢状态，末梢血液循环减弱，极易发生压疮和冻伤，尤其是头面部、耳郭等部位。故在亚低温治疗前，应先在帽内置布枕，铺单层干燥毛巾，及时擦去帽内冷凝水，及时更换毛巾，保持局部干燥，每 30min 检查受压部位，避免受压过久和低温刺激过久，造成局部血液循环不良。

（7）保持静脉管路通畅：因低温治疗时，浅表血管收缩，静脉穿刺较困难，尽量使用静脉留置针和深静脉置管。

七、使用亚低温治疗的注意事项

（1）严格掌握适应证及禁忌证：70 岁以上老年或原有高血压、心血管疾病者慎用；严重心肺病病人、失血性休克病人、妊娠期妇女、3 岁以下儿童、精神病病人等禁用；脑电无活动的昏迷或认知功能障碍者、终末期病人、活动性出血者、凝血功能障碍者、孕妇等禁用。

（2）毯帽为塑料制品，病人在治疗中，不可戴有金属、硬物，以免弄破毯帽。

病人最好取平卧位，协助翻身时避免冰毯移位，起皱褶，定期清洗毯帽护套，以防发霉。使用降温毯时，要把毯面铺平，病人最好取平卧位，协助翻身时避免冰毯移位、起皱褶，定期清洗帽套、毯套。

（3）环境要求：室温在 20 ～ 25 ℃，相对湿度在 50% ～ 60% 为宜，若空气中湿度超过 60%，容易在冰毯表面、接口处及软管上形成冷凝水，应及时用毛巾擦干，防止冻伤及浸湿床单罩等。

（4）严格控制降温及复温速度，不宜过快，降温速度以 1.0 ～ 1.5℃ /h 为宜，3 ～ 4h 即可达到治疗温度；复温过快可出现复温性休克、反跳性高热或酸中毒等，应采取自然复温，保持 24h 体温上升 1 ～ 2 ℃，缓慢复温有助于病情平稳过渡。

（5）亚低温治疗不宜时间过长，一般治疗时间为 3 ～ 5d，最长不超过 10d。长期治疗不但无保护脑组织的作用，反而会加重脑组织的损害。

（6）亚低温治疗前，病人应是生命体征平稳者。

（7）及时观察生命体征，尤其是呼吸情况，亚低温治疗时应用肌松剂的同时，掌握好用呼吸机辅助呼吸。

（8）在放置颅内压监护装置的情况下，动态观察颅内压的变化，防止脑灌注不足，维持脑灌注压在 70mmHg 以上。

（9）在放置脑氧分压监护装置的情况下，动态观察脑氧分压的变化，防止脑供氧不足，维持脑氧分压在 15mmHg 以上。

（10）观察、记录降温的时间，根据脑温及肛温随时调节冬眠药物的滴速。

（11）随时观察脑温、肛温传感器固定情况，防止脱落或滑出，影响测温效果。

（12）连续动态心电监护，及时发现和防止心律失常。

（王代旭　李俊）

第十一章　神经导航技术

一、发展概述

神经外科手术定位技术历史的变迁：首先是颅脑表面结构的定位，其次是经典的立体定向技术，主要特征是有框架的立体定向仪，现在是无框架的立体定向技术，即神经导航技术。

神经导航系统应用计算机图形图像技术处理神经影像学资料，重建三维的医学图像模型，帮助手术医生在术前对预行的手术操作进行虚拟演示，以更好地规划手术入路，同时在经典立体定向外科手术技术的基础上，结合红外或超声信号自动追踪技术和自动化技术，突破了现有手术器械和辅助设备的制约，能够帮助术者完成针对深部神经组织的一系列复杂而精细的操作，并将病变周围正常神经血管结构的不必要的损伤减少到最低程度。借助于导航技术，医生把现代神经影像诊断技术、立体定向外科和显微神经外科技术结合起来，准确、动态和实时显示神经系统解剖结构和病灶的三维空间位置及其毗邻关系。导航系统在手术中能与显微镜、脑室内窥镜、超声刀、电磁刀等配合，自动指引显微手术系统搜寻病灶位置，同时动态反馈手术进程。

二、应用范围

神经导航系统的应用是神经外科从显微外科发展到微侵袭神经外科的一个重要标志。与有框架的立体定向神经外科相比，神经导航系统不但可用于包括活检在内的所有手术，而且还具有以下优点：①术前设计手术方案（选择最便捷、安全的手术入路）。②准确定出手术实时的三维位置。③显示术野周围的结构。④指出目前手术位置与靶灶的空间关系。⑤术中实时调整手术入路。⑥显示手术入路可能遇到的结构。⑦显示重要的结构。⑧显示病灶切除的范围。

目前神经导航系统主要应用于如下方面。

（1）术前手术方案的设计和手术操作训练。

（2）对年轻医生形象化教学和培训。

（3）术中用于指导手术操作，包括靶灶定位、重要结构的寻找或回避，肿瘤切除程度的判断。

（4）靶灶或手术入路位于无解剖标志或复杂结构的区域。

（5）靶灶或手术入路区域的正常解剖标志被病变或既往手术破坏或干扰，无法识别。

（6）靶灶或手术入路位于重要神经血管结构毗邻。

（7）靶灶边界在影像图上清晰，但在术野与正常组织分界不清。

（8）靶灶位于颅内中线（如胼胝体等）或颅底，术中无明显移位。

三、操作流程

随着导航设备的更新换代，导航的操作流程方式不一，以德国 BRAINLAB KICK 为例。

导航计划操作流程如下。

（1）进入导航操作软件，导入符合导航要求的影像学资料。

（2）进行多影像的融合并验证融合的准确性。

（3）进行靶区的勾画，勾画完后观察勾画的效果。

（4）计划的保存与导出。

手术导航的操作流程如下。

（1）向导航显示仪中导入已做好的导航计划数据。

（2）进行病人体位的摆放，使其既适合手术又方便导航的实施。

（3）安装头架及参考架。

（4）用工具（扫描仪）进行表面注册，注册好后用导航棒验证精度，若精度可接受点击“accept”。

（5）取下未消毒的参考架，常规消毒铺巾，更换已消毒的参考架。

（6）导航的实施。

（7）导航结束后导出数据和退出系统。

四、未来趋势

1. 目前存在的缺陷

影像漂移：由于手术中脑脊液外流或较大体积的肿瘤被切除，脑内结构相对位置发生变化，使之与术前影像之间产生偏差。如前所述，有一定的措施避免漂移的发生，但真正要完全消除其影响，还需要进一步发展新技术与现有导航系统配合。

精确度下降：术前、术中有很多因素可能影响导航系统的精确度。如术中不能严格保持头颅与手术床位置的绝对固定，当二者位置发生变化时，虽然本系统有自动校正功能，但校正后其精确度会下降，如术中位置发生多次或过大的变化，则可能导致明显误差。所有这些误差因素都会对系统的精确性产生影响。但其中很大一部分随着手术例数的增加，系统操作经验的不断积累，可以逐渐被纠正。真正造成定位失败的机会并不多见。

2. 各种改良措施

术中影像技术的引入，可以实现真正的动态监测，消除影像漂移造成的误差。以往多借助超声检测，近年来可移动 CT 甚至术中 MRI 均已完成设计开发，并应用于临床。与术前 DSA、MRA 和 TCD 技术结合，实现颅内血管系统影像捕捉与重建。与脑室内窥镜技术结合，完成脑室内病变的微侵袭手术。与计算机虚拟现实技术和网络远程高速通信技术结合，实现虚拟手术和远程遥控手术。这方面也已经有成功的报道。

3. 发展趋势

硬件、软件技术的进步，使导航系统应用更趋简便，设备的高度自动化和智能化，可自动注册和校正偏差。近年来，激光体表快速注册的出现，不仅省时（数秒时间可完全注册）、简化操作，而且提高注册准确性。触摸控制板应用使外科医生可直接操纵控制台，省去技术员帮助。多种图像（CT、MRI、fMRI、MRA、PET、CTA 等）自动融合为外科医生提供更多选择和讯息，使导航外科更安全、有效。

术中超声或磁共振技术的出现，不仅可发现术中脑移位，而且可实时扫描并与术前的资料结合，能容易识别颅内结构，指导手术操作。

五、总结

神经导航系统的诞生，是在手术显微镜的应用之后的神经外科手术技术发展史上的又一次飞跃。借助于导航系统的帮助，神经外科医生可以提高现有手术质量，更能不断突破传统手术禁区，更好地为病人服务。

（张涛　徐浩　李俊）

第十二章　脑室穿刺术

一、概述

脑室穿刺术是一种在神经外科工作中常用的诊疗技术，有脑室系统减压、引流脑脊液、检测颅内压等作用。根据不同的情况及所需要的脑室穿刺部位（如前角、侧方、枕角等），可选择相对应的体表穿刺定位点。有资料记载最先是由 Cushing 和 Tillmanns 通过 Kocher's 点进行脑室前角的穿刺，随后又由不同的医师进行改良，确立相对的脑室穿刺定位方法。日前有部分医师通过现代神经影像技术，将脑室的三维动态成像图与体表投影相结合，达到更加精准的穿刺点体表定位。

二、脑室穿刺术的适应证和禁忌证

（一）适应证

1. 诊断性穿刺

（1）可向脑室内注入阳性对比剂或气体做脑室造影。

（2）可向脑室内注入染料后行脑池穿刺或腰椎穿刺，以了解脑脊液循环梗阻的部位及程度。

（3）抽取脑室液做生化和细胞学检查等。

2. 治疗性穿刺

（1）因各种病变引起脑积水、严重颅内压增高、脑疝形成的病人，可先采用脑室穿刺和引流，作为紧急减压抢救措施。

（2）脑室内出血或者蛛网膜下腔出血的病人，穿刺持续引流血性脑脊液可减轻脑室反应及防止脑室系统阻塞。

（3）开颅术中为降低颅内压，有利于改善手术区的显露，常穿刺侧脑室，引流脑脊液。尤其在颅后窝术后为解除反应性颅内高压，也常用侧脑室外引流。

（4）引流炎性脑脊液，或向脑室内注入抗生素治疗颅内感染。

（二）禁忌证

（1）硬脑膜下积脓或脑脓肿病人，脑室穿刺可使感染向脑内扩散，且有脓肿破入脑室的危险。

（2）脑血管畸形，特别是巨大或高流量型或位于侧脑室附近的血管畸形病人，脑室穿刺可引起出血。

（3）弥散性脑肿胀或脑水肿者，由于脑室受压缩小而导致穿刺困难，引流效果不佳。

（4）严重颅内高压，特别是视力低下的病人，穿刺可存在突然减压所致失明的危险。

（5）大脑半球占位病变者，侧脑室往往移位受压而变形，如做健侧脑室穿刺，有加重移位的风险。

（6）存在明显出血倾向者，勿行脑室穿刺术。

三、脑室穿刺术的常用定位点及深度

（1）前角穿刺：穿刺点在冠状缝前和中线旁各 2.5cm，穿刺方向与矢状面平行，对准两外耳道假想连线，深度一般为 5 ~ 6cm。

（2）后角穿刺：穿刺点在枕外粗隆上方 5 ~ 6cm，中线旁 3cm，穿刺方向对准同侧眉弓外端，深度一般为 5 ~ 6cm。

（3）侧方穿刺：穿刺侧脑室下角时，在耳郭最高点上方 1cm，穿刺三角部时，在外耳孔上方和后方各 4cm 处。均垂直进针，深度为 4 ~ 5cm。

（4）经眶穿刺：在眶上缘中点下后 0.5cm 处，向上 45° 、向内 15° 进针，深度为 4 ~ 5cm，可进入前角底部。

（5）经前囟穿刺只适用于前囟未闭的婴幼儿。穿刺点在前囟侧角的最外端，其穿刺方向同前角穿刺，前囟大者平行矢状面，前囟小者针尖略指向外侧。

四、脑室穿刺术的方法

（1）颅骨钻孔穿刺法：根据上述前角、后角、侧方穿刺位置，切口约 3cm，钻孔后置放引流管。使用快速细孔钻颅器（手摇钻），切口 0.5cm，扩开头皮，显露颅骨，钻透颅骨，破膜针刺破硬脑膜，放置引流管，操作简便，省时省力。

（2）颅锥穿刺法：使用颅锥穿刺法，创伤小，简单易行。先固定颅锥穿刺的深度，左右旋转，然后置入引流管。

（3）经眶穿刺：适应于无颅锥但需行紧急穿刺放出脑脊液降压者。常规消毒铺巾局部麻醉后，在眶上缘中点下后 0.5cm 皮肤处，用尖刀刺一孔，用一圆凿或斯氏钉或克氏针，凿穿眶上壁，换用脑室穿刺针或腰穿针，按穿刺方向进入侧脑室前角底部。

（4）经前囟穿刺：只适用于前囟未闭的婴幼儿。穿刺点在前囟侧角的最外端，用腰椎穿刺针在局部麻醉下穿刺，不切开头皮。其穿刺方向同前角穿刺法，前囟大者平行矢状面，前囟小者针尖略指向外侧。

五、脑室穿刺术的并发症

（1）脑室内硬脑膜下或硬脑膜外出血。

（2）急性脑水肿及颅内压突然增高。

（3）视力突然减退甚至失明。

（4）局部或颅内感染。

六、脑室穿刺的注意事项

（1）正确选择穿刺部位：穿刺部位的选择应考虑病变部位，一般选择离病变部位较远处穿刺。还应考虑脑室移位或受压变形缩小，两侧脑室是否相通等情况，以确定最佳穿刺部位及是否需双侧穿刺。

（2）准确把握穿刺方向：穿刺点和穿刺方向不恰当往往是穿刺失败最主要的原因。因此应严格确定穿刺点，掌握穿刺方向。需改变穿刺方向时，应将脑室穿刺针或导管拔出后重新穿刺，不可在脑内转换方向，以免损伤脑组织。

（3）注意控制穿刺速度：穿刺速度不应过急过深，以防止损伤脑干，或损伤脉络丛而引起出血。

（4）牢牢把控释放脑脊液速度：进入脑室后放出脑脊液要慢，以防止减压太快引起硬脑膜下、硬脑膜外或脑室内出血。

七、脑室穿刺术的术后护理

术后护理主要目的是：保持脑室外引流通道，以利缓解颅内压增高，观察引流情况，严格执行无菌操作，防止颅内感染等并发症的出现。

（1）取平卧位，保持安静。对意识不清、躁动不安或有精神症状的病人，应予以约束，防止病人自行拔出引流管而发生意外。

（2）引流装置应高出床头 10 ~ 15cm，早期需要特别注意引流速度，切忌引流过速、过多。

（3）严格保持整个引流装置及管道的清洁和无菌，各接头处应用无菌敷料包裹，不能任意拆卸皮管及在引流管上任意穿刺，以免造成脑脊液渗漏。

（4）保持头部创口或穿刺点敷料干燥，如发现敷料潮湿，应立即查明原因，并及时更换。

（5）无菌引流瓶定时更换，并记录引流液的色、质、量。术后 1 ~ 2d 脑脊液可略带血性，若术后脑脊液中有大量鲜血或术后血性脑脊液的颜色逐渐加深，常提示有脑室内出血，要告知医师处理。

（6）定时观察引流管是否通畅，如发现堵塞，应及时查找原因，及时处理。

（7）脑脊液细菌培养需每周 1 次，脑室引流不能过久，否则易颅内感染，故脑室引流时间一般为 7 ~ 10d。

（8）拔管前可试行抬高引流瓶或夹闭引流管，以便了解脑脊液循环是否通畅，颅内压是否有再次升高的情况。夹管后应密切观察，如病人出现头痛、呕吐等颅内压增高症状，应立即开放关闭的引流管，通知医师。拔管后切口处发现有脑脊液漏出，要及时告知医师进行缝合，以免引起颅内感染。

（熊左隽　王代旭　李俊）

第十三章　腰椎穿刺术

一、概述

腰椎穿刺是临床常用的一种诊疗操作，不仅在神经外科和神经内科应用广泛，在儿科、血液科、麻醉科等学科也经常会用到。目前公认第一个腰椎穿刺术是由德国基尔大学附属医院外科医生海因里希·奎克（Heinrich Quincke）在1891年实施，当时他的目的主要是治疗脑积水。随后奎克发表了他对临床中抽取的脑脊液中成分的研究，在此基础上，奎克很快认识到脑脊液在诊断中的重要用途。渐渐地在长期的改良和运用中，腰椎穿刺技术日益成为临床工作中的一项常见操作。

在神经外科，腰椎穿刺可用于诊断中枢神经系统各种炎症性疾病、血管性疾病、脊髓病变、疑有颅内占位病变、对诊断不明的神经系统疾病及气颅、椎管造影等；亦用于因脑脊液压力过高的放液（减压）和注入药物治疗中枢神经系统疾病。

二、腰椎穿刺的适应证和禁忌证

1. 适应证

（1）诊疗性穿刺：了解脑脊液性质，脑脊液的细菌培养及药敏试验，测量颅内压力，脑室及脑池造影等。

（2）治疗性穿刺：严重颅内感染的腰大池引流；蛛网膜下腔出血持续脑脊液引流预防脑积水；脑脊液鼻漏及术后皮下积液病人的引流减压等；鞘内给药，主要包括颅内感染的抗生素、肿瘤化疗药物等。

2. 禁忌证

（1）腰椎穿刺部位有局灶性感染或压疮。

（2）颅内占位性病变引起高颅压或后颅窝占位性病变。

（3）枕骨大孔处肿瘤或怀疑有先天性小脑延髓下疝畸形。

（4）高度怀疑有脑池粘连。

（5）开放性颅脑损伤或有脑脊液漏者。

（6）严重脊柱畸形者。

（7）严重凝血功能障碍者。

三、腰椎穿刺的操作步骤

（1）确定体位：协助病人侧卧于硬板床上，背部与床面垂直，头部尽量向前胸屈曲，两手抱膝紧贴腹部，使躯干尽可能弯曲呈弓形以增加椎间隙宽度。

（2）选定穿刺位点：通常以双侧髂棘最高点连线与后正中线的交汇处为穿刺点，此处相当于第 3 ~ 4 腰椎棘突间隙，有时也可在上一腰椎间隙或下一腰椎间隙进行。

（3）消毒铺巾：充分暴露穿刺部位后，以穿刺点为中心，自内向外进行皮肤消毒，消毒范围直径约 15cm，至少消毒两遍。检查测压管、穿刺针是否通畅，铺盖无菌孔巾。

（4）局部麻醉：以 5mL 注射器抽取 2% 利多卡因 2mL，在穿刺点自皮肤到椎间隙韧带逐层浸润麻醉。注射前应回抽，观察无血液，方可推注麻醉药。

（5）进行穿刺：术者用左手固定穿刺皮肤，右手持穿刺针以垂直背部，针尖稍向头部的方向缓慢刺入，成年人进针深度 4 ~ 6cm，儿童 2 ~ 4cm。当针头穿过韧带与硬脊膜时有阻力突然消失的落空感。此时可将针芯慢慢抽出（以防脑脊液迅速流出，造成脑疝），见脑脊液流出后再将针芯插入。

（6）测量颅内压：穿刺成功后，固定穿刺针，嘱病人缓慢伸展头颈及下肢，接上测压管测量压力。正常侧卧位脑脊液压力为 80 ~ 180mmH_2O 或 40 ~ 50 滴 /min。

（7）标本送检：无菌试管收集脑脊液 2 ~ 5mL，送检常规（第一管标本不能送检常规及细胞学检查）、生化、细胞学、病原学（革兰染色）等。如需作培养时，应用无菌试管送检标本。

四、腰椎穿刺的并发症

（1）血性脑脊液：腰椎穿刺中最常见的并发症之一，常进针过深，误伤了椎管内的静脉丛所致，易与病理性血性脑脊液发生混淆。如因穿刺误伤出血常可自行停止，但个别出血较多的病人，因血液刺激而出现短暂性的腰腿痛等症状，只需给予一般对症处理。

（2）低颅内压综合征：多由于所用腰椎穿刺针过粗，或术后下床过早，使脑脊液自脊膜上的腰椎穿刺针眼处外流，而导致颅内压力过低。常表现为坐位时头痛明显加重，严重时可伴有恶心、呕吐或眩晕，此时平卧可使症状减轻缓解。

（3）原有脊神经根和脊髓症状的突然加重：腰椎穿刺放液后，脑脊液衬垫作用有所降低，可使病变对其附近的脊髓或脊神经根的压迫加剧，致使原有症状突然加重，对高段颈髓段压迫性病变更要警惕突发的呼吸循环骤停，故在腰椎穿刺时，要严密观察病人的呼吸和脉搏。

（4）脑疝的形成或加剧：在颅内压力增高时，腰椎穿刺时一次放液较多较快，或腰穿后未严格遵守卧床制度，较易发生此种并发症。严重者可突然呼吸停止，意识不清或抽搐，甚至心跳随即停搏。这种并发症，可在穿刺当时或穿刺后数小时内发生。故术后嘱病人严格遵守卧床制度，密切观察意识情况、呼吸循环、瞳孔等变化。必要时可予以预防性的高渗脱水剂治疗，防止脑疝的形成或加剧。

（5）马尾神经根损伤：此类并发症临床上较少见，多与穿刺针尖偏离人体中线较远或误伤了脊神经根有关。可出现下肢麻木、疼痛或一过性排尿障碍等症状，常可自愈。

（6）术后感染：术后感染均由于腰推穿刺器械和物品消毒不严所致。若能严格遵守无菌技术操作是完全可以避免的。

五、腰椎穿刺的注意事项

（1）严格掌握禁忌证，凡是有颅内压增高者必须先做眼底检查，如有明显视乳头水肿，或者脑疝先兆者，禁忌穿刺。

（2）穿刺时病人如若出现呼吸、脉搏、血压、心率、面色异常等症状时，立即停止操作，并作相应处理。

（3）若进行椎管鞘内给药时，应先释放出等量的脑脊液，然后再等量置换药液，进行鞘内给药。

（4）放液量根据病情及检查需要决定，适量即可，不宜过多过快，可予间断释放脑脊液，并注意及时询问病人当时有无特殊不适，术后至少去枕平卧 4 ～ 6h。

（5）严格注意无菌操作，避免中枢神经系统感染。

六、腰椎穿刺的护理

（1）嘱病人术后去枕平卧 4 ～ 6h，不可抬高头部，以防穿刺后不良反应，如头痛、恶心、呕吐、眩晕等。

（2）观察有无头痛、腰痛，注意穿刺后血压、脉搏及呼吸变化，警惕脑疝发生。必要时静脉输入甘露醇。

（3）保持穿刺部位的纱布干燥，观察有无渗液及渗血，保证穿刺点周围清洁，预防感染。

（刘羽　张章　李俊）

第十四章　气管切开术

一、概述

气管切开是通过手术的方法使得气管跟颈部皮肤直接相通。医学史上有证据表明公元前100年前就有外科医生进行这项操作。而众所周知的外科意义上的气管切开术是由 Chevalier Jackson 在1909年第一次进行系统阐述。1951年 Sfuart Arhetlger 医师证实气管切开后，胃内容物可以反流进入气管，故而有了带气囊的套管。至1965年气管切开术适应证更严格，操作细致而规范，强调无菌术、更安全而无痛的麻醉术，对组织刺激更小的新材料使用及低压气囊等，使得气管切开术成了处理呼吸功能不全的基本措施之一。

气管切开术有多种手术方式，通常情况下可大致分为外科气管切开法和经皮气管切开法两种，目前广泛应用的气管切开术均是以 Chevalier Jackson 医师开发的手术方法作为基础改良而来。

传统的气管切开术因为其手术时间长、切口大、并发症多等缺点，而逐渐地被更先进的技术所淘汰。经皮气管切开术具有手术间短、切口小、并发症少，临床操作简单、安全性高等特点，是目前常选用的气管切开术式。

二、气管切开术的适应证和禁忌证

神经外科领域中常见伴有持续性意识障碍或呼吸衰竭的病人。当病人合并由于舌后坠、肺部感染等原因所导致的呼吸道狭窄梗阻时，或需要机械辅助通气时，需要进行经喉气管插管。如果判断病人需要气管插管的时间在21d以上时，无法保证病人口腔内清洁从而增加上呼吸道感染的风险，则应由气管插管改为气管切开，因此需严格把握气管切开手术指征。

1.适应证

（1）各种原因引起的下呼吸道分泌物潴留：肺部感染；胸腹部外伤或较大手术后；各种原因引起的昏迷。

（2）某些大手术的前置手术，如喉肿瘤、咽肿瘤、下颌及口咽部位的手术。

（3）极重度的阻塞性睡眠呼吸暂停病人需行气管切开。

2.禁忌证

（1）严重呼吸循环障碍、不能耐受手术者。

（2）严重出、凝血功能障碍。

（3）未获得病人或病人家属同意者（紧急抢救可在领导批示下施行）。

（4）气管切开部位以下占位性病变引起呼吸道梗阻者。

三、气管切开术的手术步骤

（1）体位：一般采用平卧位，头向后仰、肩部垫高，下颏、喉结及胸骨上切迹三点成一直线，严格保持在正中位上，便于气管显露。

（2）手术切口：直切口或横切口。切开皮肤、皮下组织，分离、显露颈前正中的白线。

（3）分离胸骨、舌骨和胸骨甲状肌，用手指触探气管环，定位 2 ~ 4 气管环位置。

（4）处理甲状腺峡部，沿其下缘钝性分离，上提后，拉钩显露气管前壁。

（5）显露气管：处理甲状腺峡部后，食指触诊，以感觉气管的位置。以血管钳将气管前筋膜分离，暴露气管环。

（6）切开气管：做直线型或"n"形切开气管前壁，去除少许软骨，形成气管的瘘道。

（7）插入气管套管：用止血钳或气管扩张器撑开气管切口，插入气管套管，快速吸出痰液。

（8）伤口止血处置：术野充分止血，皮肤切口酌情缝合 1 ~ 2 针，局部垫纱布垫。固定气管套管，其松紧度以带下可通过一横指为宜。

四、气管切开术的并发症

（1）皮下气肿：最常见，与软组织分离过多、气管切口过长、皮下缝合过紧有关，表现为皮肤的明显肿胀，有握雪感，颈部多见，有时可扩展到胸部和腹部。多于数日后自行吸收，不需特殊处理。

（2）纵隔气肿：轻者症状不明显，重者呼吸急促，X 线片见纵隔影变宽。对纵隔气肿较重者，可于胸骨上方沿气管前壁向下分离，将气体放出。

（3）气胸：可能与胸膜破裂、手术损伤、严重咳嗽等相关，右侧胸膜顶位置较高，较左侧损伤概率高，儿童尤甚。气胸较重时，能引起呼吸困难，可请胸外科协助行胸膜腔穿刺或胸膜腔闭式引流。

（4）出血：术后伤口少量渗血，无菌油纱条填塞压迫下，多能自止；若仍有鲜血溢出，应考虑有术中结扎血管线头脱落，应立即打开切口，对出血点给予结扎处置。

（5）气食管瘘：表现为术后进食时有食物自气管切开口溢出，多为术中切开气管前壁时误伤食管。另外，套管气囊长时间压迫和腐蚀气管壁，向后可形成气－食管瘘，瘘孔小者对症处置后可自行愈合。瘘孔大者则需手术修复。

（6）感染：伤口感染与病人的身体状况和术后护理程度密切相关，一旦感染，易造成气管狭窄和致命性大出血。

（7）气管狭窄：主要特点是拔管后病人有呼吸费力。多与气管切开时气管软骨环损伤、错位，病人是瘢痕体质有关。

（8）拔管困难：气管切开时损伤环状软骨，造成气管狭窄是拔管困难的主要原因，其次气管切开口处肉芽增生，原发病未愈，插入的气管套管型号偏大等，都与能否顺利拔管相关。

（9）肺动脉栓塞：气管切开术后，呼吸模式改变，胸腔负压较低，使静脉血流回流速度缓慢，是肺动脉栓塞发生的诱因。临床特点是呼吸道通畅，但血氧分压低、血气分析和肺动脉造影等有助于诊断，应及时给予抗凝和溶栓治疗。

（10）呼吸骤停：个别病人气管切开术后，可能出现呼吸骤停，原因可能是病人在长期缺氧状态下突然吸入大量空气所致。可迅速让病人吸入二氧化碳与氧的混合气体（氧浓度不超过 40%），如仍无改善，可给予呼吸机进一步治疗。

（11）接触性皮炎：为手术切口下方的境界清楚的红斑、丘疹、丘疱疹等。与套管、套管周分泌物、切口周感染分泌物刺激有关。

（12）吞咽困难：少数病人术后出现吞咽疼痛、吞咽困难、呛咳等。多为暂时性功能失调，一般 3 ～ 5d 恢复正常。

五、气管切开术的注意事项

（1）术中始终保持切口在正中位，拉钩必须均匀用力上提，以保证切口切在正中。

（2）切开气管时应立即吸尽气管内分泌物，防止痰栓堵塞气道。

（3）吸痰动作要轻柔迅速，减少对气管壁的损伤，注意无菌操作。

（4）拔管应在病情稳定，呼吸肌功能恢复，咳嗽有力，能自行排痰，解除对气管切开的依赖心理时，才能进行堵塞试验。

六、气管切开术的术后护理

神经外科对病人的治疗主要是进行气管切开术，该手术可以保证病人的呼吸道的通畅，进一步降低梗阻的概率，但同时容易出现并发症以及合并症，对病人的身心健康造成严重的影响。因此在术后对病人进行针对性的呼吸道护理十分重要。

（1）病房环境：保持病房清洁、安静、空气流通，温度在20℃左右，湿度保持在50%～60%，室内每日进行消毒。

（2）呼吸道护理：密切观察病人呼吸情况，及时吸出呼吸道分泌物，保持呼吸道畅通，吸痰时必须严格无菌操作，注意每次吸痰时间不宜过长，切忌作不必要的深部抽吸，防止气管内膜损伤和发生感染。

（3）气管套管及球囊护理：为防止痰液凝固，发生阻塞，内套管应按时消毒，每天最少4次，同时气管切开套管气囊应常规定期放气、充气，防止气囊压迫导致气管黏膜损伤。

（4）切口处护理：保持切口的清洁，因颌面部及喉部手术与气管切开伤口在同一区域，故伤口敷料易被浸血或分泌物污染，应及时更换。首先用双氧水擦洗干净，然后用双层无菌纱布剪成“凹”字形垫于套管下，上面再覆盖双层无菌纱布。每次更换内套管前用酒精或络合碘消毒外套管周围及伤口皮肤，再更换双层无菌纱布。气管切开的并发症应及早发现，观察伤口无出血、感染等情况。如出现皮下气肿及时拆除几针伤口缝线，并给予对症处理。

（5）口腔护理：及时清洗口腔颌面颈部创面，吸干积液，也可让病人带上牙垫，达到减少积液的目的，同时可作药物雾化吸入，以上加强口腔护理等措施可防止感染伤口，促进消肿及伤口早日愈合。

（蔡伦　徐浩　李俊）

第三部分　神经外科质量控制评分标准

神经外科质量控制评分标准如下。

（1）科室管理共50分，表15-1。

表15-1　科室管理评分

评价指标	评价要点	评价方法	分值
严格执行医疗卫生管理法律、法规和规章	无非卫生技术人员从事诊疗活动	使用非卫生技术人员从事诊疗活动的，当月质控考评为零分	8
	所有在科室执业的医师、护士均已注册	有一名执业的医师或护士未注册的，当月质控考评为零分	
	执业医师、护士无超范围执业	发现一起执业医师或护士超范围执业的，当月质控考评为零分	
	无虚假、违法医疗广告	发布虚假、违法医疗广告的，当月质控考评为零分	
	卫技人员与床位比例符合医院规定的要求	不符合人力资源部规定要求的酌情扣分	
	护士与床位比例符合医院规定的要求	不符合护理部规定要求的酌情扣分	
	在一切医疗行为中无收受红包	凡出现此类情况者，当月质控考评零分	
	在一切医疗行为中无收受回扣	凡出现此类情况者，当月质控考评零分	
医务人员严格遵守医疗卫生管理法律、法规、规章、诊疗护理规范和常规	科室制定有健全的规章制度和各级各类员工岗位职责。重点是医疗质量和医疗安全的核心制度，内容包括：首诊负责制，三级医师查房制度，分级护理制度，疑难病例讨论制度，死亡病例讨论制度，会诊制度，危重病人抢救制度，手术分级制度，术前讨论制度，处方制度，查对制度，病历书写基本规范与管理制度，转科、转院制度，临床用血审核制度，临床药事管理制度，交接班制度等	科室规章制度、岗位职责不完善，酌情扣分。核心制度缺失的不得分，少一条扣1分	5
	本岗位的工作人员熟知其工作职责与相关规章制度。重点是《中华人民共和国执业医师法》《中华人民共和国传染病防治法》《医疗事故处理条例》《医院工作制度》《突发公共卫生事件应急条例》《医疗废物管理条例》《医院工作制度》《突发公共卫生事件应急条例》《医疗废物管理条例》《中华人民共和国护士管理办法》，以及《抗菌药物临床应用指导原则》《处方管理办法》《医师外出会诊管理办法》《麻醉药品和精神药品管理条例》《医院感染管理办法》	每月随机抽查医护人员1~2名，不熟悉相关制度者，酌情扣分	5

续表

评价指标	评价要点	评价方法	分值
制定本科室突发事件应急预案（医疗和非医疗事件）及医疗救援任务	医务人员在临床的诊疗活动中能遵循与其执业活动相关的主要法律、法规、规章、诊疗护理规范和常规	发现医护人员在诊疗过程中未能遵循医疗卫生管理法律、法规、规章、诊疗护理规范和常规的，酌情扣分	2
	制定有本科室突发事件应急预案和医疗救助预案	无相应预案不得分	5
	有与相关部门或上级主管部门的联系渠道	无联系渠道酌情扣分	5
建立卫生专业技术人员梯队建设制度、继续教育制度并组织实施	科室有专业技术人员梯队建设目标、制度和实施措施	无科室梯队建设目标、制度、和实施措施的酌情扣分	3
	科室有专业技术人员继续教育的培训计划和实施目标	无科室继续教育培训目标和实施目标的酌情扣分	3
	每年对本科室专业技术人员的专科技术、科研、继续教育进行考评	未进行考评的不得分	4
学科带头人的专业技术水平领先	学科带头人具备承担省区级继续教育项目或科研的能力	未达到规定要求的酌情扣分	5
	科主任／学科带头人在本专业区级以上（含省级）学术组织任委员以上职务	未达到规定要求的酌情扣分	5

（2）门诊医疗质量与持续改进共100分，表15-2。

表15-2　门诊医疗质量与持续改进评分

评价指标	评价要点	评价方法	分值
依据工作量及需求，合理安排专业技术人员，提高门诊确诊能力，保证门诊诊疗质量	科室严格执行《门诊医疗工作管理规定》，服从门诊部统一安排	未按规定执行者不得分，不服从门诊部安排者视其情节轻重，酌情扣分	5
	门诊医师按时上班，坚持专家专科门诊，不套排，不随意停诊，不随意顶替，更不允许进修生、实习生单独上门诊	发现不按时出诊，套排，顶替者不得分	10
	严格执行首诊负责制，门诊会诊制	未严格执行者视其情况酌情扣分	10
	对门诊医师“合理检查，合理治疗，合理用药”有具体的监督措施	无监督措施不得分，监督措施不到位者视情况酌情扣分	5
	做好等待就诊病人出现病情变化的抢救方案和急救措施（有突发意外紧急情况的处理预案及完整抢救物品配备）	无相应预案及措施不得分	5
	副高以上职称门诊所占比例≥60%	未达比例者不得分	5
	在病人外出检查未归时，医生不能擅自离岗	发现医师擅自离岗者不得分	5

续表

评价指标	评价要点	评价方法	分值
门诊医疗文书书写规范	门诊病历书写规范，符合要求	不符合书写规范酌情扣分	5
	门诊处方及检查申请单书写规范，符合要求	不符合书写规范酌情扣分	5
严格执行传染病预检分诊和报告制度，符合医院感染控制要求	执行《中华人民共和国传染病防治法》，疫情报告及时准确并有登记	未及时上报疫情者不得分	5
	严格遵照预检、分诊制度，发现传染病或疑似传染病病人，到指定隔离室诊治，并做好必要的隔离和消毒	未严格遵照预检、分诊制度，酌情扣分	5
	在实施标准预防的基础上，根据门诊病人就医特点以及疾病不同的传播途径采取相应的消毒隔离措施	未执行好消毒隔离措施，酌情扣分	5
	所有工作人员在接诊过程中必须严格执行无菌操作规程并做好自我防护	未做好无菌操作，酌情扣分	5
门诊手术管理规范	执行《中华人民共和国传染病防治法》，疫情报告及时准确并有登记	未及时上报疫情者不得分	5
	严格遵照预检、分诊制度，发现传染病或疑似传染病病人，到指定隔离室诊治，并做好必要的隔离和消毒	未严格遵照预检、分诊制度，酌情扣分	5
门诊手术管理规范	在实施标准预防的基础上，根据门诊病人就医特点以及疾病不同的传播途径采取相应的消毒隔离措施	未执行好消毒隔离措施，酌情扣分	5
	所有工作人员在接诊过程中必须严格执行无菌操作规程并做好自我防护	未做好无菌操作，酌情扣分	5
	门诊手术记录写规范，符合相关要求	不符合书写规范酌情扣分	5

（3）病区医疗质量与持续改进共 200 分，表 15-3。

表 15-3　病区医疗质量与持续改进评分

评价指标	评价要点	评价方法	分值
由具备执业资质的医师、护士，按照制度、程序与病情评估结果为病人提供规范的服务	病区执行三级医师负责制度	未执行三级医师负责制度不得分	5
	普通病人入院后由当班医师和护士接诊，并根据病人病情确定初步诊疗和护理计划，并在 2h 内执行	未在规定时间内执行的酌情扣分	5
	危急重病人入院后当班医师和护士立即进行初步评估，立刻通知上级医师到达现场处置病人，确定初步诊疗方案，并立即执行	未按规定及时进行处置的视其情况酌情扣分	10

续表

评价指标	评价要点	评价方法	分值
由上级医师负责评价与核准住院诊疗（药物、手术、康复）计划 / 方案的适宜性，并记入病历	普通病人应在 48h 内有主治医生评估结果及诊治方案，72h 内应有副主任医师评估结果及诊治方案，并逐步实施	未按规定执行的不得分	20
	危重病人应成立相应抢救小组，并由副主任医师及以上职称者担任组长，随时记录病人病情变化，及时调整治疗方案	未成立抢救小组的不得分。未随时对病情变化进行记录的酌情扣分	20
	在 72h 内不能确诊的病人，科室应进行疑难病例讨论，确定诊治方案，并加以实施	科室未进行疑难病例讨论的不得分	10
	急诊手术必须请示二线医师，查看病人确定治疗方案，方能执行	未按规定执行的不得分	10
应用临床实践指南和临床路径指导临床诊疗工作；应用临床路径使诊疗流程标准化	根据病人临床特征，辅助检查及初始诊疗效果，确定病人下一步诊疗路径，根据专业特点，尽力达到诊疗流程的标准化	无诊疗路径的不得分，诊疗秩序混乱的不得分	10
	执行临床路径的过程中必须遵循相应医疗原则，特别是核心制度必须落实。 （1）交接班制度：实行晨交班制，每日应有值班医师与当班医师对病区病人进行交接，并有记录。危重病人及当日手术后病人应实行床旁交班。 （2）查房制度：入院 2h 内应有住院医师查房，48h 内应有主治医师查房，72h 内应有副主任及以上职称医师查房；住院医师随时查看病人，主治医师上午、下午各查看 1 次，危重病人随时查看。副主任以上职称医师每周至少查房 1 次。住院总医师执行夜查房，周末应有主治医师及经上职称医师查房，节假日应有副主任医师及以上职称医师查房。 （3）疑难病例讨论制度：对诊断不明的病例，应进行疑难病例讨论，由副主任医师及以上职称医师主持。 （4）术前讨论制度：择期手术应进行术前讨论；对于疑难、复杂等可邀请相关科室参与，应在副主任医师以上职称医师主持下进行。 （5）手术分级制度：病房严格执行各级医师手术分级制度管理。 （6）会诊制度：急诊会诊随请随到，应在 10min 内到达现场，平诊会诊应在 48h 内完成；会诊医师应安排本科室住院总及以上职称医师会诊。 （7）转科、转院制度：需转科病人，应有转入、转出记录；转入科室应按新入院病人标准进行处置；精神类疾病或特定传染病需转外院治疗病人，须经医务部同意执行。 （8）临床用血制度：严格掌握输血指征，成分输血达到原卫生部要求；输血前病人应签用血知情同意书，并进行输血全套检查；血袋必须及时回收；输血应有记录。 （9）死亡病例讨论制度：对死亡病例，应进行死亡病例讨论，由副主任医师及以上职称医师主持	未能落实相应核心制度的，视其情况发现一条未执行者该项不得分，对核心制度落实不到位的，视其情况酌情扣分	20

续表

评价指标	评价要点	评价方法	分值
严格执行《病历书写基本规范》	严格执行病历的时效性。应及时完成病历书写，要求24h内完成入院记录，8h内完成首次病程记录，6h内完成抢救记录，24h内完成死亡记录，1w内完成死亡讨论记录。24h内完成手术记录，术后连续3d有病程记录。住院病程满1个月需进行阶段小结	未在规定时间内完成相应记录的，视其情节轻重酌情扣分	20
	严格遵循病历的真实性，如实记录病人的诊疗过程及病情变化。严禁出现电子病历复制及提前书写病历等不良事件，严禁伪造病历	一旦出现伪造病历，提前书写病历，电子病历复制的均不得分	20
	严格执行原卫生部病历的相关规定，妥善保存病历，不泄密	出现泄密或相关病历资料遗失的视其情节轻重酌情扣分	10
加强医患沟通，维护病人权益	应由主治医师及以上职称医师根据病情轻重缓急及时告知病人家属的诊疗方案及临床路径，并有记录	无相关记录者不得分	20
	特殊检查、治疗及用药病人及家属应有知情权，并签知情同意书	无相应知情同意记录的不得分，无病人或病人法定代理人签字的不得分	20

（4）护理质量与持续改进共200分，表15-4。

表15-4　护理质量与持续改进评分

评价指标	评价要点	评价方法	分值
加强病房管理工作，为病员提供清洁、整齐、安静、安全及舒适的就医环境	病房环境整洁、安全、秩序良好	病房环境部整洁、秩序不好扣1分；存在安全隐患扣1分	5
	护理人员行为规范，仪表整洁，监护室护理人员职责分明，分床到位	不符合要求各扣1分	5
	护士长管理到位，工作有计划及总结，资料记录规范	无工作计划及总结各扣2分；护士长资料记录不规范或记录不全各扣1分	5
	物品放置规范，标识、标牌醒目	物品放置不规范扣1分，物品放置与标识不符扣1分；标识不清扣0.5分	5
	病房设施、设备性能良好，确保使用过程中的安全	病房基础设施、设备不全扣1分；设施、设备性能不好，不能确保使用过程中安全扣2分	5

续表

评价指标	评价要点	评价方法	分值
护理工作制度、护士的岗位职责和工作标准、各类疾病的护理常规和技术操作规程，病人转入、转出监护病房有记录	护理部下发的护理工作制度、岗位职责、操作规程按要求组织学习，科室开展新业务、新技术建立护理常规及时，护理常规有补充、有修改，体现护理业务水平的提高和工作的持续改进	未按要求组织学习的每项扣 0.5 分，护理常规建立不及时扣 0.5 分，无补充、无定期修改的酌情扣 0.5 分	5
	护士知晓相关护理制度、岗位职责、护理常规、操作规程	现场询问 3 名护士，上述内容掌握不全每人扣 1 分	5
	护士落实护理制度、岗位职责、护理常规、操作规程	现场查看，落实有缺陷各扣 1 分	5
	护士有效落实查对制度、分级护理制度、交接班制度、病历书写规范与管理制度、护理会诊制度、危重病人抢救制度等核心制度，监护室有危重病人抢救工作流程	现场查看落实各项核心制度的情况，未落实扣 1 分，落实有缺陷扣 0.5 分	5
	各级护理人员岗位职责明确，按工作质量标准落实到位	现场抽查 3 名护士，执行有缺陷每人扣 1 分	5
护理人员严格执行护理技术操作规范和常规，加强“三基三严”培训，“基本理论、基本知识、基本技能”合格率达 100%	科室有护理人员“三基三严”培训及考核计划，措施有落实，有记录	科室无相关培训及考核计划的每项扣 1 分；无培训、考核原始资料扣 1 分；记录不规范扣 0.5 分	5
	“基本理论、基本知识、基本技能”合格率大于 100%	现场抽考护士“三基三严”情况，1 人不合格扣 1 分	5

续表

评价指标	评价要点	评价方法	分值
临床护理工作以病人为中心，为病人提供基础护理服务和护理专业技术服务。根据病人的病情级别有效落实分级护理制度，确保病员的安全，提高护理工作质量	临床护士实行分床护理，责任护士工作体现以病人为中心	未实行分床护理的不得分，未体现以病人为中心或不充分的酌情扣 0.5 ～ 1 分	2
	临床护理工作体现人性化服务，体现病人知情同意与隐私保护的责任，执行操作前实行告知义务	抽查 3 名病人，不知道责任护士的每人扣 0.5 分；未落实病人权利与义务告知工作制度的酌情扣 0.5 ～ 1 分；对病人隐私保护落实不到位扣 1 分	2
	入院教育、住院教育、出院教育落实、健康教育、康复训练落实到位，记录规范	抽查 3 名病人，健康教育落实不到位每一例扣 1 分	2
	床单元整洁、平整、无渣屑，物品放置规范，不杂乱	抽查 3 名病人，一项未达到要求扣 1 分	2
	病人着装整洁，“三短六洁”落实到位	抽查 3 名病人，一项未达到要求扣 1 分	2
	各种管理清洁、通畅，固定妥善，管道有标识	管道护理未落实扣 0.5 分；未标识扣 0.5 分；未达到有效引流扣 0.5 分；固定不妥善扣 0.5 分	2
	严格执行查对制度，手术物品做到清点“三查对”（开包前、铺桌时、下台前）。手术器械准备合格率 100%	未达到规定要求扣 1 分	2
	做到“五查对”（姓名、性别、入院时间、手腕标识、外观畸形和病情）	落实不到位扣 1 分	2
	密切观察无严重差错事故等发生	观察不及时，出现严重差错事故的不得分；落实有缺陷扣 2 分	5
	护理人员了解病人病情，主要治疗、护理要点等情况，能正确指导或协助病人采集各种标本	抽查 3 名护士，未达到要求每人扣 1 分	5
	根据医嘱及病情开展分级护理服务，护理级别实施与医嘱护理级别相符，按照分级护理的标准和要求对病人实施护理服务	抽查 3 名病人，护理级别与医嘱不符扣 0.5 分；未按照分级护理标准对病人实施护理各扣 1 分	5
	提供适宜的康复和健康指导，检查术前健康指导和术后康复训练的情况	抽查 3 名病人，未落实的各扣 1 分；落实不到位各扣 0.5 分	2
	各种特殊检查护理措施到位	未到达规定要求的每人扣 1 分	2
	病人访视率 100%	抽查 3 名病人，一项未达到规定要求扣 1 分	5
	每月科室有质控自查记录，对存在问题有分析、改进措施和效果反馈，记录完整	无自查原始资料扣 1 分，对存在问题无分析、无改进措施和效果评价扣 2 分，无记录扣 1 分	5

续表

评价指标	评价要点	评价方法	分值
加强对急救药品及器材的管理，抢救设备、设施齐备，完好，急救仪器处于备用状态	各病区的抢救药品、器材齐备，抢救车中药品器材、吸痰器、简易呼吸器、氧气枕是否处于备用状态	未达到规定要求的每一项扣1分	5
	抢救车实行专人管理，物品、药品定位放置，数量固定，补充及时	未达到规定要求的每一项扣1分	5
	急救药品保存规范，无裸装，无变质及过期，基数固定，有交接、有记录	急救药品过期、变质不得分；未按要求固定基数、未做到班班交接及交接无记录每 一项扣0.5分	5
	保证护理人员对急救仪器能正确操作	抽查3名护士，未达到要求各扣1分	5
加强护理缺陷管理，制定并实施不良事件报告和管理制度	病区有重点护理环节的管理制度、应急预案与处理程序，重点包括输血反应、用药错误、输液反应、药物不良反应等	无管理制度、应急预案与处理流程的不得分，不符合要求的各扣0.5分	5
	制定预防不良事件的防范措施，上报制度及流程，不良事件报告率100%	无不良事件的防范措施、上报制度及流程的不得分；隐瞒不报者不得分	5
	护士严格执行查对制度，认真执行医嘱，有签名、有登记	抽查3名护士，查对制度执行不到位，每人扣1分；医嘱漏执行扣2分	5
	毒麻药基数固定，专人、专柜、加锁管理，交接班记录及时，未用完的毒麻药品有销毁记录，空安瓿回收	未按规定要求管理不得分；交接记录执行不到位扣1分	5
	药品分柜放置，标识明确；药敏标识规范、醒目，高危药品有红色标示	药品混装、裸装各扣1分；药敏标识不规范扣0.5分；高危药品无红色标识扣1分	5
	保证对危重病人、抢救病人实施护理操作的安全性，危重病人有护理常规，对危重病人是否实行床旁交接；对有坠床危险的病人是否采取防护措施及悬挂警示标识	对高危病人未进行风险评估扣1分；无警示标识扣1分；护理措施落实不到位，病人发生烫伤、坠床、非难免压疮不得分	5
	输血前核查制度，输血操作规范，输血过程实施监测并有记录	执行有缺陷的每项扣1分	5

续表

评价指标	评价要点	评价方法	分值
按照医嘱要求观察病情，根据卫生厅《病历书写规范要求》进行规范记录	护理计划及时落实到位，措施有针对性	不符合要求的每项扣1分	5
	体温单填写规范，记录完整	体温单填写不全每项扣0.5分	5
	医嘱处理及时，查对认真，记录规范	医嘱处理不及时扣1分；未做到班班查对扣1分	5
	护理记录客观、真实、及时、完整，重点突出，能体现专科特色，记录要具有连续性，频次符合规定要求	不符合要求每项扣0.5分	5
贯彻落实《医院感染管理办法》和相关技术规范，加强重点环节的医院感染控制工作，有效预防和控制医院感染	护士正确掌握控制医院感染的相关知识、基本措施、标准预防、消毒隔离技术操作，并有效实施	抽查3名护士，不熟悉上述内容或执行有缺陷每人每项扣1分	2
	护士严格遵守无菌技术操作规程，严格按照规程进行护理活动	执行有缺陷发现一次扣1分	2
	护士严格执行手卫生制度，坚持“六步” 洗手法，定期接受手卫生监测	洗手不规范扣0.5分；手卫生监测不合格扣2分	2
	各种消毒监测达标，资料齐全，记录完整	监测未达标不得分；资料记录不全扣1分	2
	无菌物品及无菌液体包装完整，专柜放置，无过期及破损	无菌物品及无菌液体过期不得分；放置不规范扣0.5分	2
	进入分娩室的工作人员需要更换鞋，非工作人员不得随意进入。产妇、婴儿用物一人一用一处理	执行有缺陷发现一次扣1分	2
	使用中的消毒液有监测，有标识，无过期	消毒液过期不得分；监测不合格不得分；标识不清扣1分	2
	用后物品处理规范	用后物品处理不规范扣1分	2
	垃圾分类存放，锐器有专门容器收集，处理及时	垃圾存放不规范扣1分；处理不及时扣1分	2
	有感染或传染病的产妇，须按隔离要求进行处理	未按要求进行处理不得分，处理有缺陷扣0.1分	2

（5）病人服务与持续改进共50分，表15-5。

表15-5 病人服务与持续改进评分

评价指标	评价要点	评价方法	分值
医疗服务的可及性与连贯性	应尽力保证本专业病人从急诊、门诊到住院、出院及健康教育和随访具连贯性	服务流程秩序混乱不得分	2
	各项医疗活动均符合法律、法规、条例、部门规章和行业规范的要求	未按要求执行不得分	2
	病人对入院、出院、转科、转院等具有知情权	未按要求执行不得分	2
维护病人的合法权益	病人及其法定代理人对病情、诊疗（手术）方案、风险与益处、费用和临床试验等真实情况具有知情的权利，病人及家属在知情的情况下有选择的权利	不尊重病人或法定代理人知情权，违背病人或法定代理人意愿或选择，不得分	5
	科室具有告知病人及其法定代理人真实病情及诊疗方案的义务，特殊检查，治疗和用药应签书面“知情同意”	无相应知情同意记录的不得分，无病人或病人法定代理人签字的不得分	5
	保护病人的隐私权，尊重民族习惯、宗教信仰	泄露病人隐私视其情节轻重酌情扣分	3
病人投诉与纠纷处理	科室应建立投诉渠道，并有专人负责处理投诉纠纷，并有记录及整改意见	科室未建立投诉渠道，无相应记录及整改意见不得分，记录或整改意见不完善酌情扣分	10
病人及其家属教育与沟通	医务人员应尊重病人的价值观和信仰、维护病人和家属权利	不尊重病人价值观或信仰，遭到病人或法定代理人投诉，不得分	5
	科室应向病人及其家属提供相关疾病防治知识教育和指导，支持其参与诊疗活动	未向病人及家属提供相应教育或指导，不得分	5
就诊环境管理	科室应尽力向病人提供清洁、舒适、安全的就医环境	环境脏乱，遭到病人投诉者不得分	3
	保护病人的隐私	泄露病人隐私视其情节轻重酌情扣分	3
病人评估	科室负责对病人进行病情评估管理	无病人病情评估不得分	2
	病人评估的结果应在住院病历中有记录，用于指导对病人的诊疗活动	住院病历中无记录不得分，记录不完善酌情扣分	2

（6）病人安全目标与持续改进共50分，表15-6。

表15-6　病人安全目标与持续改进评分

评价指标	评价要点	评价方法	分值
严格执行查对制度，准确识别病人的身份	在各类诊疗活动中，必须严格执行查对制度，应至少同时使用姓名、性别、床号3种方法确认病人身份	未执行查对制度不得分，不足3种识别方法者酌情扣分	2
	实施任何介入或有创诊疗活动前，应与病人或其家属沟通，并签署知情同意书	未签署知情同意书不得分	2
	建立使用“腕带”作为识别标示的制度，作为实施操作、用药、输血等诊疗活动时辨识病人的有效手段，特别是手术病人	病人无腕带识别标示不得分	2
严格防止手术病人、手术部位及术式发生错误	择期手术在手术医嘱下达之时，表明该手术前的各项准备工作已经全部完成	术前准备工作不充分酌情扣分	5
	建立手术部位识别标志制度	无手术部位识别标志制度的不得分	5
	严格执行多部门共同合作制度的手术安全检查与手术风险评估制度与工作流程	无相关手术安全检查与手术风险评估的制度与工作流程不得分	3
提高用药安全	病区应建立药物不良反应的观察制度和程序，并上报	发生药物不良反应未上报不得分	2
	在开具与执行注射剂的医嘱（或处方）时要注意药物配伍禁忌	出现药物配伍禁忌造成不良后果不得分	2
建立实验室“危急值”报告制度	必须执行“危急值”报告制度	科室未建立报告制度不得分	5
	科室对“危急值”报告应有登记	无“危急值”报告登记不得分	5
	临床对“危急值”报告结果不确定时，应立即重复检查	未对阳性报告结果及时采取措施，造成不良后果不得分	3
防范与减少病人跌倒、坠床事件发生，防范与减少病人压疮发生	病区应有警示标识和语言提示等，防止病人跌倒、坠床事件发生	无相应警示标识不得分	2
	建立跌倒、坠床报告制度与措施，并有处理流程或预案	未建立相应报告制度与措施不得分	2
	建立压疮风险评估与报告制度，有压疮诊疗及护理规范	无相应评估与报告制度不得分	2
	认真实施有效的预防压疮护理	出现不良后果，视其情况酌情扣分	2
主动报告医疗安全（不良）事件，鼓励病人参与医疗安全活动	医护人员应主动报告医疗安全（不良）事件	未主动上报安全（不良）事件造成不良后果，视其情节轻重酌情扣分	2
	针对病人疾病诊疗，为病人及其家属提供相关的健康知识教育，协助患方对诊疗方案做出正确理解与选择	未对病人及家属提供相应的健康教育，视其情况酌情扣分	2
	主动邀请病人参与医疗安全管理，尤其是病人在接受介入、手术等有创检查和治疗前及药物治疗时	未进行该项目时酌情扣分	2

（7）医院感染防控与持续改进共100分，表15-7。

表15-7 医院感染防控与持续改进评分

评价指标	评价要点	评价方法	分值
根据国家有关法律、法规、规章和规范、常规，制定并落实医院感染管理各项规章制度	按照《医院感染管理办法》要求，落实医院感染管理规章制度和工作标准，严格执行技术操作规范和工作流程	医院感染管理规章制度落实不到位不得分	5
	严格执行抗菌药物分级管理制度。掌握非限制类抗生素、限制类抗生素及特殊类抗生素使用指征	未严格执行分级管理制度视其情况酌情扣分	7
	严格掌握抗生素预防性使用和治疗性使用原则	违反抗生素使用原则酌情扣分	7
	氟喹诺酮类抗生素必须符合原卫生部要求。除社区获得性肺炎、社区性泌尿道感染和消化道感染可以使用氟喹诺酮类药物外，其他感染需使用氟喹诺酮时必须要有病原微生物支持	违反氟喹诺酮类抗生素使用要求的视其情况酌情扣分	7
	严格执行“围手术期抗生素使用标准”。术前30min～2h内应预防使用抗生素，术中手术时间大于3h或失血量大于1500mL应追加一次抗生素，术后按照手术切口使用抗生素，Ⅰ类切口不使用或24h内停用抗生素，Ⅱ类切口48h内停用抗生素，Ⅲ类切口抗生素使用3～7d内停药。预防性抗菌药物使用种类选择参照原卫生部《常见手术预防用抗菌药物表》执行	每月抽查30份围手术期病历，发现一份不合格的扣1分，扣完为止	7
	积极开展病原微生物的送检及培养，特别是血、尿、便、痰或其他体液	未开展送检及培养的不得分	5
	积极配合医院多重耐药菌（MDRO）的检测，服从医院感染办公室的工作要求	不配合医院耐药菌监测的不得分	5
病区医院感染防控	医务人员严格执行无菌技术操作、消毒隔离技术、标准预防、手卫生规范	未严格执行相应技术规范的视其情况酌情扣分	5
	可重复使用医疗器械的清洗、消毒、灭菌管理符合规范。一次性医疗用品、消毒药械的管理符合规范	未严格按照管理规范执行的不得分	5
	严格执行医疗废物及污水分类管理，标识清楚	未严格执行分级分类管理不得分	2
重症监护室NCU医院感染防控	NCU室内空气换气和消毒符合要求，并有登记	不符合要求不得分，无完善登记记录酌情扣分	5
	特殊感染病人需进行隔离	未按规定执行不得分	5
	严格执行预防、控制呼吸机相关性肺炎、血管内导管所致血行感染、留置导管所致感染的各项措施	未严格执行相应措施视其情况酌情扣分	5
	加强耐药菌感染管理，对感染及其高危因素实行监控	未对耐药菌感染实行监控的不得分	5

续表

评价指标	评价要点	评价方法	分值
内镜医院感染防控	内镜器械的清洗、消毒严格按照《内镜清洗消毒技术操作规范》执行	未按照《规范》执行的不得分	5
神经微创、介入医院感染防控	一次性使用导管不得重复使用	未按规定执行不得分	2
	国家药品监督管理部门审批的产品，其说明书上未界定为一次性使用的导管，应按去污染、清洗、灭菌的程序进行处理	未按规定执行不得分	2
	使用过的各类导管必须经含酶清洗液浸泡、清洗，蒸馏水高压冲洗，高压气枪干燥后用纸塑袋密封，环氧乙烷灭菌，检测合格，注明灭菌日期以及失效器，失效器最长不得超过3个月	不符合相应检测要求的不得分	2
	传染病病人使用过的导管不得使用	未按规定执行不得分	3
	必须进行静脉导管所致血行感染的监测，并有专人负责	未进行感染监测的不得分，监测落实不到位的视其情况酌情扣分	3
	医护人员必须严格执行无菌操作规程并做好自我防护	未严格执行相关过程的视其情况酌情扣分	3
	医疗废物必须按规定进行无害化处理	未按规定处理医疗废物不得分	2
教育与培训	医务人员必须接受医院感染培训每年不少于4学时	每年抽查医护人员医院感染培训记录，未参加培训的不得分，培训次数不足的酌情扣分	3

（8）手术治疗管理与持续改进共150分，表15-8。

表15-8　手术治疗管理与持续改进评分

评价指标	评价要点	评价方法	分值
实行手术分级管理，确保手术质量	实行手术四级管理制度	未实行手术分级管理制度的不得分	7
	建立科室手术医师资格分级授权管理制度与规范，责任到每一位医师，有定期能力评价与再授权的机制，严禁未经授权越级手术	未建立分级授权管理制度与规范不得分，无定期评价机制不得分，发现有违规越级实施手术不得分	15
	特殊手术根据不同类型分别严格执行科主任、医务科、院长三级审批制度	未执行审批制度不得分	8

续表

评价指标	评价要点	评价方法	分值
实行围手术期质量控制，规避手术风险	术前：应对病人诊断、手术适应证，术式选择进行充分评估，特别注重病人其他系统并发症和所涉交叉学科。各种知情同意落实到位，手术前各项查对无误。择期手术病人，手术医师和麻醉医师应在术前1d与病人或代理人交代手术和麻醉有关事项	未严格按照术前准备进行评估，未落实知情同意，未进行各项查对，无术前谈话内容记录的视其情况酌情扣分	25
	术中：手术操作规范，输血规范，意外处理措施果断、合理，术式改变等及时告知家属或委托人	未按规定操作，未及时与家属或委托人进行沟通、告知的不得分	25
	术后：观察及时、严密，早期发现并发症并妥善处理。手术医师应在术后3d查看病人，并有记录。做好病人手术后治疗与护理计划工作，并记录在病历中	术后无手术医师查看病人相关记录不得分，无手术后治疗与护理计划不得分	25
实行围手术期质量控制，规避手术风险	手术的全过程应及时、准确地记录在病历中。认真填报《手术安全核查表》与《手术风险评估表》，规避手术风险	手术过程记录不及时，描述不清楚酌情扣分	8
	大型手术或危重病人事项“危重程度评分”制度，达到ICU标准的送ICU。麻醉复苏后或ICU病人回病房必须有交接记录	无术后病人评估不得分，无送返病房交接记录不得分	5
	加强“二次手术”管理，建立“非计划再次手术”的监测、原因分析、反馈、整改和控制体系	无“非计划再次手术”相关分析记录不得分	12
积极做好术后教育、功能锻炼和随访，努力提高病人术后生活质量	术后积极做好康复教育、功能锻炼指导，并建立随访	无术后康复教育、功能锻炼指导不得分，未建立随访机制不得分	20

（9）专科医疗治疗与持续改进共100分，表15-9。

表15-9 专科医疗治疗与持续改进评分

评价指标	评价要点	评价方法	分值
NCU管理规范	严格掌握NCU病人的适应证，入、出NCU应进行“危重程度评分”	适应证掌握不当视其情况酌情扣分。未进行“危重程度评分”不得分	5
	NCU的医护人员相对固定，独立排班	查看排班记录，未达要求不得分	3

续表

评价指标	评价要点	评价方法	分值
NCU 管理规范	NCU 医护人员应定期参加相关专业的培训	抽查医护人员培训记录，未参加培训的不得分	3
	NCU 医护人员必须掌握完善的神经专业知识，特别是昏迷的相关知识	抽查医护人员专业知识掌握情况，视其掌握情况酌情扣分	3
	NCU 医护人员必须掌握心脏起搏、复律的操作和呼吸机的使用、工作状态和所设定的参数，了解呼吸机报警所提示的问题和解决方法	不定期现场抽查医护人员操作情况，视其掌握情况酌情扣分	5
	重视及做好基础护理、专业护理及心理护理技术	不定期现场抽查护理人员操作情况，视其掌握情况酌情扣分	4
内镜诊疗技术	严格掌握各类内镜使用指征	未严格掌握使用指征的不得分	3
	严格掌握各类内镜技术操作规范	未严格掌握技术操作规范执行的不得分	3
	严格做好内镜相关清洗、消毒工作	未按《规范》做好清洗消毒工作的不得分	6
	不断开展内镜下诊断和治疗项目	未深入开展内镜下各种项目的不得分	5
神经微创、介入技术	严格掌握介入诊疗技术的适应证	不能严格掌握介入指征不得分	5
	积极开展神经介入诊疗技术	未积极开展相关技术的不得分	5
	建立介入诊疗器材登记制度，保证器材来源可追溯不违规重复使用一次性介入诊疗器材	无相应登记不得分，未按规定使用器材的不得分	5
	建立差错事故登记及分析制度，有登记分析簿；重视临界事故。做好术后随访记录的登记	无差错事故登记、分析记录和随访记录不得分，记录不完善酌情扣分	5
三级医院评审技术指标	科室必须完成三级医院评审技术指标	未完成规定项目的酌情扣分	15
临床路径及单病种质量控制	按照医院相关规定执行	根据环节质量，未达要求酌情扣分	15
医疗技术综合指数	完成医院“医疗技术综合指数”要求	未达要求酌情扣分	10

（10）专科重点手术术中质控共 100 分，表 15-10。

表 15-10　专科重点手术术中质控评分

评价指标	评价要点	评价方法	分值
手术者质控(资质、审批)	实行手术四级管理制度：建立科室手术医师资格分级授权管理制度与规范，责任到每一位医师，有定期能力评价与再授权的机制，严禁未经授权越级手术	未建立分级授权管理制度与规范不得分，无定期评价机制不得分，发现有违规越级实施手术不得分	10
	特殊手术根据不同类型分别严格执行科主任、医务科、院长三级审批制度	未执行审批制度不得分	5
	手术者术前要与病人及家属见面沟通谈话，交代相关风险并发症	未执行的不得分	5
手术前质控(核查、签字)	术前讨论：应对病人诊断、手术适应证、术式选择进行充分评估，特别注重病人其他系统并发症和所涉交叉学科	未严格按照术前准备进行评估	5
	术前签字：各种知情同意落实到位，手术前各项查对无误。择期手术病人、手术医师和麻醉医师应在术前 1d 与病人或代理人交代手术和麻醉有关事项	未落实知情同意，未进行各项查对，无术前谈话内容记录的视其情况酌情扣分	10
手术中质控(操作、安全)	手术操作规范、合理，遵循专科手术技术指南等要求，步骤明晰	未按规定操作不得分	10
	术中输血规范，麻醉监测持续	未按规定操作不得分	5
	意外处理措施果断、合理，术式改变等及时告知家属或委托人	出现意外、改变手术方案等未及时与家属或委托人进行沟通、告知的不得分	10
	手术的全过程应及时、准确地记录在病历中。认真填报《手术安全核查表》与《手术风险评估表》，规避手术风险	手术过程记录不及时，描述不清楚酌情扣分	10

续表

评价指标	评价要点	评价方法	分值
手术后质控(转送、监测、谈话)	术后不得立即离开病人及手术室，必须与麻醉医师共同严密监测病人情况，转送病人须有参与手术医师陪同	未按规定操作不得分	5
	大型手术或危重病人事项“危重程度评分”制度，达到ICU标准的送ICU。麻醉复苏后或ICU病人回病房必须有交接记录	无术后病人评估不得分，无送返病房交接记录不得分	5
	术后手术医师须向病人家属沟通术中情况、展示标本、交代术后修改事项	未按规定操作不得分	10
	术后：观察及时、严密，早期发现并发症并妥善处理。手术医师应在术后及时查看病人，并有记录。做好病人手术后治疗与护理计划工作，并记录在病历中	术后无手术医师查看病人相关记录不得分，无手术后治疗与护理计划不得分	5
	加强“二次手术”管理，建立“非计划再次手术”的监测、原因分析、反馈、整改和控制体系	无“非计划再次手术”相关分析记录不得分	5

附录一：科室医疗质量评价指标

科室医疗质量评价指标包括如下方面。

（1）门诊人次（月 / 年等）。

（2）出院人次（月 / 年等）。

（3）平均住院日。

（4）药品比例。

（5）床位使用率。

（6）择期手术术前平均住院日≤ 3d。

（7）处方合格率达 95%。

（8）住院病人 3d 确诊率达 95%。

（9）出入院诊断符合率达 95%。

（10）完成成分输血指标达 85%，全血和成分输血适应证为 90%，血袋回收率达 100%。

（11）传染病报告率达 100%。

（12）甲级病例大于 90%。

（13）危重病人抢救成功率≥ 85%。

（14）医院感染漏报率≤ 10%，医院感染率≤ 10%。

（15）无菌手术切口甲级符合率达 97%，无菌手术切口感染率≤ 0.5%。

（16）术前术后诊断符合率≥ 85%。

（17）临床诊断与病理诊断符合率≥ 60%。

附录二：科室重点监测指标

科室重点监测指标包括如下方面。

（1）压疮发生率。

（2）跌倒发生率。

（3）管路脱落发生率（气管切开、气管插管、尿管、胃管、引流管、深静脉插管等）。

（4）意外伤害发生率（烫伤、坠床、自杀、走失等）。

（5）24h/48h 重返 ICU 率。

（6）手术病人重点并发症（手术病人手术后肺栓塞、手术病人手术后深静脉血栓、手术病人手术后败血症发生率、择期手术病人肺部感染发生率）。

（7）脑肿瘤手术后出血再开颅发生率。

（8）手术病人非计划重返手术室（再次手术）例数 / 术后住院期间死亡例数。

（9）医院感染重点监测指标（呼吸机相关肺炎、静脉导管致血行感染、留置导管致感染等）。

（10）医疗器械不良事件报告。

（11）药物不良反应报告。

附录三：临床路径及单病种质量控制

临床路径管理工作制度和实施工作方案如下。

一、目的

规范诊疗过程，缩短住院时间，控制医疗成本，提高医疗质量和效率，优化服务流程。

二、路径设计

依据住院时间流程，结合治疗过程中的效果，对检查治疗的项目、顺序和时限进行规定。

三、目标

建立一套有别于传统项目收费的标准化治疗模式。

四、临床路径的组织管理

包括临床路径管理委员会、临床路径指导评价小组、科室临床路径实施小组等。

（一）临床路径管理委员会

由院长任组长，分管院长任副组长，各相关职能部门人员担任成员。职责包括：

（1）制定临床路径管理开发与实施的规划和相关制度。

（2）协调临床路径开发和实施中遇到的问题、难点。

（3）确定实施临床路径管理的病种。

（4）审核临床路径文本。

（5）审核临床路径管理的评价结果和改进措施。

（二）临床路径指导评价小组

由分管院长任组长，相关职能部门和临床专家任成员。职责包括：

（1）对临床路径的开发和实施进行技术指导。

（2）制定临床路径管理的评价指标和评价程序。

（3）对临床路径管理实施过程和效果进行评估和分析。

（4）根据评估和分析结果提出临床路径管理的改进措施。

（三）科室临床路径实施小组

科主任为组长，各选一名该科医生和护士为成员，设一名科室临床路径管理个案管理员。职责包括：

（1）负责该科临床路径管理相关资料的收集、整理。

（2）负责该科临床路径管理病种的选择并制定临床路径文本。

（3）在实施临床路径管理过程中及时提出临床路径修订意见。

（4）参与临床路径管理的评估和分析。

（5）个案管理员具体负责临床路径文本起草，与院评价小组的联络，指导实施临床路径、处理变异、定期汇总、分析。

五、临床路径文本的制定

依照原卫生部颁布的专科临床路径病种，结合各院实际情况和特点，分期分批在各院逐步推广，探索模式，积累经验，为将来的全面推广做准备。

（一）病种选择

（1）科室排名前五位（常见病、多发病）。

（2）有明确的诊疗规范和治愈标准。

（3）病情变异不大，手术或处理差异小，疗效确切。

（4）费用高于全省、市平均水平。

（5）平均住院日长于部颁标准，但整个病程不要太长（首批病种建议平均住院日低于10d）。

（二）文本草拟

科室临床路径实施小组针对入选病种，收集信息资料（住院病人比例、平均住院日、平均住院费用、全年例数、治疗护理、检查化验、用药、并发症及预后），依照部颁标准，制定符合本院实际情况的路径文本（标准化医嘱、标准化病历、标准化流程）。

（三）文本认证

草拟文本提交临床路径指导评价小组讨论认证。

（1）路径时间顺序的合理性和科学性。

（2）诊疗流程是否符合医疗原则（法律效应性）。

（3）用药的合理性（重点审核抗生素的使用，控制药比）。

六、临床路径模块开发

建议采用菜单式表。

该模式医护人员操作简单，可以减轻劳动强度，提高工作效率，临床乐于接受，易于推广。

七、临床路径管理实施保障

（1）对实施临床路径积极的科室在政策、绩效分配方案上予以适当倾斜（每月按入路径的病例数奖励，年终给科室奖励）。

（2）制定《临床路径科室开展情况督查表》，根据督查表将路径管理纳入科室、个人年度考核。

（3）若确因路径管理影响科室业务收入，仔细测算予以补贴。

（4）对明显不配合，甚至抵触的科室和人员经济上予以一定处罚（申请病种季度入径率小于60%者）。

（5）管理部门定期进行专项检查、监控。发现问题及时纠正、补充和完善。

八、评估和改进

评估指标：平均住院日、住院费用、药品比例、治愈率、满意度。

变异原因：统计并分析，据此提出改进意见。